儿童喘息性疾病实例

主 编 马 香 张文双 鲍燕敏

U0198348

上海科学技术文献出版社

Shanghai Scientific and Technological Literature Press

图书在版编目（CIP）数据

儿童喘息性疾病实例 / 马香，张文双，鲍燕敏主编 .
-- 上海：上海科学技术文献出版社，2022
ISBN 978-7-5439-8622-0

Ⅰ . ①儿… Ⅱ . ①马… ②张… ③鲍… Ⅲ . ①小儿疾
病—哮喘—诊疗②小儿疾病—喘证—诊疗 Ⅳ . ① R725.6

中国版本图书馆 CIP 数据核字（2022）第 122172 号

策划编辑：张　树
责任编辑：应丽春
封面设计：李　楠

儿童喘息性疾病实例

ERTONG CHUANXIXING JIBING SHILI

主　　编：马　香　张文双　鲍燕敏
出版发行：上海科学技术文献出版社
地　　址：上海市长乐路 746 号
邮政编码：200040
经　　销：全国新华书店
印　　刷：朗翔印刷（天津）有限公司
开　　本：787mm×1092mm　1/16
印　　张：17.75
版　　次：2022 年 7 月第 1 版　2022 年 7 月第 1 次印刷
书　　号：ISBN 978-7-5439-8622-0
定　　价：198.00 元
http : //www. sstlp. com

《儿童喘息性疾病实例》

编委会

主　编

马　香　山东大学附属儿童医院
张文双　天津市儿童医院
鲍燕敏　深圳市儿童医院

副主编

孙　静　山东大学附属儿童医院
卢志威　深圳市儿童医院
郝丽红　天津市儿童医院
杨　春　山东大学附属儿童医院
刘春艳　深圳市儿童医院

编　委
（以姓氏笔画为序）

王　冰　山东大学附属儿童医院
王　洪　天津市儿童医院
王　静　山东大学附属儿童医院
王继忠　天津市儿童医院
刘艳芹　山东大学附属儿童医院
刘　苗　山东大学附属儿童医院
刘小兰　深圳市儿童医院
刘珊珊　山东大学附属儿童医院
张　赟　山东大学附属儿童医院
郭凌云　首都医科大学附属北京儿童医院
陈晓颖　天津市儿童医院
黄妙凤　深圳市儿童医院
翟　嘉　天津市儿童医院
顾艳敏　天津市儿童医院

主编简介

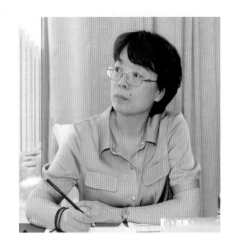

马香，医学博士，主任医师，山东大学副教授、硕士研究生导师，现任山东大学附属儿童医院呼吸科副主任、济南市儿科研究所主任。山东省齐鲁卫生与健康领军人才，济南市优秀学科带头人，济南市儿童呼吸病重点实验室负责人。兼任中华医学会儿科学分会呼吸学组感染协作组、精准治疗协作组委员，中华医学会结核病分会儿科专业委员会委员，中国研究型医院学会儿科专业青年委员会副主任委员，山东省医学会变态反应学分会青年学组副组长，济南医学会儿科专业委员会呼吸学组副组长，齐鲁儿童呼吸联盟副主任委员。任 *Pediatric Infectious Disease Journal* 编委。

主要研究方向：儿童呼吸道感染性疾病及变态反应性疾病的临床及基础研究，主持和参与国自然、省市级课题 10 余项，发表论文 50 余篇，其中 SCI 收录 20 余篇，主编和参编专业著作 5 部。

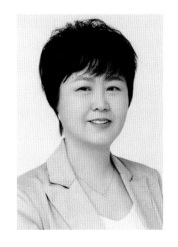

张文双，医学博士，主任医师，天津医科大学硕士研究生导师，现任天津市儿童医院呼二感染科主任医师、发热门诊负责人，曾任天津市儿童医院科教科科长。兼任中华医学会儿科分会呼吸学组青年委员，中国医师协会呼吸医师分会儿科呼吸工作委员会委员，中国医师协会循证医学专业委员会循证儿科学组委员，中国医学救援协会儿科救援分会公共安全专业委员会委员，天津医师协会感染科分会委员。《中国综合临床》杂志编委。

主要研究方向：儿科抗生素合理使用及细菌耐药。致力于儿科感染性疾病及呼吸系统疾病的诊治及科研。获得部级奖励1项，省厅级奖励3项。2009年获北京市优秀博士学位论文，第13届亚太儿科大会青年医师奖。《中国儿童合理使用抗菌药物行动计划（2017-2020）》第一撰稿人。发表专业论文30余篇，参编专业著作2部。

主编简介

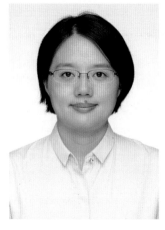

鲍燕敏，医学博士，主任医师，现任深圳市儿童医院呼吸科副主任。兼任中华医学会儿科分会呼吸学组青年委员，中国医师协会变态反应医师分会委员，中国研究型医院学会儿科分会青年委员会副主任委员，中华医学会儿科感染控制委员会委员，广东省医师协会呼吸分会委员，广东省基层医药学会儿科呼吸感染分会副主任委员，广东省医学会变态反应性疾病分会青年委员，广东省预防医学会过敏病预防与控制专委会委员，全国儿童呼吸疑难少见病协作组委员，全国儿童呼吸微生态协作组秘书，深圳市医学会呼吸分会委员。

擅长儿童常见呼吸道疾病、慢性肺病及儿童过敏性疾病的诊治。主持省市级课题多项，参编著作数部。

序　言

喘息是儿童最常见的临床症候，也是导致儿童就诊的主要原因。随着社会工业化的发展，变态反应性疾病呈现逐年上升趋势，同时，随着医疗技术的发展，更多的重症肺炎、早产儿、先天性结构或发育异常的患儿也得以存活，但是这些疾病往往会损害气道、肺组织，而使得越来越多的患儿出现喘息症状，甚至反复发作、迁延不愈。由于喘息的原因众多，先天性结构异常、发育异常、重症感染、过敏、外来因素等都可以导致儿童喘息，儿童喘息性疾病的诊断及治疗面临重大挑战，尤其是在基层医院，由于诊断手段的匮乏、专业知识的欠缺，很多有喘息症状的孩子得不到准确的诊断、及时有效的治疗，从而延误孩子病情甚至导致生命危险或长期遗留肺功能不良等严重后果。因此，提高基层医护人员对喘息的认识，从而提高其诊治水平，预防喘息导致的急性或慢性损伤势在必行。

本书的主编及所有编者都是三甲儿童医院长期从事临床呼吸、变态反应等专业的医务人员，他们从典型的临床病例入手，通过详细的询问病史、仔细的体格检查及相关的辅助检查，寻找某种疾病的蛛丝马迹，并给予相应的诊治；通过这些典型病例的诊治，传递目前喘息性疾病的临床特点、诊断及鉴别诊断、治疗进展、预防及预后，并提供诊治的临床思路，对于基层医生来说，具有非常高的实用价值。

儿童喘息的原因众多，本书从山东、天津、深圳及北京四家儿童三甲医院中抽取典型的临床病例，既有先天性气道发育异常疾病，也有先天性血管发育异常疾病，更有变态反应性疾病、感染性疾病引起的喘息，还有吸入性因素、中毒等引起的喘息等，非常全面地给大家提供了思路，是一本非常实用的临床用书。

为此，我向大家极力推荐这本书！

俄罗斯外籍院士

中华医学会儿科学分会呼吸学组原组长

2021 年 10 月 30 日

于北京

前　言

"喘息"一词从中文字义来说，有三种解释。一是指呼吸，如《素问·阴阳应象大论》中提出："视喘息，听音声，而知所苦。"二指呼吸急促，如《儒林外史》第二十回描写牛布衣"挨到晚上，痰响了一阵，喘息一回，呜呼哀哉。"三则是指紧张活动中的短暂休息。如《东周列国志》第七回："孔父嘉居中，蔡与卫左、右营，相隔不过三里。立寨甫毕，喘息未定，忽闻寨后一声炮响，火光接天，车声震耳。"临床上，我们用喘息来形容一种呼吸伴随的声音。在国外，关于喘息的词语也有很多，比如"wheezing""rattle""stridor""snore"和"nasal snuffle/snort"等。在临床诊疗中，我们也经常接触到家长用"喘息"来形容孩子喉中喘鸣、痰鸣音、气息粗重、鼻通气不畅及哮鸣音等。这也就提示喘息绝不是一个单纯的症状，而是一组疾病引起的一组症候群。不同疾病的临床表现和喘息特点都是不同的，但又在解剖结构、病理基础上有共通之处，容易混淆或误诊。因此，我们从国内4家知名的三甲儿童医院中抽取了非常典型的不同喘息的临床病例来进行分析，既涵盖了先天气道及肺发育异常、血管发育异常，也包括了常见感染、变态反应性疾病，还有各种异物、中毒、吸入等因素导致的各种类型的喘息，既阐明了不同喘息的病理机制和临床表现，又详细地与其他疾病进行了鉴别，并就最新的诊治手段进行了阐述，对于提高基层医生及年轻医生的认知和诊治水平一定的意义；同时，每一个病例都附上了典型的影像学和肺功能检查等资料，希望对临床医生及医学生的阅片及肺功能学习也有一定的帮助。

本书出版之际，衷心感谢参与编写及提供病例的各位专家及帮助整理书稿的研究生们。由于各种原因，还有些会引起喘息的疾病未能全部罗列，且提供的病例中也难免有不足之处，恳请广大读者在阅读过程中不吝赐教，给予指正。

马　鲁

2021 年 11 月 11 日
于济南

目　录

第一篇

基础知识

第一章　儿童呼吸系统的解剖及病理生理特点

呼吸是指机体与外界环境之间气体交换的过程。人的呼吸过程包括三个互相联系的环节：外呼吸，包括肺通气和肺换气；气体在血液中的运输；内呼吸，指组织细胞与血液间的气体交换。机体在新陈代谢过程中，经呼吸系统不断从外界获取氧。因此，呼吸系统是由气体通行的呼吸道和气体交换的肺所组成。呼吸系统以环状软骨为界分为上、下呼吸道。上呼吸道包括鼻、鼻窦、咽、咽鼓管、会厌及喉，下呼吸道则由气管下部、不断分支的支气管直至肺泡各部分组成（图 1-1）。

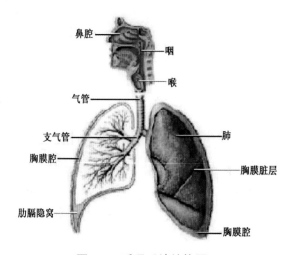

图1-1　呼吸系统结构图

相较于成人而言，儿童的呼吸系统具有不同的特点。主要表现在：

一、解剖特点

1. 气道　小儿鼻腔相对短小，较扁且相对较宽，鼻根低，后鼻道狭窄，黏膜柔嫩，鼻腔黏膜富于血管和淋巴管，即使轻微的炎症充血，就可使窄小的鼻腔更为狭窄，甚至闭塞而出现呼吸困难、呛咳等症状。年幼儿的耳咽管较宽，短而呈水平位，感冒后易并发中耳炎或听力减退表现。婴儿扁桃体发育不全，到 1 岁末始逐渐增大，4 ～ 10 岁发育达最高峰，至青春期后逐渐退化，因此扁桃体炎常发生于年长儿童，而婴儿则少见。小儿喉腔、声门较狭窄，软骨柔软，富有血管和淋巴组织，轻微的炎症即可引起喉头水肿、呼吸困难和声音嘶哑。小儿气管、支气管腔狭窄，软骨柔软、缺乏弹性组织支撑作用，黏膜血管丰富，纤毛运动差，故易引起感染，且较成人更容易发生气流改变引起喘息。小儿右侧支气管较直，似气管的直接延续，而左侧支气管由气管的侧方分出，因此，气管异物多见于右侧。还有些先天性疾病，比如先天性后鼻孔闭锁、先天性喉蹼均会在生命早期造成严重后果，主要在新生儿期诊断。

2.肺组织　儿童肺脏的特点是弹性组织发育差,血管丰富,间质发育良好而肺泡数量少,整个肺脏含血量多而含气量少,并易为黏液所堵塞。因此婴幼儿易发生肺部感染、肺不张、肺气肿等。小儿的胸膜对炎症的局限能力差,故炎症易于扩散而导致败血症、胸壁感染等。小儿纵隔相对于成人大,在胸腔内占据较大空间,因此肺的扩张易受到限制;又因周围组织柔软而疏松,故当胸膜腔大量积液、积气时常易发生纵隔移位。

3.胸廓和纵隔　婴儿的胸廓非常柔软,导致其在呼吸负担增大时难于有效地增加通气量,且由于横膈的肌纤维化学成分及解剖特点决定了婴儿更容易发生呼吸肌疲劳和呼吸衰竭。纵隔相对较大,在呼吸困难时容易发生移位。

二、生理特点

1. 呼吸频率和节律　小儿年龄越小,呼吸频率越快;婴幼儿由于呼吸中枢发育未成熟,易出现呼吸节律不齐,尤以早产儿、新生儿明显。

2. 呼吸形式　婴幼儿呼吸肌发育差,呼吸时胸廓的活动范围小而膈肌活动明显,呈腹膈式呼吸;随着年龄的增长,呼吸肌逐渐发育和膈肌下降,肋骨由水平位逐渐倾斜,胸廓前后径和横径增大,出现胸腹式呼吸。

三、呼吸道免疫特点

小儿呼吸道的非特异性及特异性免疫功能均较差。婴幼儿体内的免疫球蛋白含量低,尤以分泌型 IgA(sIgA)为低,且肺泡巨噬细胞功能不足,乳铁蛋白、溶菌酶、干扰素、补体等数量和活性不足,故易患呼吸道感染。

（王　静　马　香）

参考文献

[1] 胡亚美,江载芳.诸福棠实用儿科学 [M].第 8 版.北京:人民卫生出版社,2015:1232-1240.

[2] 薛辛东,杜立中,毛萌.儿科学 [M].第 2 版.北京:人民卫生出版社,2012:263-266.

[3] 江载芳.实用小儿呼吸病学 [M].北京:人民卫生出版社,2010:3-14.

第二章　喘息发生的机制

广义上来看,喘息一词,含义颇多,有"呼吸""气促"和"短暂的休息"等多种意思,在国外也常有不同的单词,如"wheezing""rattle""stridor"以及"snore"等来表示。因此,从广义来讲,"喘息"一词不只是我们常见的哮喘等疾病的哮鸣音,还应该包括痰鸣音、喉中喘鸣、鼻通气不畅、气息粗重等症状或体征,也就是说喘息是一组疾病引起的一组症候群。其病理生理学是复杂的,多种因素在喘息中起作用,包括解剖、遗传、环境和免疫因素,它们可以相互作用并影响气道通畅从而导致喘息症状。

一、喘息的物理原因

引起喘息的物理原因大致可以分为三类。

1. 气道腔内物体堵塞　如先天性发育异常,比如气道内血管瘤、后鼻孔闭锁,还有病理性内生物比如黏液栓、吸入的异物等。

2. 气道壁外压迫　如肿大的淋巴结、肿瘤压迫、血管环(如双主动脉弓、肺动脉吊带等)。

3. 气道本身引起的狭窄　如气道炎症水肿、气管痉挛、气道重塑等。

另外,其他如中毒及化学性刺激等也可以引起喘息。

二、喘息的病理机制

而临床实践中,我们常常提到的狭义上的喘息多指由于气流急速通过狭窄的气道产生的湍流状气流振动气道壁所产生的异常呼吸音,即"wheezing"。3岁以内的婴幼儿由于呼吸道发育未完善,气管、支气管管腔狭小,气道软骨未发育完全,弹性弱,气道黏膜富含血管,在呼吸道病变引起气道黏膜充血水肿、分泌物堵塞、气道平滑肌痉挛及外部受压导致气道塌陷时容易导致管腔狭窄而引起喘息,因此婴幼儿喘息的发生率明显高于年长儿。大约50%的儿童在生命的第一年有喘息发作。据估计,1/3的学龄前儿童会发生复发性喘息,可降低生活质量,增加使用卫生保健服务的频率和经济成本。目前引起儿童发生喘息的病理机制主要有以下几种。

1. 病毒感染　目前国内外研究已证实80%的儿童喘息发作与病毒感染有关,是儿童时期最常见的喘息诱因。病毒感染相关的喘息是嗜中性粒细胞和淋巴细胞浸润为主的炎症反应,机体感染病毒后,气道上皮细胞坏死脱落,黏液分泌亢进,黏液栓堵塞气道,支气管壁出现炎症,表现为支气管壁黏膜充血、水肿,导致气管痉挛,支气管腔变窄,从而产生喘鸣音及相关喘息症状。

2. T细胞的免疫失衡　新生儿时期的免疫系统以Th2免疫细胞占主导优势,在幼年期时经过细菌、真菌、寄生虫等感染,则会出现Th1介导的免疫反应,引起喘息的病毒感染存在 Th2 反应占优势的倾向。如呼吸道合胞病毒（respiratory syncytial virus, RSV）感染时，树突状细胞分泌白介素 -10（interleukin-10, IL-10）水平低，导致以 Th2 为主导的免疫反应。

3. 神经免疫应答机制　机体炎症细胞和上皮细胞被感染后，P 物质释放增加，P 物质受体表达上调，从而产生长时间变异调节及呼吸道高反应性和呼吸道炎症。

4. 个体异质性　儿童喘息的发生与个体异质性密切相关。在动物实验的研究发现，IL-12 P40 基因敲除小鼠在感染 RSV 后引起的炎症反应显著强于野生型小鼠，其气道分泌的黏液也显著亢进。其他如 IL-8、IL-13 的基因多态性，均影响喘息的发生和程度。

临床上，也有很多学者对喘息的发病轨迹和机制进行探讨发现：在生命早期，喘息的时间模式（即发病年龄和症状消失前持续时间）及其危险因素（包括特应性、遗传或环境因素）在临床上具有异质性，这些表型的结果是不同的。Martinez 等人的图森（Tucson）儿童呼吸研究将儿童喘息根据临床表现及其转归分为四个主要亚型，包括从不喘息、早期短暂喘息、持续喘息和晚发性喘息（图 2-1）；后来的报告进一步将持续性喘息患者分为非特应性持续性喘息和特应性 /IgE 相关喘息。

尽管如此，喘息这一症候群仍存在临床多发、原因复杂、机制不明的难题，临床医生要仔细甄别，尽量做到早发现、早治疗，并预防不良后果。

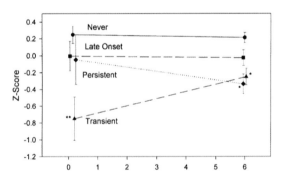

图2-1　儿童喘息的临床分类——图森儿童呼吸研究

（来源于：Taussig LM, Wright AL, Holberg CJ, et al. Tucson Children's Respiratory Study：1980 to present. *J Allergy Clin Immunol*, 2003, 111（4）：661-676. doi：10.1067/mai.2003.162.）

（王　静　马　香）

参考文献

[1]Nurcicek Padem, Rachel Glick Robison. The infant and toddler with wheezing. Allergy Asthma Proc, 2019, suppl（40）：393-395.

[2]Martinez FD，Wright AL，Taussig LM，et al.Asthma and wheezing in the first six years of life.The Group Health Medical Associates.N Engl J Med，1995，332：133-138.

[3]Bisgaard H，Szefler S.Prevalence of asthma-like symptoms in young children.Pediatric Pulmonology，2007，42：723-728.

[4] 胡亚美，江载芳.诸福棠实用儿科学 [M].第 8 版.北京：人民卫生出版社，2015：1232-1240.

[5] 江载芳.实用小儿呼吸病学 [M].第 1 版.北京：人民卫生出版社，2010：3-14.

第三章　儿童喘息的临床表现及鉴别诊断

喘息是儿童常见的临床症候群，反复喘息也很常见，有研究表明有 1/3 的儿童在 3 岁前至少有一次喘息发作，6 岁时患病率为 50%。喘息可能是孤立的，也可能会伴有其他症状，如咳嗽、气短、胸闷等。不同年龄、不同地域、不同季节、不同疾病的儿童喘息的临床表现差异很大，预后也不尽相同。先天性疾病，如气道异常、血管异常等多数会在生命早期出现喘息症状；异物、中毒等多有明确或可疑的病史，而哮喘则多有多种诱因引起的反复发作性喘息。临床常见且需要鉴别的疾病如下。

一、毛细支气管炎

该病主要发生于 2 岁以下婴幼儿，发病高峰年龄为 1 岁以下的婴幼儿，尤其以 2～6 个月龄为多，有较鲜明的季节性，我国南方流行高峰在夏秋季，北方在冬春季。最常见的病因是病毒感染，特别是 RSV，其他病原还包括鼻病毒（RV）、副流感病毒、腺病毒、冠状病毒、肠道病毒、人偏肺病毒、博卡病毒、肺炎支原体、肺炎衣原体等。临床主要表现为疾病初期的呼吸道感染表现，如流涕、鼻塞、咳嗽、轻中度发热等，3～5 天后咳嗽加剧的同时出现阵发性喘憋，严重者还伴有气促、胸壁吸气性凹陷、肺部听诊呼气相延长、可闻及哮鸣音和细湿啰音。多数患儿呈自限性过程。

二、支气管哮喘

支气管哮喘临床特点是反复发作性喘息，喘息发作多与感染、天气变化、食物、环境过敏等有关，抗哮喘治疗有效，多数有个人及家族史，喘息发作间隙期可以无临床症状。肺功能多呈阻塞性通气功能障碍，支气管舒张试验阳性。呼出气一氧化氮及过敏原检测、免疫球蛋白 E（IgE）等指标可以有异常。婴幼儿哮喘诊断相对困难，可以使用哮喘预测指数（asthma predictive index，API）等进行评估，必要时给予及时干预治疗。

三、闭塞性细支气管炎

该病是一种由小气道炎症引起的，以进行性呼吸困难及气流受阻为主要表现的慢性气流阻塞综合征。在儿童，感染是闭塞性细支气管炎最常见的病因。以腺病毒感染最为常见，麻疹病毒、肺炎支原体感染也相对多见。另外，异体造血干细胞移植、异体器官移植、自身免疫性疾病等也与之发病有关。多数为感染后持续 6 周以上的咳嗽或气喘，肺内听诊有水泡音和（或）喘鸣音，胸部 CT 提示气体潴留，肺功能多呈混合型通气功能障碍。

四、支气管结核

该病可部分或完全阻塞气道从而出现喘鸣音，但该病引起的喘鸣音固定、持续，有结核感染的证据，影像学和纤维支气管镜检查可帮助诊断。

五、气管异物吸入

该病可引起急、慢性的喘息，一般有吸入异物病史可询，但婴幼儿由于病史不典型或误导性，容易误诊。对于反复喘息，治疗效果欠佳的婴幼儿，均要注意排除气管异物。异物吸入引起的喘鸣音均为局限性，具有发病突然，但无反复发作的特点，且具有抗哮喘治疗无效的特点。

六、胃食管反流

在新生儿及婴幼儿中多见，大约 60% 的健康婴幼儿可出现胃食管反流，大部分可随着年龄的增长而缓解。患儿食管黏膜有炎症变化时，反流引起反射性气管痉挛而致咳嗽和喘息。消化道症状可表现为呕吐、溢奶等。消化道外症状可表现为喘息、咳嗽、反复肺炎、激惹、拒食、呼吸暂停等，有时仅表现为呼吸道症状，以夜间阵发性咳嗽以及进食后咳嗽加剧为主要特征。由于胃食管反流相关呼吸道症状与原发呼吸道感染难以区分，临床常误诊或漏诊。对于夜间平卧后出现的呼吸道症状要注意排除本病。

七、囊性纤维化

一种遗传性多系统受累的疾病，主要表现为气道阻塞和感染，消化不良及其并发症。三大临床特点为弥漫性慢性阻塞性肺病、胰腺功能不全及汗液中氯、钠浓度较正常人高 3～5 倍，可以通过临床表现及基因检测进一步明确诊断。

八、原发性纤毛运动障碍

该病属于常染色体隐性遗传，由于纤毛功能异常引起一系列临床表现，常见的是呼吸道纤毛功能异常，引起反复的呼吸道感染。常见的临床表现包括咳嗽、咳痰、喘息、咯血、耳道流脓、鼻脓性分泌物。常见的体征包括发绀和杵状指。Kartagener 综合征由下列三联征组成：①支气管扩张；②副鼻窦炎或鼻息肉；③内脏转位（主要为右位心）。有家族性，可通过取鼻腔黏膜活检或支气管镜取支气管黏膜上皮在电镜下观察纤毛数目及结构异常而确诊。

九、支气管肺发育不良

该病常见于早产儿，尤其是 28 周以下早产儿，其发病机制复杂，本质是遗传易感性的基础上，各种因素（如感染、机械通气、氧应激等）导致发育不成熟肺的损伤及损伤后肺组织的异常修复。常见的临床表现包括呼吸窘迫、缺氧,肺部有湿啰音及喘鸣音,呼吸暂停等,胸部 CT 多有肺内结构紊乱、条索影等表现。

十、先天性大叶性肺气肿

少见的下呼吸道先天发育异常,表现为一叶或多叶肺气肿。临床表现多为在新生儿期迅速出现呼吸困难、喘息或喘鸣,负荷性青紫或持续性发绀,刺激性咳嗽,进而出现呼吸窘迫。此外,同时可出现进食及喂养困难、呼吸及心率增快等。确诊后需尽快进行手术治疗,切除气肿的肺叶。

十一、先天发育畸形

该类疾病是婴幼儿早期喘息的少见原因,当患儿反复喘息不愈时,要注意有无先天性发育畸形,包括:①血管异常:双主动脉弓、右无名动脉压迫、异常锁骨下静脉、肺动脉吊带,表现为气促、喘鸣、三凹征和咳嗽等;②先天性喉蹼:多在声带之间,亦可位于声带之下或在气管内。喉部完全阻塞者,出生后即因窒息死亡。喉部部分阻塞患儿于出生后哭声微弱,声嘶或失声,吸气时伴喉喘鸣及胸部软组织内陷,有时吸气和呼气均出现呼吸困难及发绀,吸奶困难;③喉软化:患儿通常表现为高调的吸气相喘鸣,哭闹和仰卧时明显,很少影响喂养,症状通常是在出生后 4 ~ 6 周出现,在 18 ~ 24 个月自行缓解;④气管支气管软化症:由于气管壁和支撑软骨的弱化而导致的气道塌陷狭窄,是 6 个月小儿反复喘息并且迁延不愈的气道发育异常。主要表现为咳嗽、喘息、呼吸困难、阻塞性呼吸暂停等。气管支气管软化症的喘息主要为呼气相、高调、中心性的单音性喘鸣;⑤气管狭窄:当气管管腔直径与残存正常气管管腔直径相比,缩小达 50% 以上时为气管狭窄,可表现为出生时出现呼吸困难,双相性的喘鸣、吸气性三凹征、呼吸暂停等。

十二、低通气的神经肌肉疾病

脊髓损伤、肌营养不良、重症肌无力等急、慢性神经肌肉疾病可随着吸气功能的丧失和膈肌力量的减弱,腹腔脏器压迫使得胸腔容量减少,出现低氧血症,咽喉部肌肉无力可引起气道梗阻,从而出现呼吸双相的喘息及呼吸困难表现。

十三、气道周围肿瘤

该病在儿童较为少见,由于气道受到肿瘤的压迫,造成气道完全或不完全阻塞,引起呼气或呼吸双向的喘鸣,并伴有肿瘤的其他临床表现。气道周围肿瘤包括纵隔肿瘤、胸腺瘤、甲状腺肿瘤、畸胎瘤、转移性肿瘤和淋巴瘤。一般行 X 线胸片检查就能发现病变,必要时可行 CT 或磁共振检查。

（王　静　马　香）

参考文献

[1] 胡亚美，江载芳．诸福棠实用儿科学 [M]．第 8 版．北京：人民卫生出版社，2015：1232-1240．

[2] 江载芳．实用小儿呼吸病学 [M]．北京：人民卫生出版社，2010：3-14．

[3]Smith PK，Wang SZ，Dowling KD，et al.Leucocyte populations in respiratory syncytial virus-induced bronchiolitis[J].J Paediatr Child Health，2001，37（2）：146-151．

[4]Abrahamsson TR，Sandberg Abelius M，Forsberg A，et al.A Th1/Th2 associated chemokine imbalance during infancy in children developing eczema，wheeze and sensitization[J].Clin Exp Allergy，2011，41（12）：1729-1739．

[5]Li M，Shang YX，Wei B，et al.The effect of substance P on asthmatic rat airway smooth cell proliferation，migration，and cytoplasmic calcium concentration in vitro[J].Journal of Inflammation，2011，8（1）：18．

[6]Garcinuno AC，Gandarillas IM，Cobo Ruisanchez A，et al.Early patterns of wheezing in asthmatic and nonasthmatic children[J].European Respiratory Journal，2013，42（4）：1020-1028．

第四章 儿童喘息常用的检测方法

如前所述，喘息是一组综合征，引起儿童喘息的原因包括呼吸系统疾病，如先天性气道、肺发育异常、呼吸道感染、哮喘等；也包括呼吸系统外疾病如血管环、纵隔肿瘤、淋巴结病变、胃食管反流等。为明确病因需根据患儿症状及可疑诊断完善相关检查。

一、血液指标检测

1. 外周血嗜酸性粒细胞计数　嗜酸性粒细胞为炎症浸润细胞，在气道黏膜内聚集和激活能直接促发气道炎症反应，是引起呼吸道炎症、气道高反应和迟发型变态反应的关键细胞。研究表明，嗜酸性粒细胞与婴幼儿喘息尤其是哮喘发病有密切的关系，对过敏状态的评估有一定价值。血嗜酸性粒细胞增多是患者气道受阻的危险因素，高血嗜酸性粒细胞与哮喘控制不良和病情恶化有关。

2. 血清免疫球蛋白E（immunoglobulin E，IgE）　IgE是由B细胞合成的一种可以介导I型变态反应的免疫球蛋白，在气道变态反应性炎症中，IgE升高，可触发肥大细胞、嗜碱性粒细胞脱颗粒、释放多种生物活性物质，诱发气喘发作。检测IgE水平的变化有助于监测婴幼儿喘息的病程。另外对于IgE异常升高（> 1000ng/ml）的反复喘息患儿要注意与变应性肺曲霉菌病（allergic pulmonary aspergillosis，ABPA）鉴别。

3. 变应原检测　吸入变应原致敏是儿童发展为持续性哮喘的主要危险因素，吸入变应原的早期致敏（≤3岁）是预测发生持续性哮喘的高危因素。进行变应原皮肤点刺试验或血清变应原特异性IgE测定，以了解患儿的过敏状态，可协助喘息原因的鉴别。

4. 其他炎症指标　研究表明，喘息患儿血清Th2细胞因子IL-4、IL-5、IL-13水平较健康对照组升高，而血清γ-干扰素（interferon-γ，IFN-γ）水平降低，表明IL-4、IL-5、IL-13、IFN-γ参与了幼儿喘息性疾病的免疫应答。与健康对照组相比，反复喘息幼儿IL-10水平降低，提示在过敏性疾病中，存在免疫不耐受，IL-10的降低可能促进了过敏性气道疾病。检测上述炎症指标在预测幼儿喘息未来是否进展至过敏性哮喘中发挥重要作用。另外其他一些炎症介质，如几丁质酶样蛋白YKL-40、血清骨膜蛋白、血清超敏C反应蛋白（CRP）、尿激酶型纤溶酶原激活物受体对诊断哮喘有一定的辅助作用。

5. 生物标志物　微小RNA（microRNA，miRNA）参与哮喘发病机制的各个环节，在促炎和抗炎方面均有作用，可通过抑制IL-6、IL-8导致免疫功能紊乱，Let-7miRNA调控IL-13，miRNA-155激活免疫细胞调控CD4+ T细胞等，作用贯穿哮喘发病的全过程。miRNA具有高度的保守性和极强的稳定性，因此，血浆中的miRNA可被用作哮喘诊断性的生物标志物。还有癌胚抗原、糖类抗原等肿瘤标志物可协助肿瘤疾病的诊断。

6. 基因检测　目前已发现多种喘息相关疾病与基因相关，如支气管哮喘、囊性纤维化、原发性纤毛不动综合征等。还有部分免疫缺陷性疾病导致的反复呼吸道感染合并喘息也需要基因检测确定诊断。

二、肺功能检测

肺功能可以在某些方面解释反复发作喘息的病理生理学特点，肺功能的损害可能很早即已发生，低肺功能可能与哮喘形成有关。肺通气功能检测是诊断哮喘的重要手段，也是评估哮喘病情严重程度和控制水平的重要依据。对于婴幼儿使用潮气肺功能检测和脉冲振荡肺功能检测也在临床取得较好的诊断和评估效果。

三、气道炎症指标检测

1. 诱导痰或肺泡灌洗液嗜酸性粒细胞分类计数　诱导痰或肺泡灌洗液嗜酸性粒细胞水平有助于诊断嗜酸性粒细胞支气管炎，且其增高程度与气道阻塞程度及其可逆程度、哮喘严重程度以及过敏状态相关。糖皮质激素可抑制嗜酸性粒细胞介导的炎症，如果诱导痰中嗜酸性粒细胞明显升高，或持续 4% 以上，提示激素治疗可能有效，而中性粒细胞性哮喘激素治疗不敏感，抗生素则可根据情况使用。

2. 呼出气一氧化氮（fractional exhaled nitric oxide, FeNO）检测　FeNO 水平与过敏状态密切相关。目前有研究显示，反复喘息和咳嗽的学龄前儿童，上呼吸道感染后如 FeNO 水平持续升高 4 周以上，可作为学龄期哮喘的预测指标，推荐 ≥ 12 岁儿童 FeNO 界值为 25ppb，< 12 岁儿童为 20ppb。连续监测有助于评估哮喘的控制水平和指导优化哮喘治疗方案的制订。高水平 FeNO 提示存在嗜酸性粒细胞介导的气道炎症，预示糖皮质激素治疗效果好。

3. 呼出气冷凝液检测　收集呼出气冷凝液是一种无创方法，可以检测出许多种蛋白、细胞因子、炎性因子，在评价气道炎症性疾病的气道炎症情况及疗效方面具有较广阔的前景。

4. 其他与气道炎症相关的生物学标志物　如尿溴酪氨酸、亚硝基谷胱甘肽、半胱氨酰白三烯、代表哮喘气道氧化应激水平的内源性氧化标志物 8- 异前列腺素和 F_2- 异前列腺素等。

四、影像学检查

1. X 线检查　胸部 X 线检查用于评估肺部受损的严重程度，如弥漫性病变、支气管壁增厚或炎症累及多个肺叶则表明可能是一种全身性疾病，局灶性病变则更有可能提示肺部先天性疾患、异物吸入或造成支气管阻塞的其他原因。鼻咽部的 X 线检查可以协助诊断鼻窦炎、腺样体肥大等疾病。

2. 高分辨率 CT（HRCT）　对小血管、小气道、小叶间隔等肺间质结构的敏感性特异性高。对胸部 X 线显示不明显的疾病，有更好的诊断价值。可显示支气管扩张，在很大程度上已经取代了支气管造影。利用软件对原始图像进行二维、三维重建处理，可多角度、多模式来观察肺血管、气道、骨骼及病灶状况，有助于评估解剖异常。

3．增强 CT　CT 增强分期（动脉期和静脉期）扫描，不仅可以区分肺动、静脉，显示肺组织内血管的分布、血管管腔通畅性，还可以对肺实质病变内肺血管的状况进行判断，粗略的评估肺血流的灌注情况，可以显示扫描范围内心脏及胸部其他大血管。用于鉴别肺门周围血管断面与肺内病灶，判断胸部大血管受累情况。

4．CT 虚拟内窥镜　能够更好地评估气道狭窄。

5．胸部 MRI　常用于鉴别肺内周围的肺结节与血管断面，判断肺部大血管受累情况，诊断纵隔内病变。

五、心脏彩超

对于怀疑心血管发育异常导致的喘息可行心脏彩超筛查，该检查操作简单、便捷且无创。但是有些血管发育异常需要通过心脏彩超联合 CTA 等检查进一步明确部位和对气道的压迫。

六、支气管镜检查

可弯曲支气管镜在诊断气道内病变方面具有其他辅助检查手段无法比拟的优势，其有效性与安全性已被许多临床应用研究证明。既可直接观察某些先天性疾患，如气管软化、气管支气管狭窄、异物、气管受压、声门下血管瘤等，还可起到疏通气道、判断预后等作用，而肺泡灌洗液的检测对含铁血黄素沉着症、肺泡蛋白沉积症或吸入性肺炎等则有直接诊断意义。

七、病原学检查

病原学检查包括痰细菌学研究、病毒和肺炎支原体抗体水平检测、结核菌素试验、抗曲霉特异性 IgE 和 IgG 抗体等可以协助病原诊断，对于感染相关性喘息具有重要意义。

八、其他

对怀疑胃食管反流导致的喘息可行 24h 食管 pH 监测。对于合并鼻窦炎的反复喘息患儿，需注意排除原发性纤毛不动综合征，需完善鼻窦 CT 检查。

（孙　静　马　香）

参考文献

［1］邹映雪．婴幼儿喘息诊断流程［J］．中国实用儿科杂志，2014，29（6）：407-411.

［2］中华儿科杂志编辑委员会，中华医学会儿科学分会呼吸学组，中国医师协会儿科

医师分会儿童呼吸专业委员会．儿童支气管哮喘规范化诊治建议（2020 年版）[J]．中华儿科杂志，2020，58（9）：708-717.

[3] 朱春梅．现代儿科呼吸介入技术在喘息性疾病中的应用进展 [J]．中国实用儿科杂志，2020，35（10）：757-760.

[4] 徐保平，姚瑶．儿童喘息与心肺血管疾病 [J]．实用儿科临床杂志，2014，29（15）：1135-1140.

[5] 段晓岷，于彤．儿童肺血管疾病的影像学诊断 [J]．中国实用儿科杂志，2020，35（9）：704-711.

第五章 儿童喘息常用的治疗手段

儿童喘息性疾病病因繁杂，临床上需针对不同的病因采取不同的治疗手段。喘息的治疗包括以下几方面。

一、一般治疗

1. 环境及体位 保持环境清洁安静，保证患儿休息。室内经常通风换气，保持一定温度（20℃左右）及湿度（相对湿度55%～60%）。注意隔离，防止继发细菌或其他病毒感染。对喘憋重者首先应抬高头部与胸部，以减少呼吸困难。

2. 吸氧及吸痰 轻症患儿可以不吸氧，有明显缺氧时，采用加温湿化给氧，根据缺氧程度选择合适的吸氧方式，血氧饱和度维持 95% 以上。如患儿存在进行性加重的三凹征、鼻煽及呻吟，或进行性的呼吸急促，吸氧状态下不能维持正常的血氧饱和度，或呼吸暂停者则应考虑机械通气，包括无创性持续正压通气（continuous positive airway pressure，CPAP）、双水平正压通气（bilevel positive airway pressure，Bi-PAP），无创高浓度吸氧仍不能改善者，考虑气管插管呼吸机辅助通气。保持气道通畅，痰多者可给予吸痰，注意翻身拍背，避免痰液堵塞气道。

3. 维持体液平衡 部分气喘严重呼吸增快，从气道丢失水分增加，以及进食进水减少，机体液体需求量增多，需要评估患儿有无脱水表现，视情况给予口服、鼻饲或静脉补液，如补液液体张力选择1/5张，如合并酸碱失衡根据血气分析结果补液。

二、药物治疗

1. 抗感染药物 对于感染性疾病所致喘息，根据感染病原合理用药，病毒感染有自限性，多数不需要抗病毒治疗，对于细菌、真菌、非典型病原感染者根据病原种类、药敏结果选择抗菌药物。

2. 支气管舒张剂 该类药物能够松弛支气管平滑肌、舒张支气管、减轻气道阻力并缓解气流受限，常用的支气管舒张剂包括 β_2 受体激动剂、胆碱能受体拮抗剂、茶碱类（甲基黄嘌呤类）药物及硫酸镁。

（1）β_2 受体激动剂：作用机制主要是通过选择性激活气道平滑肌细胞表面 β_2 肾上腺素能受体，从而松弛气道平滑肌、缓解气道痉挛和减轻气道黏膜充血水肿。β_2 受体激动剂包括短效 β_2 受体激动剂（short-acting beta2-agonist，SABA）和长效 β_2 受体激动剂（long-acting beta2-agonist，LABA）。SABA 以沙丁胺醇和特布他林为代表药物，给药方式以吸入方式为主，是快速缓解喘息的主要药物，其他类型的 SABA 制剂还包括口服剂型和注射剂型。LABA 的常见代表药物有吸入的福莫特罗、沙美特罗，口服的丙卡特罗、班布特罗，透皮贴剂妥洛特罗。

（2）胆碱能受体拮抗剂：通过阻断胆碱能 M 受体，松弛气道平滑肌，舒张支气管，抑制气道腺体的黏液分泌。抗胆碱能药物的支气管舒张作用弱于 β_2 受体激动剂，对中央气道的作用强于对周围气道的作用。常见药物包括短效胆碱能受体拮抗剂（short-acting muscarinic antagonist，SAMA）和长效胆碱能受体拮抗剂（long-acting muscarinic antagonist，LAMA）。SAMA 一般不单一使用治疗儿童急性喘息，多与 SABA 联合雾化吸入，常用于中重度急性喘息发作时的治疗，国内常用的 SAMA 雾化制剂仅有异丙托溴铵及其复方制剂。LAMA 以噻托溴铵为代表，目前国内有噻托溴铵粉吸入剂，主要用于慢性阻塞性肺部疾病的维持治疗，以及急性发作的预防，但该药目前仅限用于成人。

（3）茶碱类药物：具有舒张支气管、抗炎和免疫调节的作用。因为其"治疗窗"较窄，毒性反应相对较大，一般不作为首选用药，仅用于对支气管舒张药物和糖皮质激素治疗无反应的重度哮喘患儿，最好在心电监护、血药浓度监测条件下进行。临床使用较多的为氨茶碱或多索茶碱，有口服和静脉两种制剂。

（4）硫酸镁：镁通过阻断呼吸道平滑肌细胞的钙离子通道及抑制乙酰胆碱的释放而缓解支气管痉挛，同时可以刺激一氧化氮和前列环素的合成，产生血管平滑肌舒张作用。常用剂量 $25 \sim 40$mg/（kg·d），分 $1 \sim 2$ 次，最大量 2g/d。加入 10% 葡萄糖溶液缓慢静脉滴注（$20 \sim 60$ 分钟），酌情使用 $1 \sim 3$ 天。

3. 糖皮质激素 具有强大的抗炎作用，临床上常用的剂型包括吸入性糖皮质激素（ICS）和全身性糖皮质激素。

ICS 是目前最强的气道局部抗炎药物，其通过对炎症反应相关的细胞和分子产生影响而发挥抗炎作用。目前国内已上市的 ICS 有布地奈德、丙酸倍氯米松和丙酸氟替卡松三种。常用的全身性糖皮质激素包括甲泼尼龙、泼尼松、氢化可的松和地塞米松等。

4. 白三烯调节剂 分为白三烯受体拮抗剂（leukotriene receptor antagonists，LTRA）和白三烯合成抑制剂，目前国内仅有 LTRA。LTRA 是一类新的非激素类抗炎药，通过阻断半胱氨酰白三烯的活性发挥抗炎作用。其代表药物为孟鲁司特。

5. 中医中药 研究表明，联合中药制剂（如喘可治注射液、小青龙汤）、穴位敷贴等治疗，有助于缩短喘息病程，改善喘息症状。

三、手术治疗

对于先天性气管支气管发育异常、心肺血管发育畸形、胸腔占位性疾病的患者，如存在气管狭窄、心肺功能受影响需手术治疗，根据具体疾病制定手术方案。对于气道狭窄的患者可采取球囊扩张术、放置支架，对于短段单一气道狭窄，切除端端吻合的效果良好。气道狭窄的部位较长或多重部位的复合狭窄，目前有气管修补术、滑动改良气管成形术等，但术后并发症和病死率较高。气管软化严重者可行气管支架置入术。对于存在严重呼吸困难、反复呼吸道感染、呼吸暂停、严重吞咽困难伴生长发育迟缓的血管环畸形患者，需早期手术治疗。手术方式有开胸手术和经胸腔镜两种，需要外科医生联合进行评估后选择。

（孙 静 杨 春）

参考文献

[1] 江载芳 . 实用小儿呼吸病学 [M]. 北京：人民卫生出版社，2010.

[2] 中华儿科杂志编辑委员会，中华医学会儿科学分会呼吸学组，中国医师协会儿科医师分会儿童呼吸专业委员会 . 儿童支气管哮喘规范化诊治建议（2020 年版）[J]. 中华儿科杂志，2020，58（9）：708-717.

[3] 徐保平，姚瑶 . 儿童喘息与心肺血管疾病 [J]. 实用儿科临床杂志，2014，29（15）：1135-1140.

[4] 曹玲 . 婴幼儿病毒相关性喘息的治疗 [J]. 中国实用儿科杂志，2006，21（4）：248-250.

第六章　儿童喘息的中医辨证及治疗

喘证是儿科中较为常见的一种病证，主要以呼吸困难，甚者张口抬肩，鼻翼翕动，不得平卧为主要特征。喘证既可作为一个独立的病证，亦可见于多种急慢性疾病过程中。

喘证病因复杂，六淫外感、七情所伤、水饮潴留、痰热内蕴以及饮食劳倦都可以引起喘证，致使肺气上逆、宣降失职，或气无所主、肾失摄纳。喘证的病机有虚实两类，实喘在肺，外邪、内伤、痰浊、肝郁气逆，邪壅肺气，宣降不利；虚喘当责之于肺、肾，因精气不足，气阴亏耗，而致肺肾出纳失常，且尤以气虚为主。

喘证的治疗以泻实补虚为疾病原则。实喘治肺，以去邪利气为主，分别采用温化宣肺、清化肃肺、化痰理气之法。虚喘以培补摄纳为主，或补肺或健脾或补肾，阳气虚则温补之，阴虚则滋养之。

一、辨证分型

1．风寒袭肺

证候：喘息咳逆，呼吸急促，胸部胀闷，痰多色白、稀薄而带泡沫，常有头痛、恶寒，或发热，口不渴，无汗，苔薄白而滑，脉浮紧。

治法：宣肺散寒平喘。

方药：麻黄汤合华盖散加减。

麻黄、紫苏叶、半夏、橘红、杏仁、紫苏子、紫苑、白前。

2．风热犯肺

证候：发热、恶风、有汗，口渴欲饮，咳喘气粗甚则鼻张肩息，痰黄而稠，舌尖红，苔薄黄而干，脉浮数。

治法：宣肺清热平喘。

方药：麻杏甘石汤加味。

麻黄、杏仁、甘草、石膏、陈皮、法半夏、茯苓。

3．燥热伤肺

证候：胸闷喘咳，干咳无痰或痰稠难咯，咽喉干痛，口燥唇裂，口渴引饮，大便干涩，舌红干苔少，脉细数。

治法：清燥润肺，止咳平喘。

方药：清燥救肺汤加减。

麦冬、人参、桑叶、石膏、杏仁、炙枇杷叶、甘草、阿胶、炒胡麻仁。

4．表寒里热

证候：咳逆上气，胸胀或痛，息粗，鼻翼翕动，咳而不爽，吐痰黏稠，伴形寒，身热，烦闷，身痛，有汗或无汗，口渴，舌红，苔薄白或薄黄，脉浮数或滑。

治法：解表清里，化痰平喘。

方药：定喘汤加减。

白果、麻黄、苏子、甘草、款冬花、杏仁、桑白皮、黄芩、半夏。

5. 外寒内饮

证候：喘咳反复难愈，咳逆喘满不得卧，痰见白沫量多，受寒饮冷加重，形寒肢冷，背冷，面色青晦，舌淡红，苔白滑，脉弦紧。

治法：温肺化痰定喘。

方药：射干麻黄汤加减。

射干、麻黄、杏仁、细辛、五味子、紫菀、款冬花、半夏、大枣、生姜。

6. 痰热郁肺

证候：喘咳气涌，胸部胀痛，痰多质黏色黄或夹有血丝，伴胸中烦闷，身热，有汗，口渴而喜冷饮，面赤，咽干，小便赤短，大便干或黏烂量少，舌质红，舌苔薄黄或腻，脉滑数。

治法：清热化痰，宣肺平喘。

方药：桑白皮汤加减。

桑白皮、黄芩、知母、浙贝、射干、瓜蒌皮、前胡、地龙。

7. 痰浊阻肺

证候：喘而胸满闷塞，咳嗽痰多、黏腻色白，咯吐不利，兼有呕恶，食少，口黏不渴，大便不实，苔白腻，脉滑，或指纹青红显于气关。

治法：祛痰降逆，宣肺平喘。

方药：二陈汤合三子养亲汤加减。

法半夏、橘红、茯苓、苏子、白芥子、莱菔子、杏仁、紫菀、旋覆花。

8. 肺脾气虚

证候：多反复感冒，喘咳气短，动则喘甚，咳嗽少痰，神疲乏力，自汗，面色少华，纳呆，舌红苔少，脉细弱。

治法：健脾益肺。

方药：六君子汤合玉屏风散加减。

黄芪、白术、防风、党参、茯苓、陈皮、杏仁、浙贝母、黄精、炙甘草、法半夏、鹿衔草

9. 脾肾阳虚

证候：动则喘促咳嗽，气短心悸，面色苍白，形寒肢冷，脚软无力，腹胀纳差，大便溏泄，舌质淡，苔薄白，脉细弱。

治法：健脾温肾，固摄纳气。

方药：金匮肾气丸加减。

熟附子、肉桂、鹿角片、山萸肉、熟地黄、仙灵脾、怀山药、茯苓、胡桃肉、五味子、

银杏

10．肺肾阴虚

证候：咳嗽时作，喘促乏力，面色潮红，夜间盗汗，消瘦气短，手足心热，夜尿多，舌质红，苔花剥，脉细数。

治法：养阴清热、补益肺肾。

方药：麦味地黄丸加减。

麦门冬、百合、五味子、山萸肉、熟地黄、枸杞子、怀山药、牡丹皮。

二、其他疗法

1．中成药

（1）珠贝定喘丸：每次 1 ～ 2 粒，每日 3 次。用于喘息明显者。

（2）猴枣散：每次 1 支，每日 1 ～ 2 次。用于痰热蕴肺，咳嗽痰黄量多者。

2．外治疗法

（1）麻黄 10g，细辛 10g，白豆蔻 6g，牙皂 6g，桔梗 6g，沉香 6g，白芥子 1g，冰片 3g，公丁香 3g。上药共研细末，过 100 目筛，贮瓶备用。主穴：肺俞、定喘。配穴：体虚畏寒配大椎、中府；年幼体弱配膏肓、足三里；痰多配丰隆；咳嗽频繁配天突或膻中；咳无力加膈俞或气海。方法：先用手按摩穴位局部至皮肤发红，然后取适量药末放于麝香壮骨膏上，贴于选定的穴位上，每 3 天换一次。

（2）将麻黄、细辛、杏仁、桃仁、肉桂、苏子、白芥子、冬花、打细末，过 8 目筛，加冰片，用桂枝油调敷定喘、天突、丰隆、涌泉。急发时加麝香少许，每日 1 次，每次 4 ～ 6 小时。

（3）白芥子、延胡索、细辛、甘遂等份为末，以适量姜汁调匀，再加入麝香，在三伏天敷贴定喘、肺俞、肾俞等穴位，可辛温逐痰，驱散内伏寒邪，而使肺气升降恢复正常，为冬病夏治较好的方法。

3．穴位注射疗法　喘可治注射液 0.5 ～ 1ml，急性期咳喘取双侧定喘穴，缓解期选用肺俞或肾俞、足三里穴位注射，每日 1 次，5 次为 1 个疗程。具有温阳补肾、止咳平喘功效。

（曲晓红　杨　春）

参考文献

[1] 陈湘君．中医内科学 [M]．北京：中国中医药出版社，2012：63-64．

[2] 张奇文，朱锦善．实用中医儿科学 [M]．中国中医药出版社，2016：287．

第七章 儿童喘息的诊断思路及流程

一、概述

喘息是儿童呼吸系统疾病的一种常见症候群。在 3 岁之前，1/3 的儿童至少患有 1 次急性喘息性疾病。一项在全世界范围内开展的大型研究调查了年龄较大儿童喘息情况，结果显示喘息的全球发生率在 6～7 岁儿童中为 11.6%，在 13～14 岁儿童中为 13.7%。

各种原因导致的传导气道阻塞或口径变窄时，都可以出现喘息。喘息可能是一种良性的自限性过程，也可能是严重呼吸系统疾病的症状和体征。婴幼儿时期由于其呼吸道的解剖、生理及免疫的原因，婴幼儿期的喘息发生概率明显高于年长儿。引起喘息的疾病较多、病因复杂，临床鉴别诊断难度较大，因此儿科医师接诊喘息患儿时应尽可能快速全面地评估病情，分析喘息病因，避免发生误诊或漏诊。

二、喘息的原因

喘息的病因复杂，有多种分类方法，以下分类角度可以用于在儿童喘息的鉴别诊断分析时使用。

1. 从发病原因常见到少见的思路进行分析

（1）常见原因：下呼吸道感染（如急性毛细支气管炎、病毒性肺炎）、过敏性疾病、支气管哮喘或气道反应性疾病、胃食管反流、睡眠通气障碍等。

（2）较常见原因：异物吸入，如鼻腔、声门、气管、支气管异物等。

（3）少见原因：闭塞性细支气管炎、先天性血管发育异常、充血性心力衰竭、囊性纤维化、免疫缺陷病、纵隔内气道受压、原发性纤毛不动综合征、气管及支气管发育不良、肿瘤、声带功能障碍等。

2. 根据喘息的病因分析

（1）感染性因素：反复呼吸道感染、肺炎、感染性毛细支气管炎、慢性鼻炎、鼻窦炎、肺结核、支气管内膜结核等。

（2）变态反应性因素：支气管哮喘、变态性支气管肺曲霉病（ABPA）、嗜酸性粒细胞性支气管炎（EB）、过敏性肺炎等。

（3）先天性因素：气管、支气管软化、气管血管瘤、先天性血管发育异常、囊性纤维化、支气管肺发育不良、先天异常所致胸腔内气道狭窄、原发性纤毛不动综合征、免疫缺陷病、先天性心脏病等。

（4）机械刺激性因素：异物吸入、胃食管反流、化学或物理性刺激等。

3. 根据喘息的年龄分析，喘息发作时的年龄也可帮助确定病因（图 7-1）。如在生后不久发生的喘息，尤其是持续性喘息，应首先考虑有无气道发育方面的异常（例如气管软化／支气管软化、血管压迫／环和气管狭窄／蹼）。3 岁以内患儿喘息的病因主要以感染相关为主，如各种病原导致的毛细支气管炎及喘息性支气管炎、肺炎等。在学龄前期，病毒性喘息比例较高，其中呼吸道合胞病毒是主要病原，其次为流感病毒、腺病毒等。随着年龄的增长，尤其是学龄期儿童喘息的首位原因为哮喘。喘息发作的年龄越小，哮喘的可能性也越小，尤其是对抗哮喘治疗反应不佳者。儿童复发性喘息，无论诱发原因或喘息发作频率如何，其最可能的病因诊断都是哮喘。其他疾病，例如声带功能障碍，往往在儿童期晚期至青春期出现。

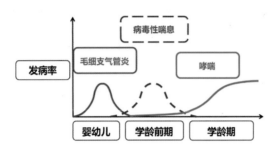

图 7-1　常见喘息性疾病与年龄的关系

4. 根据喘息发生的发作类型，喘息可分为急性喘息和慢性（或复发性）喘息。新发急性喘息多源于感染、突发气道梗阻（如异物吸入）、过敏者等。急性发作的喘息提示存在异物吸入的可能性，尤其是存在窒息史时。第 1 次发作的喘息多难以立即做出哮喘的诊断，需随诊观察。慢性或复发性喘息可能由哮喘、气管软化、支气管肺发育不良、先天异常造成的气道狭窄（如血管环）、胃食管反流、肺结核等引起，见图 7-2。年幼时出现持续性喘息提示先天性或结构性异常。而阵发性或间断性喘息则是哮喘的特征性表现。

5. 根据喘息的发病季节分析，以呼吸道合胞病毒感染为代表的急性毛细支气管炎在中国北方以冬春季节多发，南方则多发于春夏季节，具有明显季节性；以急性喉炎所致喘息好发于秋冬季节；与室外过敏性疾病（如花粉）相关的喘息好发于春季和秋季。

三、喘息的评估

1. 病史采集　首先确认症状是否真为喘息，什么类型的喘息。病史采集时应注意采集以下信息。

（1）发病年龄：如毛细支气管炎多见于小婴儿，先天性气道发育异常可能在出生后不久就出现喘息症状，而 3 岁以上的复发性喘息高度提示哮喘可能。

（2）诱发因素：喘息是否由于运动、呼吸道感染、过敏原、进食时呛咳等引起。多诱因的复发性喘息提示哮喘可能，而异物吸入史或进食、哭闹时突然发生的咳喘提示异物可能性大。

（3）病程：是第 1 次出现的喘息，还是反复发生的喘息，多数第一次发作的喘息很难立即给予哮喘的诊断，需要随访观察，但是如果家族史、个人史明确，且可以自行缓解或抗哮喘治疗后很快缓解，仍需要密切注意是否是哮喘。对于突然发生的急性喘息需要注意哮喘、异物、过敏等情况，持续性慢性喘息则需要排除慢性气道疾病（比如闭塞性细支气管炎）、慢性肺损伤（支气管肺发育不良、肺囊性纤维化等）、支气管哮喘等。

（4）伴随症状：有无发热、胸痛，有无任何气道阻塞和（或）呼吸窘迫的症状或体征，包括咳嗽、胸闷、气短、说话不能成句、呼吸急促、无法活动或平躺。喘息与进食或呕吐是否相关。伴有发热多提示合并感染存在，而与进食有关的喘息需要除外先天性气管食管瘘、吸入性肺炎和胃食管反流等。

（5）治疗对喘息的影响：对支气管舒张药有良好的反应提示哮喘。激素治疗有效需要注意哮喘、过敏、ABPA 等疾病。

（6）出生史、既往史：包括通过胎龄、出生情况、生长发育情况等评估有无婴儿慢性肺疾病，早产儿尤其是 34 周以下孕龄的早产儿，生后有呼吸窘迫综合征，有呼吸机使用及长期吸氧病史者需要注意排除支气管肺发育不良，近期严重呼吸道感染后出现的持续咳喘则需要注意闭塞性细支气管炎、支气管扩张等，持续的生长发育落后也需要注意有无慢性肺疾病可能。

（7）家族史：有无喘息性疾病家族史，如支气管哮喘患儿多数有可以追溯的哮喘和（或）鼻炎家族史；还有些基因病有相应的家族史，如先天性丙种球蛋白缺乏症等可以有家族中男性患病的病史。

2. 查体　体格检查过程中，应详细进行检查。测量体重和身高，可以评估有无发育落后，协助评估先天性、慢性疾病可能；观察是否存在手指 / 脚趾发绀或杵状指（趾）来评估慢性缺氧状态；并进行全面的胸部检查、心脏、皮肤和鼻部检查等。同时，应检查所有生命体征，包括血氧饱和度，并注意有无呼吸窘迫体征，如气促、三四征、呼吸困难、鼻翼翕动、无法讲话、喘息、呼气相延长。严重呼吸窘迫的体征包括呼吸音明显减低或消失、发绀及奇脉。精神状态改变（嗜睡、烦躁不安、定向障碍、气短）提示严重缺氧。

喘息和（或）喘鸣根据其产生的部位可表现为吸气相、呼气相及双相（吸气相和呼气相）。一般而言，源自胸腔外区域气道阻塞的喘鸣在吸气期更明显。源自胸腔内区域气道阻塞的哮鸣在呼气期更明显。固定性中央气道阻塞通常在吸气相和呼气相都产生喘鸣。导致固定性气道阻塞的情况包括气道外压迫、气道内肿块，以及气道壁变化，如声门下狭窄。低调的喘鸣音（鼾鸣音）多发生于气管或主支气管，高调的喘鸣音多发生于支气管、细支气管。

3. 辅助检查（参考"第四章　儿童常用的检测方法"）。

4. 喘息的诊断流程（图 7-3）。

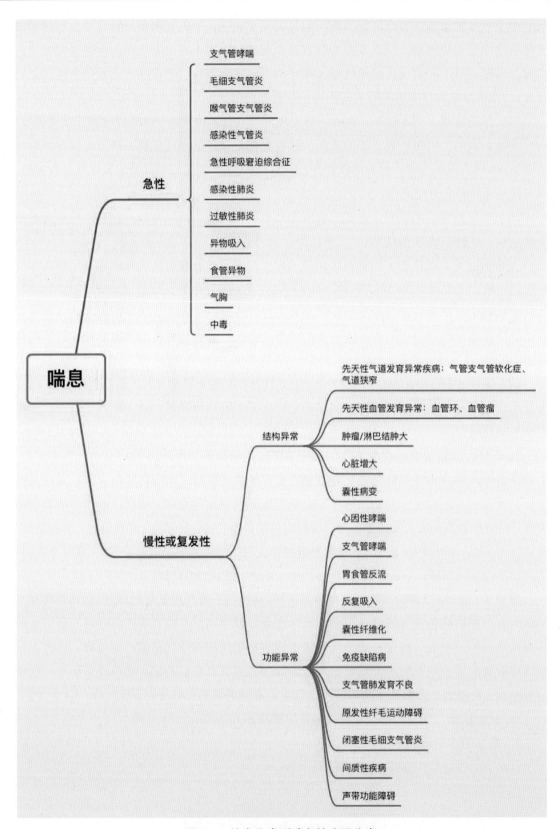

图7-2　按发作类型喘息的病因分类

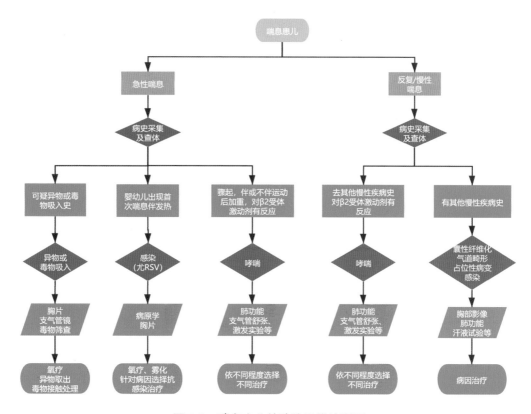

图7-3　喘息患儿的诊治思维流程图

（郭凌云　马　香）

参考文献

[1] 沈文那，王垒，孙欣荣 . 婴幼儿喘息的病因回顾分析 [J]. 中国妇幼健康研究，2018，29（05）：610-613.

[2] 尚云晓 . 婴幼儿喘息诊断及鉴别诊断思路 [J]. 中国实用儿科杂志，2013，28（11）：811-814.

[3]Edward Snelson.A simple model for understanding the causes of paediatric wheeze.Paediatrics and Child Health，2019，29（8）：365-368.

[4]Francine M Ducharme，Sze M Tse，Bhupendrasinh Chauhan.Diagnosis，management，and prognosis of preschool wheeze.Lancet，2014，383（9928）：1593-604.

[5]Abdullah Al-Shamrani，Khalid Bagais，Ayed Alenazi，Mansour Alqwaiee，

Adel S Al-Harbi. Wheezing in children：Approaches to diagnosis and management. International journal of pediatrics & adolescent medicine, 2019, 6（2）：68-73.

[6]Stephen Oo，Peter Le Souëf. The wheezing child：an algorithm. Australian family physician, 2015, 44（6）：360-364.

[7]Bloomberg GR. Recurrent wheezing illness in preschool-aged children：assessment and management in primary care practice. Postgrad Med，2009，121：48.

第二篇

喘息性疾病实例

第八章　先天性气道发育异常疾病

病例 1　先天性后鼻孔闭锁

一、病情介绍

患儿：女，7 天，因"气促伴鼻塞 6 天"为主诉于 2021 年 1 月 13 日入院。

现病史：患儿于 6 天前（生后 1 天）出现气促伴鼻塞，5 天前于当地新生儿科住院，期间发现每次经口喂养均气促、发绀伴血氧饱和度下降，拔出奶瓶或弹哭后发绀可缓解，经鼻插 6 号吸痰管受阻无法达口咽部，予"鼻导管高流量给氧"血氧饱和度稳定，无咳嗽、咳痰，无发热，无呕吐，无腹胀，无异常烦躁，经家长同意转入我院进一步诊疗。发病后患儿精神好，吃奶量可，吃奶中断，睡眠好，大小便正常。

既往史及出生史：母孕期高血糖，未予药物治疗。患儿系 G3P2、孕 39^{+2} 周，2021 年 1 月 6 日 13:08 于市妇幼保健院产科剖宫产娩出。无胎膜早破，羊水清，脐带、胎盘无异常，出生体重 3040g，Apgar 评分 1 分钟、5 分钟均 10 分。混合喂养。

家族史：患儿父亲 32 岁，体健；母亲 31 岁，平素体健；自然流产 1 次，有 1 个 3 岁的姐姐，体健，否认类似疾病史。父母非近亲婚配，否认家族性遗传病史。

入院查体：T 37℃，P 159 次 / 分，R 42 次 / 分，血压（blood pressure，BP）82/47mmHg，体重（weight，WT）2.95kg，身长 50cm，头围 33cm。神志清楚，精神反应好，全身皮肤轻度黄染，无皮疹。前囟平软，鼻通气不畅，口唇无发绀，呼吸平稳，无三凹征，双肺呼吸音清，未闻及啰音。心音有力，律齐，未闻及杂音。腹平软，脐残端未脱，脐轮无红肿，肝脾肋下未触及肿大，肠鸣音 5 次 / 分。肛周皮肤无潮红。四肢肌张力正常。吸吮反射、觅食反射、拥抱反射存在。

实验室及辅助检查：

入院前辅助检查：2021 年 1 月 8 日至 1 月 13 日住院期间完善检查示：血常规＋C 反应蛋白（C-reactive protein，CRP）：白细胞（white blood cell，WBC）$10.44×10^9$/L、红细胞（red blood cell，RBC）$4.75×10^{12}$/L、血红蛋白（hemoglobin，HGB）177g/L、血小板（platelet，PLT）$347×10^9$/L、中性粒细胞比例（neutrophil，NEUT%）5.9%、CRP 1.29mg/L。肝肾功能、心肌酶、电解质、血糖、血气分析未见异常。心脏超声：房间隔水平左向右分流（0.2cm）；头颅彩超未见异常声像。胸片：双肺纹理增粗，未见明显实质性病变。

入院后辅助检查：

血常规：WBC $11.53×10^9$/L、RBC $4.66×10^{12}$/L、NEUT% 57.3%、淋巴细胞比例（lymphocyte，LY%）31.1%、HGB 162g/L、PLT $421×10^9$/L、超敏 CRP 1.69mg/L、降钙素

原（PCT）0.12ng/ml。

心肌酶、电解质、肾功能及肝酶未见异常；肝代谢：总胆红素测定 218.4μmol/L，间接胆红素测定 211.1μmol/L，直接胆红素测定 7.3μmol/L。凝血四项未见异常，甲状腺功能未见异常，乙肝＋HIV＋HCV＋TP 抗体均阴性。

彩超检查：泌尿系超声：未见异常；食道下段、胃、十二指肠声像未见明显异常，子宫、卵巢声像未见明显异常。

听力筛查：左右耳均通过。

影像学检查：2021 年 1 月 15 日鼻咽部 CT ＋三维重建：双侧后鼻孔闭锁（膜性）可能（图8-1）。

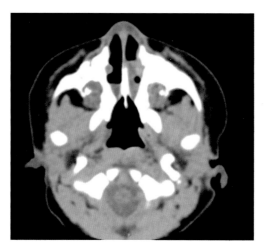

图8-1　鼻咽部CT

注：可见后鼻孔闭锁。

内镜检查：2021 年 1 月 14 日电子鼻咽镜：双侧后鼻孔闭锁（图 8-2）。

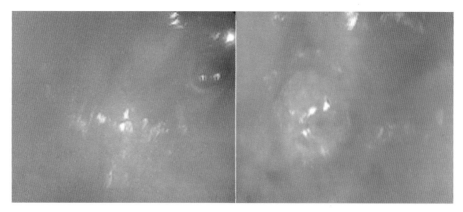

图8-2　双侧后鼻孔闭锁

2021年2月1日术后复查电子鼻咽镜：双侧后鼻孔闭锁术后改变（图8-3）。

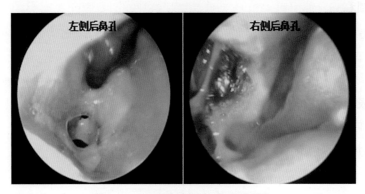

图8-3　双侧后鼻孔闭锁术后改变

二、诊疗经过

患者入院后完善鼻咽部 CT 及电子鼻咽镜检查明确诊断：先天性后鼻孔闭锁（双侧）。患儿存在呼吸及喂养困难，有手术指征，排除手术禁忌后于 2021 年 1 月 16 日全麻下行"功能性鼻窦内镜手术＋双侧后鼻孔成形术"，手术过程顺利，术后给予呼吸机支持治疗 2 天后改低流量吸氧，鼻饲喂养 2 天后改经口喂养，并用头孢曲松抗感染、地塞米松抗炎及布地奈德滴鼻减轻水肿等治疗，共住院治疗 13 天。

三、最后诊断

1. 双侧先天性后鼻孔闭锁。
2. 新生儿高胆红素血症。

四、治疗及转归

患儿行功能性鼻窦内镜手术＋双侧后鼻孔成形术，手术过程顺利，术后呼吸、营养支持，并常规抗感染、抗炎减轻水肿治疗。出院时患儿未吸氧下无气促，吃奶时无发绀，无呼吸困难表现。

五、重要提示

1. 患者女，7 天新生儿，生后即起病，因"气促伴鼻塞 6 天"入院。
2. 鼻腔通气不畅。
3. 电子鼻咽镜　双侧后鼻孔闭锁。

六、知识拓展

1. 概述　先天性后鼻孔闭锁（congenital choanal atresia，CCA）为儿童少见的一种鼻部畸形，新生儿中的发病率为 1 :（5000 ～ 7000），男女发病率基本相同。CCA 依据闭锁累及范围可分为单侧性和双侧性，调查显示单侧更常见。CCA按闭锁性质可分为膜性闭锁、骨性闭锁和混合性闭锁，其中混合性闭锁者居多，约占70%。正常时后鼻孔左右各一，被鼻中隔分隔，上由蝶骨体下部，外由蝶骨翼突内侧板，下由腭骨水平部后缘，内由犁骨后缘构成，上覆黏膜，而在后鼻孔闭锁时就可观察到犁骨、腭突或蝶骨体过度增长融合形成骨性闭锁，而黏膜过度增生闭合则形成膜性闭锁，两者都有增生则为混合性闭锁。

2. 临床表现 新生儿用鼻呼吸，未完全学会经口呼吸，双侧闭锁者出生后即出现阵发性发绀、严重呼吸困难，甚至窒息风险；张口啼哭时发绀及呼吸困难能改善，而喂奶或闭口时呼吸困难加重，导致喂养困难，造成营养不良，影响生长发育。随着年龄增长，闭塞性鼻音明显，鼻内有涕不易擤出，常伴有鼻前庭炎，睡眠时有鼾音和睡眠呼吸暂停综合征，易困倦嗜睡。单侧后鼻孔闭锁患儿症状相对较轻，吃奶时可能有气急，平时可无明显症状。

CCA可作为一种先天畸形单独存在，也可合并身体其他部位的先天性畸形，如腭弓高、面骨不对称、悬雍垂裂、先天性虹膜缺损、双耳垂、先天性耳前瘘管、多指畸形、扁平鼻、鼻翼软骨裂及先天性心脏病等。

3. 诊断

（1）鼻内镜检查：直接观察到闭锁组织，分清单侧还是双侧、完全性还是不完全性。

（2）螺旋CT检查：帮助明确诊断，可多角度清楚显示闭锁组织的部位、性质、厚度及毗邻关系，还可以鉴别排除其他鼻、鼻咽部并发畸形等。

4. 治疗

（1）急救：新生儿双侧后鼻孔闭锁，需迅速建立经口呼吸通道，保证呼吸通畅而防止窒息，可选用麻醉用最小号金属导气管置入口中或将顶端剪掉的橡皮奶嘴（McGovern奶嘴）插入口中。

（2）手术：手术清除闭锁组织，恢复鼻腔通气是唯一的治疗方法。对于双侧CCA新生儿，病情紧急，多数学者赞成宜早手术，而单侧CCA患儿早期临床症状不明显，考虑其全身状况、手术风险及效果等因素，倾向于将手术推迟到6个月龄后进行。

手术方法：不管何种类型的CCA，采用鼻内镜下结合等离子射频消融术方式在适宜条件下手术治疗。鼻内镜下可以近距离、清晰地观察手术区域。低温等离子射频治疗温度低（40~70℃），对周边组织的热损伤最小，在切割、消融的同时能有效止血，且刀头前端具有吸引功能，可间断喷出氯化钠注射液，在及时冲洗术野时，又能及时清除积血积液，从而获得清洁、清晰的手术术野。利用低温等离子刀结合骨钻和切吸器进行手术成为多数术者主要的选择。采用等离子刀可切除膜性闭锁或以膜性闭锁为主的混合性闭锁部分，而对于以骨性闭锁为主或纯骨性闭锁的部分还可充分结合磨钻和切吸器等切除闭锁板来扩大后鼻孔。

术后闭锁复发：术中扩大鼻后孔直径不够；黏膜瓣未能有效覆盖创面致肉芽组织增生；扩张管拔出时间过早；胃食管反流；手术年龄<10天，术后未充分清理导致再狭窄。为防止术后闭锁，术中尽可能扩大鼻后孔直径（10~12mm）；术后放置合适扩张管并固定；定期清理术腔。

5. 随访　术后 1 年以内是再发狭窄或闭锁的高发时期，因此术后随访不能少于 1 年。

七、专家评述

CCA 起病早，双侧闭锁影响呼吸及生长发育，甚至导致新生儿窒息。新生儿出现阵发性发绀及呼吸困难时需警惕该病可能，完善鼻内镜检查可明确诊断，适宜条件下手术治疗是唯一的治疗方法。如何能够减少增生肉芽组织导致的再闭锁仍然是目前的研究热点。药物支架在减少肉芽组织增生方面初步表现出优势，但仍需大数据验证其远期疗效。此外，对于术后疗效评定方面仍有所欠缺，现国内外对于术后的效果评定为鼻咽纤维内镜可顺利通过就认为手术成功、效果满意，仍缺乏对后鼻孔孔径大小的合理范围内的指标，有望以后的研究能制定出相对固定统一、可量化的指标来评定疗效。

（刘小兰　鲍燕敏）

参考文献

[1] 孙虹，张罗. 耳鼻咽喉头颈外科学 [M]. 第 9 版. 北京：人民卫生出版社，2018：189-191.

[2] 卫静娟，马静，娄凡，等. 先天性后鼻孔闭锁的研究进展 [J]. 中国耳鼻咽喉颅底外科杂志，2021，27（1）：119-122.

[3] 刘璐，姚红兵. 内镜下后鼻孔成形术治疗儿童双侧先天性后鼻孔闭锁的疗效观察 [J]. 临床耳鼻咽喉头颈外科杂志，2021，35（7）：633-636.

[4]Saafan, Magdy.Endoscopic management of congenital bilateral posterior choanal atresia：value of using stents [J].European Archives of Oto-Rhino-Laryngology，2013，270（1）：129-134.

[5]Pierre B, Isabelle D, Andrée D, et al.Comprehensive management of congenital choanal atresia [J].International journal of pediatric otorhinolaryngology，2017，98：9-18.

病例 2　先天性喉蹼

一、病情介绍

患儿：男，4 个月，因"声嘶 4 个月"于 2019 年 9 月 22 日入院。

现病史：于 4 个月前患儿出生后无明显诱因出现声嘶、声音粗糙，哭声弱小，3 个月前吃奶量减少，喂养困难，进食时表现抗拒，更换氨基酸奶粉喂养后无改善，无吐奶，无腹泻，无呛咳，无呼吸困难，无犬吠样咳嗽。现为求诊治以"喉蹼，喉软化症"入院。起病后患儿精神好，吃奶困难，睡眠好，大小便正常。

既往史：出生后（2019 年 4 月 26 日至 2019 年 5 月 6 日）因"早产儿、低出生体重儿、新生儿肺炎、双胎儿（大婴）"于当地住院，予保暖、无创辅助通气（3 天）、光疗、静脉营养的对症治疗后好转出院。生后有反复婴儿湿疹史。2019 年 8 月 6 日因吃奶量减少在我院消化内科住院，期间电子喉镜检查发现喉蹼、喉软化症。

个人史：G2P1，为试管婴儿（in vitro fertilization and embryo transfer，IVF-ET），双胎之大，35 周剖宫产，出生体重 2150g。母孕期患有子痫前期。生后母乳喂养，期间更换氨基酸奶粉。现能追光追声，能逗笑，可抬头。

家族史：患儿父母亲均 30 岁，平素体健；同胞无类似病史；否认家族性遗传病史。

入院查体：T 36.8℃，P 140 次 / 分，R 38 次 / 分，WT 6.7kg，BP 90/60mmHg。神志清楚，精神反应好，面色无发绀，耳廓无畸形，外鼻无畸形，鼻前庭皮肤无糜烂，鼻中隔无偏曲，鼻黏膜红润，中鼻道及下鼻道未见分泌物。咽无充血，隐窝口无干酪样分泌物，未见新生物。间接喉镜检查未能配合。呼吸平稳，双肺呼吸音清，未闻及干湿啰音，心音有力，律齐，未闻及杂音，腹稍膨隆，腹软，全腹按压无哭吵，肝脾肋下未触及，肠鸣音正常。肢端暖。毛细血管充盈时间（capillary refill time，CRT）1s。

实验室及辅助检查：

入院前检查：2019 年 8 月 12 日心脏超声提示：房水平左向右分流；左室整体收缩及舒张功能指标正常。2019 年 8 月 9 日电子喉镜示双侧声门区可见弧形膜状物，运动无受限，杓间区稍冗余，吸气时相声门塌陷（图 8-4）。

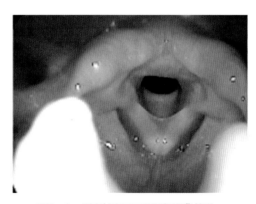

图8-4 双侧门区可见弧形膜状物

入院后辅助检查：

血常规：WBC 10.09×10⁹/L、RBC 4.36×10¹²/L、NEUT% 9.7%、LY% 78.7%、HGB 102g/L、PLT 403×10⁹/L。

　　肝代谢、肝酶及肾功能未见异常；电解质：血钠 129.8mmol/L。凝血四项未见异常；甲状腺功能未见异常；乙肝＋ HIV ＋ HCV ＋ TP：乙型肝炎病毒表面抗体阳性。

　　听力筛查：左右耳均通过。

　　喉镜检查（图 8-5）：2019 年 10 月 9 日术后复查电子喉镜：喉蹼术后，喉软化。

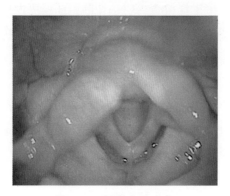

图8-5　喉蹼术后改变

二、诊疗经过

　　入院后完善术前检查，无明显手术禁忌证，于 2019 年 9 月 24 日在麻醉下行支撑喉镜下声门上成形＋喉蹼切除术，手术过程顺利。

三、最后诊断

　　1. 先天性喉蹼。

　　2. 喉软化症。

四、治疗及转归

　　入院后行支撑喉镜下声门上成形＋喉蹼切除术，手术过程顺利。术后患儿恢复良好，无呼吸困难，无明显声嘶。

五、重要提示

　　1. 患儿男婴，4 个月，生后起病。

　　2. 因"声嘶 4 个月"入院。

　　3. 电子喉镜　双侧声门区可见弧形膜状物，运动无受限。

六、知识拓展

　　1. 概述　先天性喉蹼（congenital laryngeal web）是胚胎发育异常所致。两侧声带之间前部未能分开而有一层膜状物，则形成喉蹼；如大部分未分开则形成先天性喉隔，完全未分开则为喉闭锁。喉蹼分声门上、声门及声门下三型，以发生于声门区者多见。

2.临床表现　婴幼儿喉蹼症状亦随喉蹼的大小而异。范围较大的喉蹼患儿，出生后无哭声、有呼吸困难或窒息，吸气时有喉阻塞现象，常有口唇发绀及不能吮乳表现。喉蹼中度大者，喉腔尚可通气，但声音嘶哑，伴吸气性呼吸困难。喉蹼较小者，则哭声低哑，无明显呼吸困难。

3.诊断　纤维喉镜或直接喉镜检查可明确诊断。喉蹼可为单纯膜性，或合并环状软骨畸形。膜性的喉蹼在检查时可见有白色或淡红色膜状物连于两侧声带之前端，后缘呈半圆形。

4.治疗

（1）喉蹼不大且无明显症状者，可不给予治疗。

（2）新生儿患喉蹼若发生窒息时，应立即在直接喉镜下将婴儿型硬式气管镜或小号麻醉插管插入气管，吸出分泌物，给氧和呼吸机辅助呼吸，以挽救患儿生命。

（3）手术治疗：对有呼吸困难或声嘶患者，采取手术治疗以通畅气道及改善音质。手术方式包括内镜下喉蹼切除术、喉裂开喉蹼切除、喉模植入或声带内侧缘成形术。近年来多在显微喉镜下行激光切除喉蹼，术后不需行喉扩张术，效果较好。

七、专家评述

先天性喉蹼为胚胎发育异常所致，发病率低，往往生后起病，病情重者有呼吸困难及窒息可能。根据临床表现及纤维喉镜可确诊，需警惕合并其他先天畸形可能。治疗上多采用手术治疗，效果较好。

（刘小兰　鲍燕敏）

参考文献

[1] 孙虹，张罗.耳鼻咽喉头颈外科学 [M].第9版.北京：人民卫生出版社，2018.

[2] 刘玉秀，张振英，张素英，等.先天性喉蹼 [J].中华耳鼻咽喉科杂志，1988，23（3）：175-176.

[3] 韩仲明，张敏燕，纪育斌，等.支撑喉镜下硅胶膜植入治疗先天性喉蹼 [J].中国耳鼻咽喉头颈外科，2003，10（6）：362.

[4]Sandu K，Monnier P，Lambercy K，et al.Combined endoscopic and open approach in treating congenital laryngeal web[J].International Journal of Pediatric Otorhinolaryngology Extra，2015，10（2）：22-24.

[5]Trey LD，Lambercy K，Monnier P，et al.Management of severe congenital laryngeal webs-a 12 year review[J].International Journal of Pediatric Otorhinolaryngology，2016，86：82-86.

病例 3　先天性喉喘鸣（声带麻痹）

一、病情介绍

患儿：女，12 天，因"生后哭闹时喘鸣 12 天"为主诉于 2020 年 5 月 6 日入院。

现病史：患儿系 G1P1、孕 41^{+5} 周，12 天前因"相对头盆不对称"剖宫产娩出。无胎膜早破，羊水清，脐带、胎盘无异常，出生体重 3400g，Apgar 评分 1 分钟 9 分（肤色扣 1 分），5 分钟评分 9 分（肤色扣 1 分）10 分钟评分 10 分。生后弹足底出现哭声时开始有喘鸣，吃奶费力，偶有呛咳，无发绀，无鼻塞，无咳嗽，无呕吐、腹胀。自发病以来，患儿精神反应可，吃奶时间长，吃奶量可，大小便正常。

既往史、个人史及出生史：生后弹足底后出现哭声时可闻及喉喘鸣音。无窒息，母乳喂养。

家族史：患儿父母亲均 32 岁，平素体健；否认家族性遗传病史。

入院查体：T 36.4℃，P 140 次 / 分，R 42 次 / 分，BP 74/39mmHg，WT 2600g，身长 49cm，头围 34cm。神志清楚，精神反应可，全身无皮疹，皮肤弹性可，轻度黄染，前囟平软，呼吸稍促，哭闹时胸骨上窝凹陷，双肺呼吸音粗，可闻及喉喘鸣音（哭闹时）。心音有力，律齐，未闻及杂音。腹平软，脐残端已脱，脐凹干燥，脐轮无红肿，肝脾肋下未及，肠鸣音 5 次 / 分。肛周皮肤无潮红，四肢肌张力正常，吸吮反射、觅食反射、拥抱反射存在。

实验室及辅助检查：

血常规：WBC 10.09×10^9/L，NEUT% 9.7%，LY% 78.7%，HGB 102g/L，PLT 403×10^9/L。

肝功能：间接胆红素 171.0μmol/L、直接胆红素 15.5μmol/L、总胆红素 186.5μmol/L。肾功能、电解质及凝血四项未见异常。

胸片：双肺纹理增多。心电图：窦性心律。心脏超声：房水平左向右分流、左室整体收缩及舒张功能正常。听力筛查：左右耳均通过。

内镜检查：2020 年 5 月 13 日电子喉镜：左侧声带麻痹（左侧声带固定，内收外展均不能，发音时右侧声带向左侧靠拢，声门闭合欠佳，见图 8-6）。

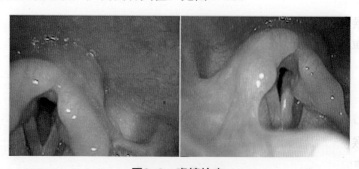

图8-6　喉镜检查

注：左侧声带固定，内收外展均不能。

二、诊疗经过

入院后给以蓝光光疗，耳鼻咽喉科电子喉镜检查明确喉喘鸣情况，但目前无明显呼吸困难症状，耳鼻咽喉科门诊随访，监测生长发育情况。

三、最后诊断

1. 先天性喉喘鸣 左侧声带麻痹。
2. 新生儿高胆红素血症。

四、治疗及转归

患儿哭闹时可闻及喉喘鸣，无呛奶，无气促，无发绀。耳鼻咽喉科门诊随访，监测生长发育情况。

五、重要提示

1. 患儿女，12天，因"生后哭闹时喘鸣12天"入院。
2. 查体 呼吸稍促，哭闹时胸骨上窝凹陷，双肺呼吸音粗，可闻及喉喘鸣音（哭闹时）。
3. 电子喉镜 左侧声带麻痹。

六、知识拓展

1. 概述 先天性喉喘鸣（congenital laryngeal stridor）是指婴儿出生后发生的吸气性喉鸣，可伴吸气性三凹征。喉喘鸣是由于气流通过狭窄的气道出现流速极快的涡流而引起的一种病理性呼吸音。喉喘鸣是婴幼儿呼吸道疾病中常见的一种症状，并不是独立的疾病。

2. 病因及临床表现 喉喘鸣是气道梗阻表现，梗阻部位可能位于喉部或颈部气管、胸部气管，病因复杂。声门上区病变多产生吸气相喘鸣，如喉软化、会厌舌根囊肿；声门区病变多引起双相喘鸣，伴声嘶，如喉麻痹、先天性喉蹼、喉囊肿等；声门下病变可能引起呼气相或双相喘鸣，如声门下血管瘤、声门下狭窄、气管软化、血管环、气管内或气管旁病变等。其中喉软化是最常见病因，详见下一节介绍，而喉麻痹是第二大病因，可有单侧或双侧声带麻痹。单侧声带麻痹表现为出生时喘鸣伴声嘶、发音困难、喂养困难，双侧麻痹可能引起严重的气道梗阻表现。临床上大部分喉喘鸣患儿仅表现为轻度喘鸣，伴呼吸道感染时可迅速出现梗阻性呼吸困难，甚至危及生命。

3. 辅助检查

（1）电子喉镜可在门诊表面麻醉下完成检查，观察会厌、声带和杓状软骨的运动，对喉软化、喉麻痹的诊断特异性较高，但对声门下结构判断价值有限。

（2）支气管镜检查可直观评估声门下、气管及支气管病变，对占位性病变、声门下狭窄程度及长度的评估特异性高。

（3）影像学检查，如气道CT三维重建、磁共振增强对血管环、气管旁病变的诊断有较好的特异性。

4. 诊断及鉴别诊断（表8-1）

表8-1　常见引起喉喘鸣疾病的鉴别诊断

病因	起病时间	诱发因素	伴随症状	既往史	体征	合并症
喉软化	生后数周	哭闹、仰卧位	可能伴呛奶	反复吸入	吸气相喘鸣	无
声带麻痹	生后即出现	无	哭声低、声嘶	产伤、窒息、气管插管	吸气或双相喘鸣	周围性神经病变
先天性喉蹼	生后即出现	无	哭声低、声嘶	无	吸气相喘鸣	无
声门下血管瘤	生后2～4个月	哭闹	呛咳	反复吸入	双相喘鸣	皮肤血管瘤
血管环	生后即出现	进食	无	无	呼气喘鸣	无
气管食管瘘	生后数周	进食	呛咳	吸入性肺炎	双相喘鸣	肺炎

5. 治疗　治疗原则是解除梗阻、保持气道通畅。病情平稳者寻找病因，对因治疗，而对于喉梗阻严重患者需积极药物治疗，不能缓解者及时气管插管或气管切开。声门上梗阻如喉软化，多数患者表现为轻度，可在1岁自愈，无需药物治疗。而部分重度患儿存在喂养困难及体重不增，合并急性感染存在严重喉梗阻风险，可选择声门上成形术或气管切开术；囊肿患者可单独行囊肿切除术。声门区梗阻如喉麻痹，多数由产伤、神经性或特发性因素引起，可自愈，症状不明显的单侧麻痹可随访观察。重度声门下狭窄可行喉气管重建术，重度气管软化可行气管切开术或气管成形术，血管环需外科手术干预。

七、专家评述

先天性喉喘鸣是由于喉部阻塞而产生的一种症状，并不是独立的疾病。临床上发现喉喘鸣小婴儿应详尽分析病史，细致体格检查，选择恰当的辅助检查以明确喉喘鸣病因、病变部位、性质及严重程度，避免漏诊、误诊。喉喘鸣患儿根据病因及病情程度不同制订个体化诊治方案，轻度患儿应注意避免感染加重病情，中重度患者建议尽早支气管镜检查明确病因并积极手术治疗，改善预后，提高患儿生活质量。

（刘小兰　鲍燕敏）

参考文献

[1] 孙虹，张罗．耳鼻咽喉头颈外科学 [M]．第 9 版．北京：人民卫生出版社，2018.

[2] 吕颜露，黄琦，吴皓．婴幼儿喉喘鸣的诊断与治疗 [J]．中华耳鼻咽喉头颈外科杂志，2014，49（3）：256-259.

[3] 柯玲嗣，李威，杨伟娜，等．42 例先天性喉喘鸣患儿临床分析 [J]．中国实验诊断学，2019，23（3）：490-491.

[4] 陶礼华，黄敏，李赟，等．新生儿先天性喉喘鸣患儿病因分析及其治疗研究 [J]．中国优生与遗传杂志，2018，26（11）：88-90.

[5] Clark CM, Kμgler K, Carr MM. Common causes of congenital stridor in infants[J].JAAPA, 2018, 31（11）：36-40.

[6] 中华耳鼻咽喉头颈外科杂志编辑委员会咽喉组，中华医学会耳鼻咽喉头颈外科学分会咽喉学组，中华医学会耳鼻咽喉头颈外科学分会嗓音学组．声带麻痹诊断及治疗专家共识 [J]．中华耳鼻咽喉头颈外科杂志，2021，56（3）：198-209.

病例 4　先天性喉软化症

一、病情介绍

患儿：男，1 个月 15 天，因"喉鸣半月余"于 2019 年 11 月 3 日入院。

现病史：半月余前患儿无明显诱因出现喉鸣，吸气时出现，呈持续性，渐加重，伴喉中痰响，伴有睡眠时打鼾、憋气，喝奶时有呛咳，偶有咳嗽，伴吸气费力，在哭闹时加重，无面色及嘴唇青紫，无声音嘶哑、咯血等。曾于当地医院诊断为肺炎，经抗炎治疗后（具体药物不详），喉鸣未见明显改善。遂于我院门诊就诊，于门诊行电子喉镜示喉软化症，现收入院拟进一步治疗。患儿自起病来精神可，喝奶欠佳，大小便无异常。体重增长缓慢，较出生时增长 1kg。

既往史：既往有高胆红素血症病史。否认肝炎、结核等传染病史及接触史，否认手术、外伤、输血史，否认食物、药物过敏史，疫苗接种按计划进行。

个人史：患儿系 G1P1，剖宫产，出生无窒息史，新生儿期无特殊病史。

家族史：父母体健。

入院查体：T 36℃，P 122 次 / 分，R 44 次 / 分。精神反应可，安静时稍有气促，吸气稍费力，吸气相延长，轻度三凹征，无发绀，胸廓无畸形。双肺呼吸音清，对称，有喉鸣传导音，无啰音，心音有力，心前区未闻及明显杂音，腹软不胀，肝脾肋下未及肿大，肠鸣音正常。神经系统查体未见异常。肢端暖 CRT＜1s。

实验室及辅助检查：

入院前检查：

2019 年 10 月 29 日电子喉镜检查示杓会厌间区缩短，会厌卷曲，会厌软塌陷，吸气时呈活瓣样向后方塌陷入声门，提示喉软化症（图 8-7）。

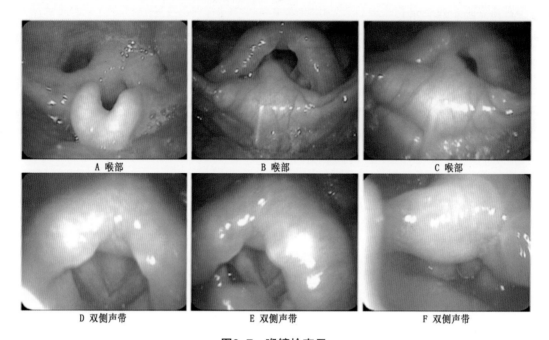

A 喉部　　B 喉部　　C 喉部

D 双侧声带　　E 双侧声带　　F 双侧声带

图8-7　喉镜检查示

注：杓会厌间区缩短，会厌卷曲，会厌软塌陷，吸气时呈活瓣样向后方塌陷入声门。

入院后检查：

术前：2019 年 11 月 3 日血常规：WBC 8.02×10^9/L，RBC 3.77×10^{12}/L，PLT 356×10^9/L，NEUT% 19.8%，LY 65.3%，HGB 123g/L。粪尿常规未见异常。

肝酶、肝代谢、电解质均未见明显异常。凝血功能未见异常。

影像学检查：心电图：窦性心动过速。心脏超声、肝胆胰脾超声、泌尿系超声回示未见明显异常。颈胸部 CT 平扫＋重建＋鼻咽部 CT：①肺炎；②鼻咽部 CT 平扫未见异常。

术后：

急诊肝功能、心肌酶、生化：总胆红素测定 73.2μmol/L，间接胆红素测定 66.6μmol/L，余未见明显异常。

血常规、超敏 CRP：WBC 5.77×10^9/L，RBC 3.57×10^{12}/L，PLT 290×10^9/L，HGB 114g/L，超敏 CRP 0.6mg/L。

凝血四项：血浆纤维蛋白原测定（FIB）1.89g/L，活化部分凝血活酶时间测定（APTT）50.2s，余未见明显异常。

静脉血血气分析：PH（T）7.333，氧分压（T）29mmHg，二氧化碳分压（T）41.9mmHg，总血红蛋白 11.7g/dl，乳酸浓度 2.5mmol/L，余大致异常。

胸片：气管插管末端约平第三胸椎上缘水平，两肺纹理增多。

二、诊疗经过

患儿系 1 个月余婴儿，以吸气性喉鸣为主要表现，有喉中痰响，伴呛咳，有喂养困难，伴体重增加不佳，在我院门诊完善喉镜提示喉软化症，结合指南确定患儿诊断为先天性喉软化症（Ⅱ＋Ⅲ型）、喉梗阻（Ⅱ度）。

三、最后诊断

1. 先天性喉软化症（Ⅱ＋Ⅲ型）。
2. 喉梗阻（Ⅱ度）。

四、治疗及转归

入院后完善术前准备，于 2019 年 11 月 7 日送手术室在全麻下行支撑喉镜下 CO_2 激光辅助下声门上成形术，手术过程顺利，术后带气管导管转入 PICU 监护治疗。入 PICU 后予呼吸机辅助通气、头孢曲松预防性抗感染、地塞米松减轻喉部水肿、奥美拉唑抑酸、禁食及补液等治疗，于 2019 年 11 月 8 日拔除气管导管，撤呼吸机，撤机后无呼吸困难，监测血氧饱和度正常，故转入耳鼻喉科继续治疗，于 2019 年 11 月 10 日尝试进食后无呛咳及呕吐，无呼吸困难及气促，无发绀及喉鸣等，考虑病情好转，嘱定期复查，于 2019 年 11 月 12 日予办理出院。

五、重要提示

1. 患儿系 1 个月余婴儿，以吸气性喉鸣为主要表现，活动、哭闹后明显，有喂养困难、体重增长不佳。
2. 喉镜提示杓会厌皱襞短，会厌卷曲，会厌软塌陷，吸气时呈活瓣样向后方塌陷入声门。

六、知识拓展

1. 概述　喉软化是婴儿期最常见的非传染性喘鸣的病因。喉组织软弱可能为妊娠期营养不良胎儿的钙和其他电解质缺少或不平衡所致，有研究提示，患有喉软化症婴儿缺乏 25（OH）－维生素 D 可能会导致免疫反应失调，导致促炎症物质如白介素 -6（IL-6）的升高。吸气时内部负压使喉组织塌陷软化的会厌软骨、杓会厌皱襞、杓状软骨阻塞喉入口使喉入口呈一狭长裂缝，两侧杓会厌皱襞互相接近和颤动而产生喉鸣。患儿平均发病年龄为 2.2 周。部分病例伴有其他先天性疾病如神经系统疾病、呼吸道其他病变、胃食管反流病等。有研究提示，69.8％的喉软化症患者合并有胃食管反流病。

2. 临床表现　喉软化的主要症状是吸气时有喉鸣和胸骨上窝、肋间、上腹部凹陷。症状常于出生后出现，亦有出生后数周始发生者。喉鸣声音不一，呈颤震声、咝咝声或者为喔喔声。症状可为持续性但多数为间歇性。睡眠或安静时无症状，啼哭、惊动时明显。喉鸣以吸气时明显，呼气时声小或无声。有的与体位有关，仰卧时有声响，俯卧时轻。多数患儿除吸气时喉鸣和有凹陷症状外，一般情况良好。哭声及咳嗽声正常，无嘶哑现象。部分患儿合并有吞咽困难及发育异常，有研究显示 163/324（50.3%）喉软化患儿出现吞咽困难或者喂养困难，31/324（9.6%）患者出现发育不良。严重者可有呼吸困难或发绀症状甚至发生呼吸衰竭。

3. 辅助检查　喉镜检查：喉镜下将金属吸引管置于喉入口处其吸引负压会引起会厌和杓状软骨向喉腔内脱垂此称为 Narcy 征阳性。借此可获得最直接的诊断依据。纤维喉镜下将喉软化分为 3 型。Ⅰ型：杓状软骨黏膜脱垂占 57%；Ⅱ型：杓会厌襞缩短，占 15%；Ⅲ型：会厌后移，占 12%。部分患儿为Ⅰ型和Ⅱ型的混合型，约占 15%。根据以下原则做直接喉镜或支气管镜检查：①有喉软化和严重的呼吸窘迫发育障碍窒息等；②患儿出现与纤维喉镜下所见不吻合的症状；③患儿合并有喉部其他病变；④患儿可能需做声门上成形术。

4. 诊断及鉴别诊断　患儿生后不久出现吸气性喉喘鸣，有进食呛咳及体重不增等特点，结合喉镜结果，可诊断。其中重度喉软化的诊断标准：①平静时呼吸困难和（或）活动时重度呼吸困难；②进食困难；③身高和体重质量增长迟缓；④睡眠窒息或阻塞性通气不足；⑤无法控制的胃食管反流；⑥有因阻塞性呼吸困难而行气管插管术的病史；⑦活动时低氧血症；⑧活动时高二氧化碳血症；⑨随窒息或阻塞性通气不足加重而出现睡眠监测的异常记录。若满足其中 3 项或 3 项以上则需手术；若仅有 1 项或 2 项只需严密随访观察。应注意与各种后天性喉部疾病如炎症、异物及外伤等鉴别。

5. 治疗及转归　约 84% 的喉软化患儿症状较轻，常给予补充维生素 D 及钙治疗或无需治疗，其症状于 18～24 个月缓解，其余患儿需行手术治疗。根据分型采用不同的术式，即Ⅰ型予切除杓状软骨后外侧多余的黏膜，Ⅱ型则切断缩短的杓会厌襞，Ⅲ型予切除舌会厌韧带，将会厌拉向前并缝合会厌和舌根部。

近年来多采用二氧化碳激光行喉成形术或声门上成形术。大约 20% 的婴儿气道梗阻严重到需要用声门上皮术进行手术治疗。手术适应证为吸气时声门萎陷、发育停滞、阻塞性呼吸暂停、肺源性心脏病及严重反流、清醒时也发生窒息。术前经纤维喉镜检查确定切除。对于会厌后塌陷的患者，可以采用会厌切除术来改善症状。如果内镜手术不成功，气管切开术是治疗难治性喉软化的另一种方法。

七、专家评述

喉软化是婴儿期最常见的非传染性喘鸣的病因。喉软化的主要症状是吸气时有喉鸣和胸骨上窝、肋间、上腹部凹陷。结合纤维喉镜，不难诊断。现常见术式为二氧化碳激光行喉成形术或声门上成形术，需严格把握手术指征及规范围术期管理。

（黄妙凤　鲍燕敏）

参考文献

[1]Hassan MM, Emam AM, Mahmoud AM, et al.Congenital laryngomalacia：Is it an inflammatory disease？ The role of vitamin D[J].Laryngoscope, 2020, 130（2）：448-453.

[2]李怡.喉气管支气管软化症的研究进展 [J].医学综述, 2008, 14（13）：101-103.

[3]Simons JP, Greenberg LL, Mehta DK, et al.Laryngomalacia and swallowing function in children[J].Laryngoscope, 2016, 126（2）：478-484.

[4]Clark CM, Kμgler K, Carr MM.Common causes of congenital stridor in infants[J].JAAPA, 2018, 31（11）：36-40.

[5]Hysinger EB.Laryngomalacia, Tracheomalacia and Bronchomalacia[J].Curr Probl Pediatr Adolesc Health Care, 2018, 48（4）：113-118.

病例 5　先天性气管软化

一、病情介绍

患儿：男，2 个月 1 天，因"喉鸣、咳嗽伴喘息 4 天"为主诉于 2020 年 1 月 7 日入院。

现病史：患儿于 4 天前无明显诱因出现喉鸣、咳嗽，喉间可及痰响，伴明显喘息，呼吸费力，有烦躁、哭闹不安，伴哭声弱及哭时泪少，无声嘶，无发绀、皮疹，无发热等不适，遂至我院急诊就诊，未吸氧下血氧监测 90%，予吸氧、布地奈德雾化后病情无明显好转，急诊拟"食管闭锁术后、急性支气管肺炎、喉软化？"收入我科。自发病以来，患儿精神状态一般，食欲尚可，鼻饲奶 70ml 2h/ 次喂养，睡眠情况一般。大小便未见异常。

既往史：2019 年 11 月 6 日患儿出生后因"痰响、气促"由外院转至我院新生儿科，诊断为食管术后吻合口狭窄、先天性食道闭锁（ⅢA 型）、新生儿肺炎、马蹄肾。期间外科于 2019 年 11 月 7 日行胸腔镜食道闭锁根治＋食管气管瘘修补＋胸腔闭式引流术，2019 年 12 月 26 日于消化内科行胃镜引导下食道狭窄扩张术，术后鼻饲配方奶喂养至今。

个人史：第 2 胎第 2 产，孕期：40^{+5} 周，顺产，出生体重 3690g，出生时情况否认窒息产伤史。

喂养史：2019年11月6日（生后）至11月23日静脉营养支持，11月24日起鼻饲配方奶喂养至今。

家族史：父母及哥哥（2岁）均体健。

入院查体：T 36.9℃，P 172次/分，R 52次/分，WT 4.67kg，SPO₂ 95%（吸氧下）。神清，精神反应欠佳，全身皮肤无皮疹。前囟平软，张力不高，大小约2cm×2cm。呼吸费力，可见吸气性三凹征，双肺呼吸音粗、对称，可闻及吸气性喘鸣音，有痰鸣音。心音有力，律齐，未闻及杂音，腹软，患儿烦躁，余腹部查体不满意。双侧巴氏征阳性，余神经系统查体无明显异常。肢端暖，CRT＜2s。

实验室及辅助检查：

入院前检查：2020年1月7日我院急诊胸片：双肺纹理增多。

入院后检查：

血常规＋CRP：WBC 17.16×10⁹/L，N 8.99×10⁹/L，LY 5.74×10⁹/L，RBC 3.44×10¹²/L，血小板671×10⁹/L，HGB 100g/L。超敏CRP 5.4mg/L。

肝酶＋肝代谢指标＋心肌标志物＋体液免疫＋基础代谢：氯100.0mmol/L，钾5.96mmol/L，天门冬氨酸氨基转移酶44U/L，丙氨酸氨基转移酶42U/L，肌酸激酶同工酶质量9.70ng/ml，余未见异常。

血气分析：2020年1月7日静脉：乳酸浓度2.8mmol/L，葡萄糖浓度6.60mmol/L，还原血红蛋白23.8%，氧合血红蛋白73.2%，总血红蛋白10.6g/dl，氧饱和度75.5%，氧分压（T）44mmHg，二氧化碳分压（T）64.2mmHg，酸碱值（T）7.260。2020年1月8日复查静脉血气分析：乳酸浓度4.1mmol/L，还原血红蛋白34.5%，氧合血红蛋白62.5%，总血红蛋白9.3g/dl，氧饱和度64.4%，氧分压（T）39mmHg，二氧化碳分压（T）64.5mmHg，酸碱值（T）7.251。2020年1月9日动脉血气分析：葡萄糖浓度7.60mmol/L，还原血红蛋白0.5%，总血红蛋白8.9g/dl，氧饱和度99.5%，标准碱剩余4.0mmol/L，标准碳酸氢盐27.8mmol/L，氧分压（T）149mmHg，二氧化碳分压（T）47.7mmHg，乳酸浓度1.1mmol/L。

乙肝＋HIV＋HCV＋TP：未见异常。

2020年1月13日纤维支气管镜提示喉软化（2型）及气管软化（重度）（图8-8）。

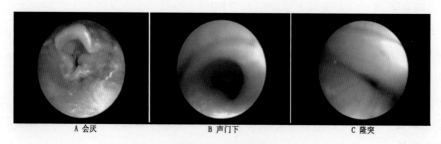

图8-8　纤维喉镜

注：气管上段呼气相重度凹陷。

其他：呼吸道病原体 13 项、粪尿常规、凝血四项、痰培养均未见异常。心电图：窦性心动过速。

二、诊疗经过

患儿系 2 个月小婴儿，临床有咳嗽、喘息及吸气相喘鸣，安静时有呼吸费力，哭声弱，哭声泪少，既往有先天性食道闭锁病史，曾因先天性食道闭锁行胸腔镜食道闭锁根治＋食管气管瘘修补＋胸腔闭式引流术及食道狭窄扩张术，故可诊断急性喉 - 支气管炎、喉梗阻（Ⅲ度）、中度脱水、先天性食管闭锁（ⅢA 型）、食管闭锁根治术后、食管狭窄扩张术后，入院后完善血气分析提示氧分压（T）44mmHg 及二氧化碳分压（T）64.2mmHg，故增加诊断呼吸衰竭（Ⅱ型），完善纤维支气管镜提示喉软化（2 型）及支气管软化（重度），结合患儿年龄及临床症状，考虑先天性可能性大，故修正诊断为先天性喉软化（2 型）及先天性支气管软化（重度）。

三、最后诊断

1. 急性喉 - 支气管炎。
2. 呼吸衰竭（Ⅱ型）。
3. 喉梗阻（Ⅲ度）。
4. 中度脱水。
5. 先天性喉软化症（2 型）。
6. 先天性气管软化症（重度）。
7. 先天性食管闭锁（ⅢA 型）。
8. 食管闭锁根治术后。
9. 食管狭窄扩张术后。

四、治疗及转归

入院后予患儿高流量吸氧呼吸支持、扩容、补液、减少鼻饲奶喂养及雾化、止咳及吸痰等对症治疗，予静脉滴注头孢曲松预防性抗感染（2020 年 1 月 7 日），奥美拉唑抗反流（2020 年 1 月 7 日至 2020 年 1 月 16 日）等支持治疗，2020 年 1 月 13 日完善电子支气管镜检查示喉软化（2 型）、支气管软化（重度），继续上述治疗。经治疗，患儿喉鸣减轻，无胃潴留，低流量吸氧下血氧可维持正常，肺部听诊喘鸣音较前减轻，病情恢复可，予办理出院。

五、重要提示

1. 患儿，婴儿，以咳嗽、喘息及喉鸣为主要表现。
2. 有先天性食道闭锁病史。
3. 支气管镜检查提示气管上段呼气相重度凹陷。

六、知识拓展

（一）概述

气管软化是由于纵行弹性纤维萎缩、减少或气道软骨完整性破坏导致气道坍塌狭窄的疾病。根据软化部位不同，如果软化部位发生在气管，称之为气管软化；若气管、主支气管均累及，则称之为气管支气管软化；若仅累及主支气管，气管未发生病变，称之为支气管软化，相对而言非常罕见。目前发现与先天性气管软化联系最为密切的为气管食管瘘和食管闭锁，有研究推测先天性气管软化可能是在前肠分化为气管和食管过程出现异常，而病变尚未严重到引起气管食管瘘、食管闭锁，而只造成气管管壁的软化。

（二）临床表现

气管软化的临床表现无特异性，最常见的症状为咳嗽、喘息、呼吸困难、反复下呼吸道感染、运动不耐受，咳嗽特点为犬吠样干咳，喘息的特点为呼气相的、低调的、单音的，若气管软化涉及胸廓外气管，吸气性喘鸣也可被闻及。临床症状可随着呼吸力度加大而加剧，如咳嗽、哭闹、进食。合并先天心血管畸形的患儿通常存在喂养困难，包括不同程度的吞咽困难、继发于解剖与反射机制的反流、咳嗽、发绀等症状。

（三）辅助检查

纤维支气管镜见气管或支气管呼气相重度凹陷即可诊断。

（四）诊断及鉴别诊断

临床上有咳嗽、喘息或呼吸困难、反复呼吸道感染等表现，结合纤维支气管镜下见气管或支气管呼气相凹陷即可诊断。支气管软化需与哮喘、慢性气道炎症或其他气管畸形如气管狭窄等肺部疾病鉴别。

（五）治疗及预后

目前气管软化治疗缺乏统一制定标准，气管软化的治疗方案大多根据患儿的年龄、软化严重程度及分布情况、症状严重程度及是否存在外在气道压迫决定。

1. 保守治疗　对于轻-中度气管软化的患儿，随着生长发育气管软骨将逐渐发育完全而得以坚固，相关临床症状可在 2 岁以内逐渐改善，建议其首选保守治疗。包括:肺部理疗、湿氧治疗、呼吸道感染治疗、适当补充维生素 D 及多种维生素及矿物质等。

2. 外科治疗　对于常规药物治疗无效或出现威胁生命症状的重度气管软化患儿，可采用外科治疗，且在手术前可选择持续气道正压通气（CPAP）辅助治疗。手术的适应证有：反复肺部感染、间断呼吸道梗阻、拔管困难、反射性呼吸暂停、其他治疗手段无效。可供选择的手术方式有气管切开术、气管切除术、气管成形术、主动脉固定术等。

（1）气管切开术：单独气管切开对治疗气管软化症有效，可通过支撑软化气道使气道保持开放，若软化气道过长可用加长气管套管。气管切开可结合正压通气维持气道开放。

（2）气管成形术：弥漫性气管软化的外科治疗。气管成形术采用材料如 Marlex 网（硅橡胶膜强化水晶聚丙烯、高密度聚乙烯）、骨芯片、筋膜移植、塑料假体、自体肋软骨移植和硬脑膜移植来重塑气道管壁和加强气管膜部。但此方法因有较多并发症而临床使用受限。

（3）主动脉悬吊术：主要应用于由血管异常造成的气管软化。主动脉悬吊术并不改变气管结构而是通过将气管拉向前方导致气管前后径明显扩大从而改善呼吸道症状，但是术后气管软弱及坍塌可能仍然存在，可能仍需要进一步评估及治疗。

（4）气道内支架植入：气道内支架植入可支撑软骨薄弱处保持气道开放，可迅速有效缓解气道狭窄导致的呼吸困难等症状，延长生存期，提高生活质量，但并发症也较多，如肉芽组织增生、支架移位、支架本身的机械性损伤及支架嵌入和穿透气道壁等。

七、专家评述

气管软化仅依靠临床表现难以与哮喘、慢性支气管炎等其他肺疾病鉴别，故误诊率较高。当遇到与症状不成比例的严重慢性肺疾病，持续或长期反复存在的呼吸道症状（如持续或反复咳嗽、呼气性喉鸣、喘息、呼吸困难或呼吸窘迫），机械通气超过 2～3 个月的婴幼儿需高度怀疑气管软化。对于轻至中度气管软化患儿建议应用保守治疗，若保守治疗无效应针对不同的患儿采取个体化的治疗方法。

（黄妙凤　鲍燕敏）

参考文献

[1] 宋阳，常桂芬，王燕．小儿气管软化、气管支气管软化症研究进展［J］.中国妇幼保健，2013，28（6）：1040-1043.

[2] 李怡．喉气管支气管软化症的研究进展［J］.医学综述，2008，14（13）：2015-2017.

[3] 刘宇健，郑开福，唐希阳，等．气管支气管软化症的治疗与进展［J］.中华胸部外科电子杂志，2020，7（3）：186-190.

病例 6　先天性气管狭窄

一、病情介绍

患儿：男，11 个月，因"咳嗽伴喘息 2 天，加重半天"为主诉于 2019 年 10 月 18 日入院。

现病史：患儿于 2 天前无明显诱因出现有阵发性咳嗽，有痰不易咳出，伴有明显喘息，有流涕，于我院门诊就诊，给予干扰素、沙丁胺醇雾化治疗 1 天，喘息缓解不明显。半天前患者喘息加重，伴气促、夜间烦躁，无口唇发绀，无发热，无打鼾、声嘶，无呕吐、腹胀，今为进一步治疗来我院就诊，门诊以"急性喘息性支气管炎"收入院。自发病以来，病人精神较烦躁，食欲食量稍差，睡眠情况欠佳，解稀便 3 次，无黏液及脓血，小便正常。否认异物吸入史。

既往史：2 个月龄时患儿第 1 次喘息，既往共有 5 次因肺炎住院治疗，每次均有咳嗽伴喘息表现，每次住院 4～5 天，雾化治疗有效，但好转 20 余天后咳喘易反复，约每月 1 次。有湿疹病史，可疑对虾过敏。（母乳喂养期间，患儿母亲若有吃虾，患儿湿疹会有加重，停止吃虾后，患儿湿疹会逐渐减轻）。

个人史：第 6 胎第 3 产，38^{+6} 周，分娩经过剖宫产，出生体重 3300g，新生儿期无特殊病史。

生长发育史：2 个月开始抬头，6 个月会坐，10 个月会站，5 个月出牙，3 个月会笑，4 个月认人，尚不会走路。

家族史：14 岁及 5 岁姐姐现体健，幼时有类似反复咳喘病史。

入院查体：T 36.9℃，P 136 次/分，R 54 次/分，WT 10.6kg，SPO_2 94%（未吸氧的情况下），SPO_2 97%（面罩 3L/min），Ht 77cm。神志清楚，精神反应可，全身皮肤弹性可，无皮疹，浅表淋巴结未触及肿大；头颅大小正常，双侧瞳孔等大等圆，对光反射灵敏；无鼻翼动，口唇红润，咽部充血，咽喉可见白色痰液，呼吸促，可见胸骨上窝凹陷，双肺呼吸音粗，可闻及弥漫性喘鸣音；心音有力，律齐，各瓣膜听诊区未闻及杂音，腹软，肝、脾肋下未触及，肠鸣音正常；四肢活动自如，肌力、肌张力正常对称，四肢暖，CRT＜1s。

实验室及辅助检查：

入院前检查：

2019 年 7 月我院皮肤变应原点刺示屋尘螨、粉尘螨（+++～++++）；过敏原筛查提示屋尘、户尘螨、粉尘螨、蟑螂 0.01KIU/L，猫狗上皮及皮屑、牛皮屑、马皮屑 0.05KIU/L，鸡蛋白、牛奶、鱼、小麦、花生、大豆 0.10KIU/L，青霉、牙枝霉、烟曲霉、假丝霉、链格孢霉、隐球菌均为 0.03KIU/L，总 IgE 8.87KU/ml。

2019 年 10 月 5 日华中科技大学协和深圳医院查头颅 CT 未见异常。

2019 年 10 月 3 日我院血常规：WBC $11.2×10^9$/L，NEUT% 49.7%，LY 32.5%，嗜酸性粒细胞（eosinophilia，EO）9.4%，RBC $4.41×10^{12}$/L，HGB 110g/L，PLT $366×10^9$/L，hsCRP 4.6mg/L；胸片提示双肺纹理增粗。

入院后检查：

血涂片＋CRP＋血常规：LY% 23.5%，WBC $15.64×10^9$/L，RBC $4.61×10^{12}$/L，血小板 $580×10^9$/L，NEUT% 65.0%，HGB 119g/L，超敏 CRP 7.9mg/L。粪尿常规正常。生化指标、凝血四项及乙肝五项＋HIV＋HCV＋TP 未见异常。

过敏源：牛奶（酶免荧光法）0.09KIU/L，鸡蛋白（酶免荧光法）0.14KIU/L，总 IgE（酶免荧光法）31.40U/ml。

肺泡灌洗液细胞学检查：纤毛柱状上皮细胞 6%，嗜酸粒细胞 13%，中性粒细胞

48%，淋巴细胞 8%，巨噬细胞 25%。呼吸道抗原确诊三项（肺泡灌洗液）：阴性。呼吸道病原体 PCR13 项（鼻咽拭子）：鼻病毒阳性，余均阴性。心电图：窦性心动过速。

胸部 CT 平扫＋仿真内镜（气道）：①右肺上叶尖段陈旧性病变，两肺充气不均匀；②右主支气管、右中间段支气管略细，右肺上叶支气管壁增厚（图 8-9）。

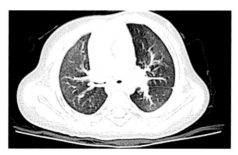

图8-9　胸部CT平扫＋仿真内镜

注：右主支气管略细。

支气管镜：右主支气管开口狭窄（镜端，外径 3.8mm，不能进入）；气管内膜炎（图8-10）。

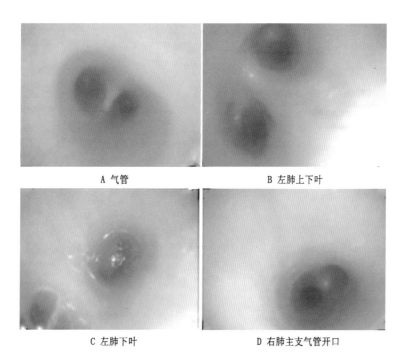

A 气管　　　　　B 左肺上下叶

C 左肺下叶　　　　　D 右肺主支气管开口

图8-10　支气管镜

注：右主支气管开口狭窄。

二、诊疗经过

患儿系 1 岁以下小婴儿，临床有咳嗽，伴喘息、气促，查体：双肺呼吸音粗，闻及喘鸣音，结合我院呼吸道病原提示鼻病毒阳性，可诊断急性喘息性支气管炎；入院后完善胸部 CT 提示右主支气管、右中间段支气管略细，行气管镜检查提示右主支气管开口狭窄（镜端，外径 3.8mm，不能进入），结合患儿年龄，考虑先天性可能性大，故更正诊断为急性喘息性支气管炎、先天性右主支气管狭窄。

三、最后诊断

1. 急性喘息性支气管炎。
2. 先天性右主支气管狭窄。

四、治疗及转归

入院后予布地奈德＋异丙托溴铵＋沙丁胺醇雾化，孟鲁司特咀嚼片、盐酸西替利嗪、丙卡特罗口服及益生菌口服调节肠道菌群、氧疗及补液等对症支持治疗，考虑患儿既往多次喘息病史且胸部 CT 提示气管狭窄，故于 2019 年 10 月 21 日完善支气管镜检查明确诊断，现患儿偶有喘息，较前好转，无发热，考虑病情好转，予办理出院。

五、重要提示

1. 患儿男，婴儿，有咳嗽，伴喘息、气促。
2. 查体　呼吸稍促，双肺呼吸音粗，双肺闻及喘鸣音。
3. 气管镜提示支气管开口狭窄、内镜不能通过。
4. 既往多次发生呼吸道感染。

六、知识拓展

1. 概述　先天性气管狭窄（congenital tracheo stenosis，CTS）是指由构成僵硬气管后壁的完全性气管环和缺少正常结构的膜性气管导致的气管管腔狭窄。其发生可随气管黏膜下层腺体和结缔组织的增生形成管腔进一步导致阻塞，或因气管插管损伤、血管环压迫以及气管软化等其他原因造成阻塞。CTS 在临床上并不常见。CTS 占所有喉部及气管支气管狭窄的 0.3％～1％。气管狭窄的发病是在患者易感基因的驱动下，局部机械性压迫应激、气管和肺部的反复感染等因素参与下导致 TFG、IL-8、IL-6 等细胞或炎性反应因子的释放，使成纤维细胞过度增殖、胶原纤维合成增多和细胞外基质沉积，最终形成瘢痕。

2. 临床表现　先天性气管狭窄其实是一种比较罕见的先天性疾病。临床表现主要与狭窄程度相关，表现为不同程度的呼吸困难及低氧血症。轻度患儿在间歇期可无明显症状，而在呼吸道感染出现呼吸困难等表现，严重狭窄患儿在出生后即可出现出生后哭声微弱、脸色青紫等症状，CTS 主要临床特点是早期出现反复呼吸道感染、呼吸窘迫、严重低氧血症及慢性心功能不全。临床分型仍较多沿用 Cantrell 分型以及 Anton-Pacheco 分型。Cantrell 根据狭窄长度分为弥漫型、漏斗型、节段型。

3. 辅助检查

（1）影像学检查：高分辨肺部 CT 及多种后处理技术，如 MPR 及容积重建（仿真支气管镜和仿真支气管造影），可以准确评价狭窄的部位、程度、分布及气管壁增厚的类型、钙化等影像特征，同时可以观察纵隔、肺门及肺实质病变。

（2）支气管镜检查：全身麻醉下硬支气管镜检查是诊断 CTS 的金标准，镜下见完全性气管环具有明确的诊断意义。可以通过硬支气管镜直接观察狭窄段长度、部位、最窄处横截面积以及气管内病变。但通常硬支气管镜需要在全身麻醉下进行，并可能损伤气管黏膜，引起水肿、炎症反应最终导致肉芽增生，加重气管狭窄。如果气道口径小于硬支气管镜管径，会导致气管镜无法通过狭窄段探查下级气道，因此临床上较多选择纤维支气管镜检查，相较于硬支气管镜，纤维支气管镜更纤细，并可在一定程度下弯曲折叠，更便于麻醉插管，减少不良反应。

4. 诊断及鉴别诊断　先天性气管狭窄患儿多有咳嗽、喘息等反复呼吸道感染病史，结合胸部影像学检查及支气管镜检查可诊断。需要其他常见引起喘息性疾病如气管支气管软化、哮喘及支气管异物等相鉴别。

5. 治疗及预后

（1）内科药物治疗：CTS 患儿多使用抗生素药和抗反流药，但对于有反复呼吸道感染患儿仍首选内科介入治疗或手术治疗。

（2）内科介入治疗：适合采用内科介入治疗的患者情况主要包括病变发生的垂直长度不足 1cm，病变范围仅局限于气管，软骨环没有破坏，不发生气管软化现象，以肉芽肿增生为主的非环形狭窄，同时不能有声门或声门下狭窄现象发生。目前，内科介入治疗主要包括了支架置入、电凝、冷冻、离子体凝固、激光等，但这些研究方法都尚未成熟，不能完全满足治疗需求。

（3）外科手术治疗：目前多采用 Slide 成形术。外科手术禁忌证为心肺功能不全、严重感染、超长气道狭窄、神经损害、气管树广泛性狭窄及声门下狭窄等。并发症的表现主要有感染、出血、再狭窄、气胸及缝线处的肉芽肿等。

（4）预后：大部分患者经手术治疗后临床症状明显改善，但有小部分病例在气管插管及气管切开手术后有可能再次引发气道症状，且有部分为良性气道狭窄者。

七、专家评述

CTS 患儿多有咳嗽、喘息等反复呼吸道感染病史，结合胸部影像学检查及支气管镜检查可诊断。有反复呼吸道感染的喘息患儿应该考虑该病可能，治疗仍以手术治疗，如 Slide 成形术为主，治疗的目的不仅是缓解症状等近期疗效，更要注意良性病变的远期效果及并发症。

（黄妙凤　鲍燕敏）

参考文献

[1] 杜舟，刘金龙．先天性气管狭窄的诊治进展 [J]．中国胸心血管外科临床杂志，2016，23（2）：178-182.

[2] 郭东强，薛亮亮，杨向丽，等．原发性气管狭窄病变十例的 CT 所见分析 [J]．中国药物与临床，2014，14（7）：931-932.

[3] 蒋荣芳，徐明鹏，李莉华，等．良性气道狭窄治疗现状及研究进展 [J]．吉林医学，2018，39（5）：967-970.

[4]Bacon JL, Patterson CM, Madden BP. Indications and interventional options for nonresectable tracheal stenosis[J]. Journal of Thoracic Disease, 2014, 6（3）：258-270.

病例 7　支气管肺发育不良

一、病情介绍

患儿：男，3 小时，因"呼吸困难、皮肤青紫 3 小时"于 2019 年 2 月 23 日入院。

现病史：患儿系第 5 胎第 3 产，孕 27 周无明显原因早产，出生自家车上，宫内窘迫情况不详，否认生后窒息史，生后即哭，哭声弱，Apgar 评分不详，否认羊水、胎盘、脐带异常。入院前 3 小时（即生后即刻）发现患儿精神弱，哭声弱，伴呼气性呻吟、吐沫、颜面及指端发绀，予吸氧后指端发绀缓解，无尖叫、凝视、抽搐等。

既往史：否认结核、肝炎等传染病病人接触史，否认疫苗接种史。

家族史：否认家族遗传病史。

入院查体：T 32℃，R 40 次 / 分，HR127 次 / 分，BP 60/26mmHg，WT 1010g，SPO_2 98%，神清，精神反应弱，呼吸节律不齐，早产儿貌，颜面部瘀青，颈部可见散在出血点，无发绀，三凹征（-），前囟平软，张力不高，双肺呼吸音粗，可闻及散在痰鸣音，心音有力，律齐，心前区未闻及杂音，腹软，不胀，未见肠型，肠鸣音存在，肝脾不大，四肢活动自如，肌张力减低，拥抱反射（±），握持反射（-），觅食反射、吸吮反射（-）。四肢末梢稍凉，脉搏有力，前臂毛细血管再充盈时间 3s。

实验室及辅助检查：

入院后检查：2019 年 2 月 23 日床旁胸片示双肺纹理增多，心隔无显著变化。心脏彩超示卵圆孔未闭，动脉导管未闭，三尖瓣反流（轻度）。B 超示脑发育不成熟。血 TORCH 阴性。血生化未见明显异常。2019 年 3 月 19 日床旁胸片示右肺野淡薄片状致密影。2019 年 3 月

26 日床旁胸片示双肺纹理模糊，可见淡薄片状密度增高影及纤维索条影，考虑支气管肺发育不良（图 8-11）。2019 年 3 月 29 日肺 CT 示双肺散在炎性实变及磨玻璃影，双肺纹理增重伴透过度不均匀，双侧胸膜增厚（图 8-12）。2019 年 4 月 15 日胸片示右肺野淡薄片状密度增高影较前略显好转，左肺上野片状高密度影，考虑肺炎。

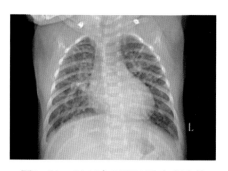

图8-11 2019年3月26日床旁胸片

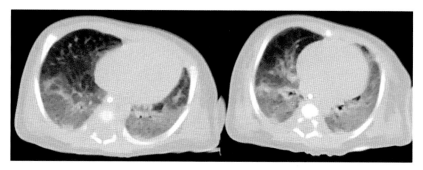

图8-12 2019年3月29日肺CT

二、诊疗经过

患儿系孕 27 周无诱因早产，产前未使用激素治疗，生后未正规行新生儿窒息复苏，来医院途中生产，生后存在青紫病史，查体双肺可闻及散在痰鸣音，结合胸片诊断新生儿肺炎。生后 31 天，床旁胸片提示左肺纹理模糊，右侧肺野淡薄片状密度增高影，双肺门影模糊，考虑支气管肺发育不良。生后 34 天肺 CT 示双肺散在炎性实变，双肺纹理增多伴透过度不均匀，双侧胸膜增厚。仍无法停吸氧治疗，纠正诊断支气管肺发育不良。

三、最后诊断

1. 支气管肺发育不良。
2. 新生儿肺炎。
3. 早产儿（孕 27 周、AGA）。

四、治疗及转归

入院后暖箱保暖，枸橼酸咖啡因兴奋呼吸，无创呼吸机辅助通气及间断吸氧治疗，氨溴索促进肺表面活性物质生成，间断予布地奈德雾化，肠道微量喂养及肠外营养治疗，入院 24 天胸片考虑肺炎进展，加强抗感染及呼吸道管理，住院 34 天，仍无法停止氧疗，吸氧浓度 25%，予地塞米松治疗，后逐渐好转，住院 43 天停用氧疗。住院 60 天，自主呼吸平稳，吃奶可，未吐，体重 2.015kg，自动出院。

五、重要提示

1. 孕 27 周早产。

2. 生后 28 天仍无法停止吸氧治疗。

3. 肺 CT 示双肺透过度不均匀，胸片示左肺纹理模糊，右侧肺野淡薄片状密度增高影，双肺门影模糊，考虑支气管肺发育不良。

六、知识拓展

（一）概述

支气管肺发育不良（bronchopulmonary dysplasia，BPD）是 1967 年由斯坦福大学放射科专家 Northway 等首次报道并命名，具有独特的临床表现、组织学及影像学特征，早产儿常见的慢性呼吸系统疾病，又称新生儿慢性肺病。近半个世纪，随着围生医学技术的不断发展，尤其是产前激素、生后表面活性物质的应用，和机械通气等技术的进步，极早产儿及超早产儿的生存率显著提升，此时 BPD 的定义及流行病学特征也发生了改变。

（二）临床表现

BPD 危险因素主要有孕母绒毛膜炎、胎盘早剥、吲哚美辛用药史，胎儿宫内感染、宫内生长受限、产前未用糖皮质激素、男孩、低 Apgar 评分、严重呼吸窘迫综合征等都是发生的危险因素。

BPD 主要见于胎龄 < 28 周，出生体重 < 1000g 的早产儿，胎龄越小，体重越轻，发病率越高。临床症状和体征随疾病的严重程度而明显不同。新生儿 BPD 早期常仅有轻度或无呼吸系统症状，仅需低浓度或无需给氧，而在出生后数天或数周后逐渐出现进行性呼吸困难、三凹征、肺部干湿啰音等呼吸功能不全的症状和体征，需要提高吸氧浓度甚至辅助通气支持，并持续时间超过 28 天或纠正胎龄 36 周。呼吸窘迫综合征（respiratory distress syndrome，RDS）或早期机械通气的早产儿，如一周以上仍不能撤机，且需氧量增加，可能已进入 BPD 早期。少数见于胎粪吸入综合征、新生儿持续性肺动脉高压（PPHN）、先天性心肺疾病、败血症、膈疝等严重疾病，在出生后数周内需要正压通气、高浓度氧的足月儿。

BPD 的病程与疾病的严重程度有关，大部分病例经过不同时期后可逐渐撤机和停氧，病程中因反复呼吸道感染、症状性动脉导管未闭（PDA）、PPHN 致心力衰竭使病情加重或死亡，严重者可遗留不同程度的慢性呼吸和心血管系统后遗症甚至终生。由于慢性缺氧、能量消耗增加、进食困难，患儿常合并宫外生长迟缓、脑瘫和神经发育迟缓。

（三）辅助检查

1. 胸部影像学　经典 BPD 的 X 线胸片主要表现为肺充气过度、肺不张、囊泡形成及间质气肿影，严重病例伴发肺动脉高压患者可显示肺动脉干影。新 BPD 的胸部 X 线改变不典型，特征性不强。某些患儿胸片仅表现过度充气和肺纹理轮廓模糊，偶见小泡状影；轻型病变常无明显改变，或仅见磨玻璃影。肺 CT 分辨率高，90% 以上 BPD 患儿 CT 显示异常。扫描时采用 < 3mm 薄层扫描可提高图像分辨率，发现早期或各种间质性病变，评估疾病严重程度，预示 BPD 预后，但应考虑 CT 的放射线风险。

2. 实验室检查

动脉血气：低氧血症、高碳酸血症、严重者 PH 常低于正常。

肺功能检查：呼吸道阻力增加和顺应性减低是其主要特征。

（四）诊断及鉴别诊断

1. 诊断

（1）2001 美国国家儿童健康和人类发育研究所（National Institute of Child Health and Human Development，NICHD）：出生后持续用氧≥28 天。病情分度：①如胎龄 < 32 周，PMA36 周时未用氧为轻度；吸氧浓度 < 30% 为中度。吸氧浓度≥30% 或需 CPAP、机械通气为重度。②如胎龄≥32 周，生后 56 天未用氧为轻度，吸氧浓度 < 30% 为中度。吸氧浓度≥30% 或需 CPAP、机械通气为重度。肺部 X 改变不作为疾病严重程度的评估依据。

（2）2018 年 Rosemary 等修改并更新了 2001NICHD 标准，提出了新的 BPD 诊断及分级框架。诊断标准为：出生胎龄 < 32 周的早产儿，在纠正胎龄 36 周时仍依赖不同程度的吸氧浓度和呼吸支持≥3 天，并且有影像学资料证实存在肺间质病变，即可诊断为 BPD。病情分度：在 BPD 分级时，根据用氧方式及吸氧浓度的不同，用Ⅰ、Ⅱ、Ⅲ级代替之前的轻、中、重度 BPD，Ⅰ级为低用氧浓度（< 30%）的头罩吸氧、经鼻持续气道正压通气（NCPAP）、经鼻间歇正压通气 NIPPV）或鼻导管吸氧；Ⅱ级为更高用氧浓度的无创通气模式及低氧浓度（< 21%）的有创正压通气模式；Ⅲ级为高用氧浓度（≥21%）的有创正压通气模式及 NCPAP、NIPPV≥3L/min 的或鼻导管吸氧模式。

（3）目前 BPD 的最新定义仍未得到统一使用，许多研究致力于 BPD 的预测风险评估，其中胎龄、体重、产前皮质类固醇治疗、表面活性剂给药、已证实的感染、PDA 以及机械通气（MV）持续天数，是重要的风险因素，可用于早期识别 BPD 高风险患者。

2. 鉴别诊断　需要鉴别的疾病包括新生儿呼吸窘迫综合征、新生儿湿肺、吸入性肺炎以及感染性肺炎如新生儿呼吸道合胞病毒肺炎、新生儿巨细胞病毒肺炎等，各种先天气道畸形、膈疝、先天性心脏病以及持续性肺动脉高压（PPHN）等。

（五）治疗及预后

1. 预后　目前尚无有效的治疗措施，需采取综合性治疗，包括营养支持、限制液体、呼吸支持、抗炎治疗等。

（1）营养支持：BPD 患儿由于长期呼吸做功增加、慢性应激、限制液体摄入、利尿剂和糖皮质激素治疗等原因，宫外生长迟缓的发生率很高，营养不良又会阻碍肺的生长发育和修复。BPD 患儿对能量的需求高于一般早产儿，在病情不稳定阶段一般需要 120 ～ 130kcal/（kg·d）的能量摄入，严重者热卡可达到 140 ～ 160kcal/（kg·d）。

（2）限制液体：出现下列情况是可短期使用利尿剂：生后第一周出现呼吸依赖，有早期 BPD 表现；病程中因输液过多致病情突然恶化；治疗无改善；需增加热卡，加大输液量时。首选呋塞米 0.5 ～ 1mg/kg/ 次，每天 1 ～ 2 次，或隔天 1 次；也可氢氯噻嗪联合螺内酯治疗。

（3）呼吸支持：BPD 患儿往往合并肺动脉高压、气管 - 支气管软化、胃食管反流和反复微吸入、气道高反应性等，使呼吸支持和氧需求难以降低。对于肺部病变不均一的重度 BPD 患儿，呼吸机参数设置宜采用大潮气量（10 ～ 12ml/kg）、长吸气时间（0.5 ～ 0.8s）和低呼吸频率（10 ～ 25 次 /min），以便克服气道阻力、减少肺不张，同时需保证足够的呼气时间，避免二氧化碳潴留。呼气末正压通气（PEEP），在肺泡募集困难和（或）存在气管、支气管软化、二氧化碳潴留明显的患儿可能需要 10 ～ 15cmH$_2$O，甚至更高。很少一部分重症 BPD 患儿常常需要气管切开治疗，国外一项比较气管切开 BPD 患儿和未行气管切开重症 BPD 患儿长期呼吸和生长发育对照研究，发现气管切开患儿 2 岁时呼吸功能及生长发育均落后未气管切开组。

（4）糖皮质激素抗炎治疗：因具有抗炎、减轻肺水肿和支气管痉挛等作用，而被用于 BPD 的治疗；由于早产儿激素应用的短期不良反应及对神经发育的潜在不良影响，应权衡激素对呼吸系统的益处及全身不良反应，包括脑性瘫痪的风险。机械通气 1 ～ 2 周仍不能撤机的 BPD 高风险患儿，可考虑地塞米松治疗。目前应用较多的是短疗程低剂量的地塞米松随机试验（DART）方案，起始剂量 0.15mg/（kg·d）静脉推注，持续 3d，减量至 0.10mg/（kg·d）持续 3d，再减量至 0.05mg/（kg·d）持续 2d，最后减量至 0.02mg/（kg·d）持续 2d，整个疗程持续 10d，累积剂量 0.89mg/kg。

（5）枸橼酸咖啡因：有助于早产儿缩短机械通气和用氧时间，降低 BPD、PDA 的发生率，改善神经发育预后，常用剂量为首剂 20mg/kg，24h 后开始维持量 5 ～ 10mg/（kg·d），静脉输注或口服，每天 1 次，一般持续至纠正胎龄 33 ～ 34 周。

（6）支气管扩张剂：BPD 患儿的气道高反应性主要由于小气道狭窄及平滑肌痉挛所致，支气管扩张剂吸入有助于喘憋缓解，临床常用沙丁胺醇气雾剂，但不建议长期使用。

（7）PDA 的处理：有血流动力学影响的动脉导管未闭（hsPDA）因大量左向右分流引起肺水肿、通气血流比失调，导致氧需求和呼吸机参数上调，延长机械通气时间，从而促进 BPD 的发展。因此早产儿若存在 hsPDA，尤其持续超过 1 周者，BPD 风险显著增加，建议适时干预。

（8）BPD 相关肺动脉高压（PH）：PH 是 BPD 患儿慢性阶段常见且严重的并发症，甚至进展为肺源性心脏病，显著影响远期预后。急性 PH 危象时可给予一氧化氮（NO）吸入，但该药对于早产儿的益处、安全性及长期影响并未确定。其他降低肺血管阻力的药物，如西地那非、前列环素、波生坦、曲前列尼尔等不断有治疗的报道，但需注意的是上述 PH 靶向治疗药物在新生儿尤其早产儿大多属于超说明书使用，仅限于明确诊断和积极治疗原发病的基础上应用。

（9）干细胞治疗：间充质干细胞治疗 BPD 已被证明是一种有效的医学手段，目前人类脐血来源的间充质干细胞由于其来源丰富、抗原性弱、增殖及分泌能力强等优势，在 BPD 治疗中最受关注。目前国内有报道脐带血 - 单个核细胞治疗支气管肺发育不良的病例。

2．预防

（1）预防早产。

（2）产前母亲使用糖皮质激素。

（3）出生后尽早建立并维持功能残气量，有自主呼吸的早产儿，产房内应尽早开始 PEEP 或 CPAP 支持，初始压力可设置为 6cmH$_2$O。

（4）生后早期高氧浓度是发生 BPD 的独立危险因素，因此推荐出生胎龄＜32 周的早产儿由 0.30 的氧浓度开始复苏。然而低氧血症也可导致多脏器受损，增加病死率，目前国际上普遍认为在纠正胎龄 32 周前的目标氧饱和度以 0.90～0.94 为宜。

（5）宫内感染和生后感染均与 BPD 密切相关。母亲绒毛膜炎使早产儿早发败血症、BPD 的发生率和病死率增加，及时诊断与治疗早发败血症意义重大。

七、专家评述

支气管肺发育不良多发生于 28 周以下早产儿，是影响早产儿健康的呼吸系统疾病，并且对患儿的远期生活质量可能会产生影响，目前无有效的治疗方法，以综合治疗为主，包括呼吸支持，激素治疗等，关键在于预防，以及对发病危险因素的控制，以降低该病的发生。

（石武娟　郝丽红）

参考文献

[1] 李睿雯 . 支气管肺发育不良诊断标准的研究进展 [J]. 临床儿科杂志，2021,39（4）：308-312.

[2] 张蓉，林新祝，常艳美，等 . 早产儿支气管肺发育不良营养管理专家共识 [J]. 中国当代儿科杂志，2020，22（8）：805-814.

[3]Faleh I E, Faouzi M, Adams M, et al.Bronchopulmonary dysplasia: a predictive scoring system for very low birth weight infants.A diagnostic accuracy study with prospective data collection[J].Eur J Pediatr, 2021, 180（8）：2453-2461.

[4]Annesi CA, Levin JC, Litt JS, et al.Long-term respiratory and

developmental outcomes in children with bronchopulmonary dysplasia and history of tracheostomy[J].J Perinatol, 2021, 41（11）：2645-2650.

[5]Xie Y, Chen F, Jia L, et al.Mesenchymal stem cells from different sources show distinct therapeutic effects in hyperoxia-induced bronchopulmonary dysplasia in rats[J].J Cell Mol Med，2021，25（17）：8558-8566.

病例 8　囊性纤维化

一、病情介绍

患儿：男，1 岁，因"反复咳嗽咳痰伴间断喘息 9 个月余，再发 1 周"于 2017 年 10 月 15 日入院。

现病史：患儿 9 个月前（即 2.5 个月龄）无明显诱因出现有痰咳嗽，无发热，3.5 个月龄时入住我院，诊断为迁延性细菌性支气管炎、喉软化、重度营养不良，抗感染治疗好转后出院。其后半年多次因下呼吸道感染在外院和我院住院治疗，期间在 9 个月龄和 10 个月龄因咳嗽加重伴纳差、呕吐，发现患儿存在严重低钾血症、低钠血症、低氯血症、代谢性碱中毒，呈假性 Bartter 综合征表现，给予美洛西林舒巴坦抗感染及支持治疗，电解质可恢复正常。本次住院前 1 周出现咳嗽加重伴喘息、气促再次入住我院。患儿起病以来，精神反应一般，病情平稳期胃纳进食好，大便次数 2～3 次/天，常有带油状稀糊便。

既往史：否认湿疹史，否认肝炎、结核等传染病史及接触史，否认手术、外伤、输血史、药物过敏史，对牛奶大豆过敏。

个人史：第 1 胎第 1 产，足月顺产，出生体重 2550g。

家族史：父亲身体健康，母亲对海鲜过敏。

入院查体：T 36.7℃，P 120 次/分，R 42 次/分，WT 5.1kg，未吸氧 SPO_2 96%。营养差，皮下脂肪菲薄、弹性欠佳，口唇无绀，呼吸稍促，可见轻微三凹征，双肺呼吸音粗，可闻及少量细湿啰音及吸气相及呼气相喘鸣音。心、腹查体无异常，未见杵状指（趾）。

实验室及辅助检查：

入院前检查：既往住院血、尿筛查结果未见明显异常，电解质正常。多次大便常规镜检脂肪球（++～+++）/LPF，淋巴免疫分析、免疫球蛋白均在正常范围，白细胞吞噬氧化功能正常。过敏原检测阴性。肝胆脾胰、生殖系统、肾上腺彩超提示肝脏弥漫性增大。痰培养:铜绿假单胞菌。基因检测提示患儿 CFTR 基因有一个复合杂合突变 c.1423delC（父源）/c.1657C＞T（母源）。

入院后检查:2017 年 10 月 15 日血常规:WBC 16.9×10⁹/L,HGB 126g/L,PLT 614×10⁹/L,NEUT% 34.8%，LY 53.1%，CRP 0.9mg/L。

病原学检查：流感 A ＋ B 抗原阴性，呼吸道病原免疫荧光三项（呼吸道合胞病毒、腺病毒、流感病毒）咽拭子阴性。肺炎支原体、肺炎衣原体核酸均阴性。痰培养示铜绿假单胞菌。

美国 Wescor 公司的 Macroduct 汗水收集和分析系统检测汗液试验氯离子浓度 102mmol/L。

2017 年 10 月 15 日胸部 CT 提示两肺纹理增多、增粗，两肺可见多发斑片状高密度影，边缘模糊，两肺多发支气管壁增厚，以两下肺为著，部分可见印戒征（图 8-13）。

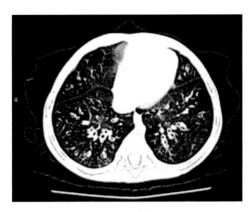

图8-13 胸部CT

注：肺炎伴间质性病变，两肺多发支气管扩张，部分可见印戒征。

二、诊疗经过

患儿系 1 岁龄幼儿，起病早，反复呼吸道感染，抗感染治疗后可缓解，伴有重度营养不良、脂肪泻、低钠、低钾、低氯和代谢性碱中毒。先后因反复腹泻、电解质紊乱以及呼吸道感染在我院消化内科、内分泌科及呼吸科住院治疗。经过多学科会诊后考虑囊性纤维化可能性大，先后完善囊性纤维化基因及汗氯试验检查确诊。

三、最后诊断

1. 囊性纤维化。
2. 重度营养不良。

四、治疗及转归

入院后予阿莫西林舒巴坦静脉滴注抗感染，布地奈德＋异丙托溴铵和生理盐水雾化，并给予维生素 A、维生素 D、维生素 E 和胰酶等补充，添加高热量奶粉等营养支持治疗。咳嗽、喘息好转，出院予阿莫西林克拉维酸钾＋小剂量阿奇霉素［5mg/（kg·d），3 次／周］口服，小剂量阿奇霉素口服 6 个月治疗，未再需住院静脉抗感染治疗。

五、重要提示

1. 患儿男性，1岁，起病早，病程漫长，伴有多系统受累。

2. 主要以反复咳嗽、喘息为表现。

3. 细菌培养反复提示铜绿假单胞菌。

4. 肺部CT提示支气管扩张。

5. 汗液试验氯离子浓度102mmol/L，明显升高。

六、知识拓展

（一）概述

囊性纤维化（cystic fibrosis，CF）是儿童一种遗传性多系统受累的疾病，属于常染色体隐性遗传，多见于欧洲及美洲白人，亚洲人和非洲人少见。主要由囊性纤维化跨膜传导调节因子（cystic fibrosis transmembrane conductance regulator，CFTR）基因突变所致，危害极大。CF是由位于人类第7对染色体长臂上CFTR基因突变所致，CFTR基因突变导致其功能出现异常，使得上皮细胞的氯离子和水分泌减少，最终造成细胞外分泌液含水减少，氯化钠含量升高，分泌物黏稠，引流不畅，阻塞呼吸道、胰管、胆道等管腔，并导致外分泌腺分泌异常。

（二）临床表现

CF可表现为全身多系统功能受累。最常见的表现为累及呼吸系统，导致呼吸道反复感染，后期发展为支气管扩张及阻塞性肺病，最终导致呼吸衰竭，很多患者伴有鼻窦炎、中耳炎等。累及消化系统表现为胰腺功能不全，导致吸收不良，引起腹泻及脂肪泻，在新生儿出现胎粪性肠梗阻，很多患者出现肝脏疾病。累及泌尿生殖系统导致肾脏发育不全、男性先天性输精管缺如及不孕不育等；累及外分泌腺导致多汗，汗液氯化钠含量增高，多有氯化钠结晶；累及内分泌系统引起囊性纤维化相关性糖尿病，还有部分患者引起囊性纤维化相关的骨质疏松，加速肺功能下降并影响营养状况，增加病死率。

（三）辅助检查

1. 胸部影像学　X线片及CT特点为支气管阻塞、炎症及其一系列并发现象。早期征象为两肺普遍性肺气肿及弥漫性肺不张，可见支气管壁增厚、黏液栓塞、局部含气过多等征象。支气管扩张表现为散在性小囊状影。晚期出现肺动脉高压和肺心病，并可反复发生气胸。

2. 实验室检查

（1）汗液氯化钠检查：汗液氯化钠≥60mmol/L可确诊。

（2）基因检测：CF作为一种已知基因明确的单基因遗传病，基因检测在其诊断中有至关重要的作用。基因检测方法包括对已知的特异性突变进行检测以及进行CFTR全基因测序两种。

（3）鼻腔电位差测量：在大多数 CF 患者中，通过测量鼻腔跨上皮电位差可证实上皮氯化物分泌异常。该检测可提供 CFTR 功能障碍的支持证据，并且可帮助评估经汗液氯化物检测和 DNA 检测不能确诊的患者。

（四）诊断及鉴别诊断

CF 的诊断是基于患者存在相符临床表现（如慢性、反复性鼻窦或肺部疾病，营养不良和消化道疾病，男性泌尿生殖系统畸形或有 CF 家族史），并经生化或遗传学检查确认。汗液氯化物检测是实验室确诊的主要方法。诊断标准：必须同时满足以下两条标准才能诊断为 CF：至少 1 个器官系统的临床症状符合 CF；存在 CFTR 功能障碍的证据（以下任 1 条）：①汗液氯化物水平升高至 ≥ 60mmol/L（检测 2 次）；② CFTR 存在 2 个致病突变，亲代等位基因各提供 1 个；③鼻腔电位差异常。要和严重联合免疫缺陷病、原发性纤毛运动障碍和Shwachman-Diamond 综合征等鉴别。

（五）治疗及预后

1. 治疗　CF 的治疗应该是多学科联合治疗，包括患者教育、物理治疗、营养支持、遗传咨询、心理干预、运动指导等多个方面。

（1）肺部病变的治疗：目的是清除气道分泌物并控制感染。呼吸道清理有助于 CF 患者呼吸道黏稠分泌物排出，方法包括体位引流、正压呼气、高频胸壁震荡等，高渗盐水或黏液溶解剂雾化，严重病例可以多次支气管肺泡灌洗。对于合并肺部感染引起肺病急性加重的患者，需应用抗生素治疗，根据其严重程度和致病菌对药物的敏感性选择口服或静脉途径。

（2）营养：营养支持是综合治疗必不可少的环节，对患者的营养评估及营养管理为 CF 的治疗提供保障。营养支持主要包括补充胰酶、脂溶性维生素/矿物质，对于营养状况较差患者可予以高热量饮食。

（3）消化道并发症的治疗：包括肠梗阻及其他原因引起的腹痛、胃食管反流、直肠脱垂、肝脏疾病、胰腺炎、高血糖的治疗等。

（4）其他治疗：包括鼻息肉、失盐及低氯性碱中毒、其他并发症的治疗等。

（5）基因治疗：基因靶向治疗是 CF 治疗的新亮点，从根本上治疗 CFTR 功能缺陷这一源头问题。

2. 预后　CF 患儿的预后与基因突变的严重程度有关，同时也与肺部病变的进展及胰腺功能有关，该病的预后较差。近年来由于早期诊断及合理治疗，患儿死亡率明显降低，存活期大大延长。

七、专家评述

囊性纤维化（CF）是一种危害儿童健康的常染色体隐性遗传病，可累及呼吸、消化、生殖等多系统，预后极差。CF 由 CFTR 基因突变所致，基因检测及汗氯试验在诊断中有至关重要的作用。CF 在我国属于罕见病，临床上部分 CF 除了营养不良和精神发育迟缓外，可有低钠、低钾、低氯血症和代谢性碱中毒等类似 Bartter 综合征表现，也叫假性 Bartter

综合征（PBS），当 PBS 同时伴有慢性呼吸道感染，需要高度警惕 CF 可能。治疗的主要目标是防止感染，减少肺部分泌物的量和黏稠程度，改善呼吸，维持足够的营养等。早期诊断及合理治疗，可使 CF 患儿生存寿命较前明显延长。

（卢志威　鲍燕敏）

参考文献

[1] 李梦妮，雷欢，范娟，等 . 儿童囊性纤维化伴铜绿假单胞菌感染 2 例 [J]. 中华实用儿科临床杂志，2021，36（4）：300-302.

[2] 李志川，鲍燕敏，池巧梅，等 . 假性 Bartter 综合征表现的囊性纤维化 2 例并文献复习 [J]. 中国实用儿科杂志，2020，35（2）：147-151.

[3] 季新忠，黄丽，杜志鹏，等 . 囊性纤维化研究进展 [J]. 国际呼吸杂志，2020，40（3）：235-237.

[4] 申月琳，陈琼华，唐晓蕾，等 . 儿童囊性纤维化相关变应性支气管肺曲霉菌病 22 例临床分析 [J]. 中华儿科杂志，2020，58（8）：646-652.

[5] 杨国建，李敏 . 儿童囊性纤维化的诊断和治疗 [J]. 现代临床医学，2020，46（4）：304-306.

病例 9　原发性纤毛运动障碍

一、病情介绍

患儿：男，1 岁 2 月，因"反复咳嗽、咳痰伴喘息 14 个月"于 2017 年 12 月 13 日入院。

现病史：14 个月前即患儿生后出现喘息，伴有轻微咳嗽、喉中痰鸣，在外院住院 20 天，诊断宫内感染（溶血性葡萄球菌感染），内脏反位，治疗好转出院后仍间断有咳嗽、咳痰，无脓涕、鼻塞，偶有喘息，无气促和呼吸困难。多次在外院及我院住院治疗，诊断为急性支气管肺炎，予头孢曲松或阿莫西林舒巴坦静脉滴注抗感染，咳嗽、喘息症状好转，但易反复。4 个月前为明确诊断再次住院行支气管镜检查及活检，且行纤毛不动症相关基因检测。2 天前因再次出现咳嗽、喘息，伴发热，体温 41℃，无潮热、盗汗，无消瘦，否认异物吸入。门诊以急性喘息性支气管炎收入院。

既往史：有湿疹史，否认肝炎、结核等传染病史及接触史，否认手术、外伤、输血史，否认药物、食物过敏史。

个人史：第 2 胎第 2 产，足月顺产，出生体重 3700g。

家族史：父母亲身体健康。

入院查体：T 38.3℃，P 120 次／分，R 30 次／分，WT 11kg，未吸氧 SPO$_2$ 99％。神清，反应可，全身无皮疹、无出血点及瘀斑；浅表淋巴结未触及肿大；咽充血，扁桃体 I 度肿大；呼吸平顺，双肺呼吸音粗、对称，闻及吸气相喘鸣音；心、腹无异常；四肢肌张力及肌力无异常，神经系统无异常。

实验室及辅助检查：

入院前检查：2017 年 8 月 4 日我院纤维支气管镜检查发现气管黏膜充血明显，内可见大量黄色脓性分泌物，左右支气管开口镜像异位，各叶段支气管开口也见大量黄色脓性分泌物，提示化脓性支气管内膜炎。肺泡灌洗液病原学检测支原体 DNA、腺病毒 DNA、结核杆菌 DNA、甲型流感病毒 DNA、乙型流感病毒 DNA 均阴性；肺泡灌洗液培养为阴性。总 IgE、过敏原检查无异常；结核免疫分析阴性、结核菌素试验（PPD）阴性。

全外显子提示分析到 CCDC39 基因有 2 个杂合突变，分别来自父亲和母亲，为复合杂合突变（图 8-14）。电镜检测纤毛结构提示局部可见纤毛结构，纤毛参差不齐，与微绒毛混杂分布；纤毛 9 ＋ 2 微管结构异常，微管数目增多，排列紊乱及不成对，外动力臂、内动力臂缺失（图 8-15）。

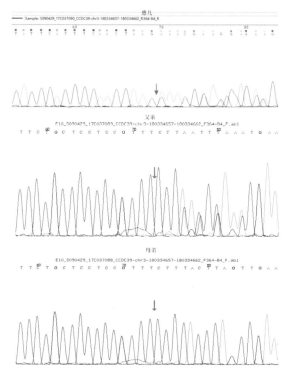

图8-14　全外显子测序图

注：该样本分析到 CCDC39 基因有 2 个杂合突变，分别来自父亲和母亲，此变异为复合杂合变异，该基因变异为疑似致病性变异。

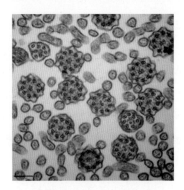

图8-15　支气管镜黏膜活检电镜检查（×80 000）

注：纤毛为9+2结构，内外动力臂缺失。

入院后检查：血常规：WBC 8.15×10^9/L，HGB 118g/L，PLT 183×10^9/L，NEUT% 48.2%，LY 46.8%，CRP 10.3mg/L。

肝肾功能、心肌酶、电解质、体液免疫、细胞免疫、凝血四项无异常。

病原学检查：痰涂片可见卡他莫拉菌，未见吞噬现象。甲型流感病毒核酸阴性，乙型流感病毒核酸阴性，呼吸道病原免疫荧光三项（呼吸道合胞病毒、腺病毒、流感病毒）咽拭子阴性。肺炎支原体、肺炎衣原体核酸均阴性。痰培养：卡他莫拉菌、β-内酰胺酶阳性。心脏超声提示镜像右位心。2017年12月15日胸部CT提示间质性肺炎为主，左肺中叶不张伴支气管扩张，内脏反转（图8-16和图8-17）。

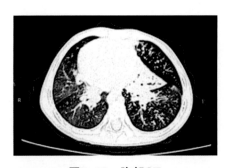

图8-16　胸部CT

注：左肺中叶不张，心脏反位。

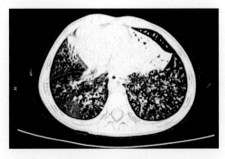

图8-17　胸部CT

注：两肺多发支气管管壁增厚。

二、诊疗经过

患儿系 1 岁龄幼儿，起病早，病程漫长，有反复咳嗽、咳痰、喘息等呼吸道感染表现，抗感染治疗后可缓解，影像学检查证实有支气管扩张，伴有内脏反位。气管镜检查提示化脓性支气管内膜炎性改变，考虑患儿可能为原发性纤毛运动障碍可能，因此先后完善原发性纤毛运动障碍相关基因及纤毛电镜检测，最后支气管黏膜活检电镜检查提示纤毛内外动力臂缺失而明确诊断。

三、最后诊断

原发性纤毛运动障碍。

四、治疗及转归

入院后予阿莫西林舒巴坦静脉滴注抗感染，布地奈德＋异丙托溴铵和特布他林三联雾化，咳嗽喘息好转，出院予阿莫西林克拉维酸钾＋孟鲁司特口服，1 周后门诊复诊，咳嗽、喘息好转。

五、重要提示

1. 患儿男性，1 岁 2 个月，起病早，病程漫长。
2. 主要以反复以咳嗽、咳痰、喘息为表现。
3. 合并内脏反位。
4. 肺部 CT 提示左肺中叶不张合并支气管扩张。
5. 支气管内膜活检提示纤毛内外动力臂缺失。

六、知识拓展

1. 概述　原发性纤毛运动障碍（primary ciliary dyskinesia，PCD）是由纤毛运动异常引起的一组基因遗传性疾病，包括 Kartagener 综合征、不动纤毛综合征、纤毛运动方向缺陷。PCD 常在儿童期以呼吸道症状起病，包括反复呼吸道感染、慢性支气管炎、慢性鼻窦炎、慢性中耳炎、支气管扩张等。约 50% 的患者出现内脏转位，即 Kartagener 综合征。

2. 临床表现　PCD 的临床表现形式多样，缺乏特异性，易被误诊或漏诊。人体的上下呼吸道、输精管、输卵管、脑和脊髓的室管膜等多处组织器官均有纤毛生长，各器官的纤毛运动异常，导致了 PCD 患者具有多种临床症状和体征。PCD 患者临床表现多样，包括反复上、下呼吸道感染，复发性中耳炎、鼻炎、鼻窦炎、支气管炎和肺炎等。成年男性患者可有不育症等。部分患者可在新生儿期出现症状，包括呼吸急促、咳嗽、咳痰等，甚至可出现呼吸窘迫综合征，但以学龄儿童及青年为多。少数患者并右位心，甚至全内脏转位。

3．辅助检查

（1）胸部影像学：可见肺气肿、支气管壁增厚、节段性肺不张或实变、支气管扩张和内脏转位，通常情况下病变多位于中叶或舌叶。这些影像学表现并不特异。副鼻窦 X 线片或 CT 可见黏膜增厚或鼻窦炎。

（2）实验室检查

鼻呼出气一氧化氮（nasal nitric oxide，nNO）测定：PCD、CF、急性或慢性鼻窦炎、鼻息肉和上呼吸道感染等疾病均可使 nNO 降低，但 PCD 患者 nNO 下降通常更明显，且该项检查为非侵入性，操作简便，常规将 nNO 测定做为 PCD 的筛查试验。

纤毛形态和功能检测：对 PCD 患者纤毛形态和功能的观察是目前临床诊断 PCD 的金标准。

基因检测：为明确 PCD 基因突变的位点，目前常用的方法为第 2 代基因测序法、全外显子组基因测序法，其不仅能达到确诊的目的，也可以发现新突变基因。

4．诊断及鉴别诊断　PCD 至今仍无统一的诊断标，欧洲呼吸病学会 PCD 指南提出，如果患者有典型 PCD 病史，伴典型纤毛超微结构异常，或已知双等位基因致病性突变则可以确定诊断。需要和慢性气管炎、慢性支气管炎、支气管哮喘伴有右位心和囊性纤维化等鉴别。

5．治疗及预后

（1）治疗：目前尚无特效治疗方法。主要治疗方法包括急性期的抗感染治疗，可根据细菌培养结果使用敏感抗生素。缓解期治疗主要予化痰药物增加引流，并以增强机体抵抗力为主。对于反复发生呼吸道感染的患者可考虑加用免疫调节剂如细菌溶解产物等，如内科治疗难以控制感染者可行手术干预，如鼻息肉切除术、鼻窦引流术，局限性支气管扩张症或肺不张患者可进行肺叶切除术。

（2）预后：本病如能早期诊断，采取适当防治措施，可延缓支气管扩张的发生，预防反复呼吸道感染，预后尚好。目前对 PCD 基因研究的进展，为 PCD 的早期诊断提供了方法，从而有可能进一步提高此部分患者的预后和总体健康状态。

七、专家评述

原发性纤毛运动障碍（PCD）是由纤毛运动异常引起的一组基因遗传性疾病，常在儿童期以呼吸道症状起病，表现为反复呼吸道感染、慢性支气管炎、慢性鼻窦炎、慢性中耳炎、支气管扩张等。透射电镜检查纤毛结构是诊断 PCD 的金标准，纤毛摆动频率及摆动形式、鼻呼出一氧化氮及基因检测也可以帮助诊断 PCD。目前，PCD 尚无特效治疗方法，以对症治疗为主。早期诊断、预防反复呼吸道感染，可延缓支气管扩张的发生，改善预后。

（卢志威　鲍燕敏）

参考文献

[1] 中国罕见病联盟呼吸病学分会，原发性纤毛运动障碍诊断与治疗中国共识专家组．原发性纤毛运动障碍诊断与治疗中国专家共识 [J]．上海医学，2020，43（4）：193-202．

[2] 王昊，徐保平．儿童原发性纤毛运动障碍 [J]．中华实用儿科临床杂志，2018，33（4）：306-308．

[3] 徐丽，周璇，周敏．原发性纤毛运动障碍研究进展 [J]．泰山医学院学报，2020，41（5）：397-400．

[4] 孙晓燕，陈亚红，孙永昌．原发性纤毛运动障碍诊断的方法和流程 [J]．中华结核和呼吸杂志，2020，43（9）：811-815．

[5] 中华医学会儿科学分会呼吸学组疑难少见病协作组，国家呼吸系统疾病临床医学研究中心，《中华实用儿科临床杂志》编辑委员会．儿童原发性纤毛运动障碍诊断与治疗专家共识 [J]．中华实用儿科临床杂志，2018，33（2）：94-99．

病例 10　纵隔占位性疾病

一、病情介绍

患儿：男，1岁10个月，因"发热4天，喘息、气促半天"于2021年2月7日入院。

现病史：4天前患儿无明显诱因出现发热，体温最高40.2℃，口服退热药后可降至正常，有畏寒、寒战，无皮疹及结膜充血，无鼻塞、流涕，无咳嗽，无呕吐、腹泻。在当地医院就诊，予"五水头孢"静脉滴注2天，患儿发热仍无好转。半天前患儿出现喘息、气促，鼻翼翕动，无明显咳嗽，无发绀，无面色苍白，来我院急诊就诊，以"肺炎、胸腔积液"收入我科。自发病以来，精神状态良好，胃纳欠佳，大小便无异常。

既往史：否认新型冠状病毒病人接触史，否认新型冠状病毒疫区旅居史，否认肝炎、结核等传染病史及接触史，否认手术、外伤、输血史，药物、食物过敏史。

个人史：第4胎第2产，足月顺产，出生体重4000g。

家族史：父母亲身体健康。

入院查体：T 38.2℃，P 138次/分，R 64次/分，WT 12kg，未吸氧SPO$_2$ 97%。神清，反应一般，全身无皮疹、无出血点及瘀斑；浅表淋巴结未触及肿大；咽充血，扁桃体Ⅱ度肿大；呼吸促，可见三凹征，双肺呼吸音粗，右侧呼吸音低，可闻及吸气相喘鸣音；心、腹无异常；四肢肌张力及肌力无异常，神经系统无异常。

实验室及辅助检查：

入院前检查：2021年2月6日血常规：WBC $14.6×10^9$/L，HGB 103g/L，PLT $431×10^9$/L，NEUT% 68.1%，LY 22.4%，CRP 58.6mg/L。甲流乙流抗原阴性。外院胸片提示右肺实变，大量胸腔积液。

入院后检查：PCT 1.38ng/ml，体液免疫、细胞免疫无异常。肝肾功能、心肌酶、电解质、凝血四项无异常。结核免疫分析无异常。动脉血气：pH 7.32，PO_2 96.5mmHg，PCO_2 40.2mmHg。

2021年2月8日胸部CT增强提示右侧前上纵隔囊实性占位，以液性密度为主，增强未见强化；壁厚薄不均，可见散在多发点状钙化及大片状脂肪密度影，增强后壁可见不均匀中度强化，畸胎瘤可能极大，破裂可能。右侧胸腔中-大量积液，气管受压左移，右肺上叶支气管受压上移、变窄（图8-18和图8-19）。

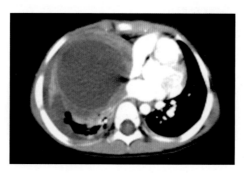

图8-18 胸部CT（1）

注：右侧前上纵隔囊实性占位，以液性密度为主，增强未见强化。

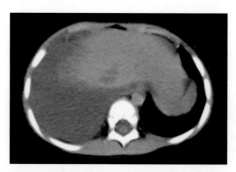

图8-19 胸部CT（2）

注：右侧胸腔中-大量积液。

胸水常规生化：白细胞 $246×10^6$/L，红细胞 $100×10^6$/L，单个核8%，多个核92%。糖 1.82mmol/L，总白蛋白46g/L，李凡他试验（+），胸水细胞学未见肿瘤细胞，胸水培养阴性。

二、诊疗经过

患儿系1岁10月幼儿，以发热、气促、喘息为表现入院。查体双肺呼吸音不对称，右下肺呼吸音低，可闻及呼气相哮鸣音，外院胸片提示右肺实变，伴大量胸腔积液。转入我院后完善胸部增强 CT 检查，考虑为占位病变，畸胎瘤可能并破裂感染。

三、最后诊断

1. 纵隔畸胎瘤并破裂感染。
2. 胸腔积液。
3. 肺炎伴右肺不张。

四、治疗及转归

入院后予头孢曲松静脉滴注抗感染，口服利奈唑胺，辅以胸腔穿刺、闭式引流，完善术前检查后在全麻下行右纵隔占位病变切除术，手术顺利，病理回报提示成熟畸胎瘤。患儿病情逐渐好转，办理出院。

五、重要提示

1. 患儿男性，1 岁 10 个月，起病急，病程短。
2. 主要以发热、气促、喘息为表现，查体双肺呼吸音不对称。
3. 影像学胸片提示实变伴大量胸腔积液，CT 增强提示右纵隔占位性病变。
4. 病理提示成熟畸胎瘤。

六、知识拓展

1. **概述**　纵隔畸胎瘤是最常见的胚胎源性纵隔肿瘤，可分为成熟畸胎瘤和未成熟畸胎瘤，未成熟畸胎瘤即恶性畸胎瘤。好发于 30 岁以下的青壮年，男女发病无明显差异。良性畸胎瘤多见，病程长。

2. **临床表现**　早期畸胎瘤体积小，可无任何症状。由于纵隔畸胎瘤压迫，可以表现为胸痛、胸闷、气促、呼吸困难或刺激性咳嗽，甚至可以引起咯血。若继发感染可出现发热、咳痰，甚至咳出皮脂样物或毛发是最有诊断价值的症状。

3. **辅助检查**

（1）胸部影像学：常规 X 线检查即可发现，一般只向一侧纵隔突出，个别病例可向两侧突出。畸胎瘤由于含有多种不同组织结构所以呈现密度不均一的表现，含脂肪组织较多的部位密度低，囊壁可以钙化。在肿瘤内见到骨和牙齿阴影为此类肿瘤的特征性表现。如果肿瘤在短期内显著增大应考虑为恶性，且恶性肿瘤实体瘤较多。CT 扫描是以脂肪密度为主的肿块含有钙化的实体结节，可大致明确肿瘤大小及与周围组织的关系。如果怀疑病变已转移，腹部、脑 CT 及骨扫描可提供相应的依据。

（2）实验室检查：肿瘤标志物检测：如甲胎蛋白（AFP）、人绒毛膜促性腺激素（HCG）、乳酸脱氢酶（LDH）、糖类抗原（CA）19-9。如含有平滑肌肉瘤成分则肌球蛋白检测可呈阳性，含有神经成分的肿瘤 S-100 蛋白阳性，角蛋白染色阳性提示肿瘤细胞内含有腺癌和鳞癌的成分。

4．诊断及鉴别诊断　畸胎瘤大部分位于前纵隔，于心脏与主动脉弓交界处。X 线、CT 检查显示前纵隔心底部水平有质地浓密的圆形、类圆形或结节状块影，如见到骨质或牙齿有诊断意义。肿瘤穿破至肺或支气管，患者咳出皮脂腺分泌物或毛发，具有特征性诊断价值。要和胸腺瘤、胸内甲状腺肿、淋巴瘤、纵隔囊肿、胸主动脉瘤和转移瘤鉴别。

5．治疗及预后

（1）治疗：畸胎瘤分为良性的畸胎瘤和恶性的畸胎瘤，这种疾病在纵隔里面首选的治疗方案是手术治疗，可以根据所切出来的标本进行多点的取位和取样，能够有效的明确患者是否存在良性和恶性的畸胎瘤。如果是恶性的话，就需要再一步进行化疗和放疗等方案。

（2）预后：儿童纵隔肿物恶变率高，早期诊断依赖于临床症状和胸部 CT 检查。手术是治疗儿童纵隔肿瘤安全有效的治疗方法，需要辅助化疗者并不多见，术后预后较好。

七、专家评述

畸胎瘤是卵巢生殖细胞肿瘤中常见的一种，来源于生殖细胞，分为成熟畸胎瘤（也称良性畸胎瘤）和未成熟畸胎瘤（也称恶性畸胎瘤）。纵隔畸胎瘤多起源于前纵隔及胸腺，少数位于后纵隔，发病率低。畸胎瘤早期无明显症状，瘤体增大压迫周围脏器而引起临床表现，如咳嗽、喘息、胸痛或呼气性呼吸困难等，甚至出现咯血等。胸部 X 线片可提示有肺部病变或纵隔增宽等异常。常规治疗婴幼儿短时间内出现右肺实变并大量胸腔积液，医生需调整诊疗思路，综合考虑呼吸系统、心血管系统或者纵隔疾病等，胸部 X 线片不能明确疾病性质时需要进一步完善胸部 CT。手术切除是理想的治疗手段。

（卢志威　鲍燕敏）

参考文献

［1］余刚，王磊，张海邻．以反复喘息为主要症状的成熟纵隔畸胎瘤患儿一例报道并文献复习［J］．中国全科医学，2017，20（35）：4454-4458．

［2］唐决，刘威，汪凤华，等．婴儿原发性纵隔肿瘤 58 例临床分析［J］．临床小儿外科杂志，2016，15（3）：254-257．

［3］Schneider DT，Calaminus G，Reinhard H，et al．Primary mediastinal germ cell tumors in children and adolescents：results of the German cooperative protocols MAKEI 83/86，89，and 96［J］．J Clin Oncol，2000，18（4）：832-839．

［4］Fang Y，Qin Z．Surgical treatment of giant mediastinal tumors［J］．Turk

Gogus Kalp Damar Cerrahisi Derg, 2021, 29（1）：52-60.

病例 11 支气管桥

一、病情介绍

患儿：男，3 个月，因"反复咳嗽、喘息 2 个月"于 2018 年 9 月 3 日入院。

现病史：患儿 2 个月前无明显诱因出现咳嗽，有痰，不易咳出，无鸡鸣样回声，伴喘息，有鼻塞、流涕，无呼吸困难，无发绀，无发热，无呕吐、腹泻。在当地医院门诊就诊，诊断为毛细支气管炎，予布地奈德、特布他林雾化吸入，口服复方福尔可定治疗，患儿咳嗽、喘息改善不明显。2 天前患儿咳嗽、喘息再次加重，伴痰多，至我院门诊就诊，门诊以肺炎收入院。患病以来，患儿精神好，吃奶欠佳，睡眠情况良好，大小便正常。

既往史：有湿疹史。否认肝炎、结核等传染病史及接触史，否认手术、外伤、输血史，否认食物、药物过敏史，疫苗接种按计划进行。

个人史：第 1 胎第 1 产，新生儿期无特殊病史。

家族史：父亲患鼻炎，母亲身体健康。

入院查体：T 36.3℃，P 130 次 / 分，R 32 次 / 分。神志清楚，精神反应一般，营养中等，呼吸不促。未见皮疹及出血点，全身浅表淋巴结未扪及肿大。前囟平软，三凹征阴性，双肺呼吸音粗糙，可闻及吸气相和呼气相喘鸣音，心音有力。腹平坦、柔软，无包块。肝、脾未触及，肠鸣音正常。神经系统查体未见异常。

实验室及辅助检查

入院前检查：2018 年 9 月 2 日血常规：WBC 9.15×10^9/L，HGB 138g/L，PLT 238×10^9/L，NEUT% 34.5%，LY 58.4%，CRP 0.6mg/L。痰百日咳 DNA 阴性。

2018 年 08 月 27 日外院胸片：双肺纹理增多、模糊，符合支气管炎改变。

入院后检查：PCT 正常，肝肾功能、心肌酶、电解质、体液免疫、细胞免疫、凝血四项、输血前检查无异常。

病原学检查：咽拭子呼吸道病原免疫荧光三项（呼吸道合胞病毒、腺病毒、流感病毒）阴性。流感 A ＋ B 抗原阴性，肺炎支原体、肺炎衣原体核酸均阴性。痰培养为肺炎链球菌。

2018 年 09 月 05 日心脏超声提示房间隔缺损，心功能正常。2018 年 09 月 06 日气管镜提示气管下段狭窄，镜端（外径 2.8mm）未能进入，气管远端可见两气管开口（图 8-20）。2018 年 09 月 07 日行胸部 CT 平扫＋仿真内镜示支气管桥、肺炎（图 8-21 和图 8-22）。

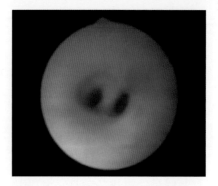

图8-20　气管远端可见两气管开口

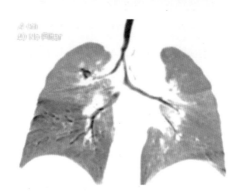

图8-21　胸部CT三维重建

注：右上叶前段及后段支气管发自左侧支气管，其起始部及右中间段支气管起始部明显狭窄。

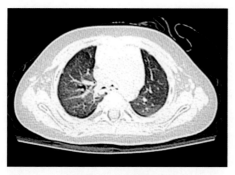

图8-22　胸部CT

注：两肺充气欠均匀，散在模糊片絮影。

二、诊疗经过

患儿是3个月龄小婴儿，反复咳嗽、喘息，肺部查体可闻及吸气相和呼气相喘鸣音，胸片示双肺纹理增多，支气管炎表现，但治疗效果欠佳。由于患儿年龄小，不能除外先天气道畸形可能，完善气管镜检查发现气管下段狭窄，气管远端可见2气管开口，再进一步完善胸部CT平扫＋仿真内镜，证实为气管发育畸形，支气管桥。

三、最后诊断

1. 支气管桥。
2. 房间隔缺损。
3. 支气管肺炎（肺炎链球菌感染）。

四、治疗及转归

结合患儿年龄小，咳痰时间长，痰培养提示肺炎链球菌，不除外细菌感染，予头孢曲松抗感染，布地奈德、异丙托溴铵雾化吸入止咳平喘，患儿咳嗽、喘息逐渐好转，请心外科会诊后有手术指征，可行体外循环下气管狭窄矫治术，术后患儿肺部异常体征逐渐消失，病情好转，办理出院。

五、重要提示

1. 患儿是 3 个月龄婴儿，发病早，病程长，迁延不愈。
2. 反复以咳喘为表现，支气管舒张剂治疗效果欠佳。
3. 肺部 CT 平扫及仿真内镜检查发现气管发育畸形，支气管桥。
4. 气管镜检查提示气管下段狭窄，气管远端可见两气管开口。

六、知识拓展

1. 概述　支气管桥畸形是一种罕见的气管分支异常，1976 年由 Gonzalez 等首次报道，右侧多见。起自气管的右主支气管仅连接右上叶，由左支气管中段发出一支支气管跨越纵隔向右延伸，分布到右肺中叶和下叶，即右肺中下叶支气管来源于左主支气管。左主支气管至桥支气管分出前距离长，一般超过 2cm，支气管桥的左主支气管一般向左倾斜，并易伴先天性均一的气道狭窄，右肺上叶的右主支气管常被误认为是右侧气管性支气管。而桥支气管自左主支气管中段发生的位置常被误认为气管隆突。

2. 临床表现　支气管桥患儿大部分在生后不久即出现明显的呼吸道症状，最常见的表现是气促、喘鸣及咳嗽，严重者可有呼吸困难、发绀、窒息和呼吸暂停等，可引起意识丧失、抽搐甚至死亡。呼吸道感染或喂奶引起的反流吸入可使病情恶化。支气管桥可合并支气管狭窄、心血管及心内结构等先天畸形。

3. 辅助检查

（1）胸部影像学：常规 X 线检查摄片或透视多无异常发现，少数病例仔细观察 DR 摄片才可发现。多层螺旋 CT 平扫、增强及气道重建表现为气管隆突下方左主支气管侧壁发出一个支气管，此支气管跨过纵隔，延伸到右侧，进入右肺中叶和下叶，可伴有气管和左、右主支气管狭窄。

（2）实验室检查：实验室检查对支气管桥诊断价值有限。

4. 诊断及鉴别诊断　支气管桥的诊断主要依赖影像学检查，胸部 X 线检查多数病例显示正常影像，易造成漏诊或误诊，故对支气管桥的诊断意义不大。多层螺旋 CT 平扫、增强及气道重建可明确诊断，目前已成为支气管桥的主要检查手段。超声心动图可了解心脏解剖结构、评估有无肺动脉高压、合并心血管及心内畸形。需要和右侧气管性支气管、喘息性支气管炎、支气管哮喘、支气管异物、肺结核等鉴别。

5. 治疗及预后

（1）治疗：对于单纯性支气管桥患儿，无症状者可保守治疗，如合并先天性心脏病、肺动脉吊带等畸形，大部分患儿经手术解除合并症后，随着年龄增长，气道直径增大后，呼吸道症状均能缓解。

外科手术可用于纠正气管狭窄，而气管、支气管支架置入术成为术后并发气管软化、气管再狭窄的另一种治疗手段。国内也有采用球囊扩张置入金属支架治疗原发性气管、支气管软化症、婴儿支气管桥并狭窄畸形。

（2）预后：对于单纯性支气管桥患儿预后良好。对于合并有肺动脉吊带、气管狭窄和复杂先天性心脏病时，治疗难度较大，术后气道狭窄及并发症如肉芽组织增生、吻合口狭窄等术后病死率高。目前支架置入治疗先天性气道狭窄的例数少，经验不足，其远期疗效、并发症仍有待继续探索，但对于危重症患儿，支架置入成为暂时的、挽救其生命的一种紧急有效的治疗手段。

七、专家评述

临床上对反复咳嗽、喘息的小婴儿，合并气道和或先天性心血管疾病等畸形，经一般抗感染、平喘等治疗效果往往不佳，需要考虑到先天性气管支气管畸形可能，尽早行相关检查，提高疾病早期诊断率，制订合理的治疗方案，从而降低死亡率及疾病对家庭所带来的负担。

（卢志威　鲍燕敏）

参考文献

[1] 周干，张光莉，张慧，等 . 先天性肺动脉吊带 38 例临床特点及预后分析 [J]. 临床儿科杂志，2016，34（6）：461-464.

[2] 林春燕，郑敬阳，林印涛，等 . 17 例小儿先天性支气管桥的临床分析 [J]. 医学理论与实践，2021，34（4）：670-672.

[3] 曾森强，樊慧峰，卢根，等 . 儿童先天性支气管桥畸形临床与解剖形态分析 [J]. 中华实用儿科临床杂志，2017，32（16）：1262-1266.

[4] 王玉，杨泽玉，张琪．以反复喘息为表现的支气管桥畸形 3 例报告并文献复习 [J].安徽医学，2013，34（4）：451-453.

[5] 颜密，李渠北．儿童先天性气管支气管畸形 176 例临床分析 [J]. 中华实用儿科临床杂志，2021，36（13）：1011-1014.

病例 12　先天性肺气道畸形

一、病情介绍

患儿：男，1 岁 10 个月，因"产前 B 超发现左肺占位，间断咳喘 1 年余"于 2021 年 3 月 4 日入院。

现病史：患儿于妊娠 24 周产检发现左肺占位畸形，予以定期复查。

患儿出生后偶有咳嗽，1 个月时患支气管肺炎，治疗后好转，之后偶有咳嗽、咳痰，剧烈活动后出现短暂喘息。因"左肺占位"于我院外科门诊随诊，行胸部 CT 检查示"左肺畸形，考虑左肺气道畸形"，建议择期手术治疗。近期患儿无发热，无咳嗽咳痰等不适症状，以"左肺气道畸形"诊断收住院治疗。病程中饮食二便良好，睡眠正常。

既往史：患儿否认外伤史、手术史及输血史，否认药物及食物过敏史，否认肝炎结核等传染病史。

个人史：G1P1，足月顺产，否认生后窒息史，出生评分不详。生长发育可，混合喂养，按时预防接种，否认母孕期患病及用药史。

家族史：父母健康，无家族性遗传病史。

入院查体：T 36.5℃，P 120 次 / 分，R 25 次 / 分，BP 88/55mmHg。

发育正常，营养中等，神志清，反应好。呼吸平稳，无气促、发绀。皮肤黏膜无黄染及皮疹。全身浅表淋巴结未及肿大。三四征阴性，胸廓对称，无鸡胸及漏斗胸，肋间隙无增宽及缩窄，呼吸动度对称，胸廓挤压征阴性。双肺呼吸音清，未闻及湿啰音及痰鸣音，双肺叩诊音清，心音有力，心律齐，各瓣膜听诊区未闻杂音，未闻心包摩擦音。

实验室及辅助检查：

入院前检查：2020 年 6 月 19 日胸部 CT 示左肺胸膜下区不规则囊状透亮区，未见明显强化；双肺纹理增重伴右肺下叶透过度不均较前稍好转；右肺中叶索条；双侧胸膜增厚。

入院后检查：术前血常规，凝血功能，肝肾功能，肝炎＋梅毒＋HIV 正常。

心电图及超声心动：正常。

2021 年 3 月 4 日潮气分析：潮气量：10.8ml/kg，RR 20.7 次 / 分。吸气时间 1.13 秒，呼气时间 1.77 秒，吸呼比 0.64。达峰时间比 20.2%，达峰容积比 23.3%，阻塞性通气功能障碍（轻中度）。

2021 年 3 月 5 日胸部增强 CT（图 8-23）：左肺大片透亮区，未见明显强化，考虑先天性肺气道畸形，不除外先天性大叶性肺气肿；左肺下叶小片状实变影。

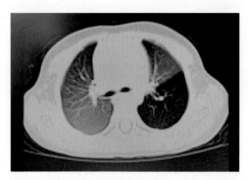

图8-23 2021年3月5日胸部CT可见左肺大片透亮区

二、诊疗经过

患儿系 1 岁幼儿，产前 B 超发现左肺占位，产后经 CT 随诊观察，左肺大片透亮区变化不著，但生后 1 个月发生支气管肺炎，随后偶有咳喘，入院后增强 CT 示左肺大片透亮区较前变化不著，未见明显强化，考虑诊断左侧先天性肺气道畸形，符合手术指征，完善术前检查准备，择期手术。

三、最后诊断

先天性肺气道畸形（左侧）。

四、治疗及转归

完善术前检查准备后于 2021 年 3 月 10 日行胸腔镜探查＋胸腔镜下左肺上叶尖后段切除术＋胸腔闭式引流术。术中见左肺上叶尖后段充气肿胀，与周围肺组织界限清（图8-24），术后常规抗感染，止血，呼吸道管理，术后 4 天拔除闭式引流管。术后 7 天肺功能检查示潮气分析：潮气量 8.1ml/kg，RR 28.7 次 / 分。吸气时间 0.86 秒，呼气时间 1.23 秒，

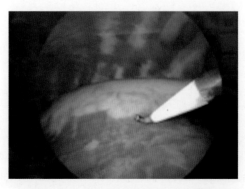

图8-24 2021年3月10日手术图像

吸呼比0.70。达峰时间比31.9%，达峰容积比：33.4%。术后病理（图8-25）示镜下见被覆纤毛状上皮的大小不等囊腔，局部囊壁间软骨及神经纤维，考虑先天性肺气道畸形-1型，免疫组化：EMA（+），CD3（+），CD20（+），CD68（+），MPO少（+），Myogenin（-）。

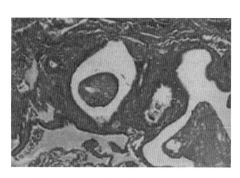

图8-25　2021年3月10日病理图像

五、重要提示

1. 患儿产前检查发现肺内囊性病变，生后有呼吸道症状，早期行CT显示左肺胸膜下区不规则囊状透亮区。

2. 胸部CT随诊发现病变区无明显进展，但病变范围较大，存在肺过度通气、呼吸窘迫可能。

3. 术前肺功能提示阻塞性通气功能障碍（轻度至中度），术后7天肺功能正常。

六、知识拓展

1. **概述**　先天性肺病变包括先天性肺气道畸形、支气管肺隔离症、先天性大叶性肺气肿、支气管源性囊肿。无论是哪种类型，都是在胎儿肺发育的假腺期出现了形态异常。发病率在近年来有所增高，2500例活产新生儿中就有1例发病，很大可能与产前超声诊断技术的提高有关，能够发现更小的病变。先天性肺气道畸形（congenital pulmonary airway malformations，CPAM）是其中最常见的疾病，过去曾被称为先天性囊性腺瘤样畸形。先天性肺气道畸形的发病机制可能与肺胚胎发育过程中肺上皮细胞与下层间充质细胞之间的信号传导障碍有关。依据组织学，Stocker分类有3型：Ⅰ型大囊肿，Ⅱ型混合型，Ⅲ型实性/小囊肿。但病理上有些病变既不是囊性也不是腺瘤样，2002年根据病变起源部位、病理特征结合临床特点重新分为5型：0、1、2、3、4，新增加的0型为位于气管末端的病变，4型为远端肺泡病变。

2. **辅助检查**

（1）影像学检查：大多数先天性肺气道畸形在18～22周通过产前超声筛查被发现，敏感度可达94%，CPAM产前超声检查囊肿的形态可以分为大囊型（囊腔直径>5mm，病灶内存在一个或多个囊肿）和微囊型（病灶呈实性包块）。胎儿水肿是导致CPAM胎儿预后不良的主要危险因素，可评估CPAM容积比，即病变体积与胎儿头围比值［CVR =（病灶长×

宽 × 高 ×0.523）/ 头围]，CVR ＞ 1.6 有发生胎儿水肿的危险，CVR ＜ 0.91 发生胎儿水肿的危险较低。

CPAM 出生后 3 ～ 6 个月至少做一次胸部 CT 检查。明确肿物的性质、大小和位置。另外，还需注意合并其他肺内外畸形和感染等。强化 CT 检查对于鉴别肺隔离症有重要意义，同时可以了解病灶和血管、支气管的关系，为手术方式选择提供帮助。

（2）实验室检查：肺功能用于监测肺叶切除后的长期随访，评估肺功能代偿恢复情况。

3. 临床表现　少数 CPAM 新生儿出生后由于病灶压迫、纵隔移位出现严重的呼吸、循环障碍，大部分生后无明显症状，80％患儿在 1 ～ 3 年出现症状，包括肺炎、呼吸窘迫、气胸、咳嗽等。部分无症状患儿病理证实存在感染和炎症。另外，CPAM 具有向恶性病变转变的潜在可能，因此，建议无症状的 CPAM 择期手术。

4. 诊断及鉴别诊断　鉴别诊断包括先天性膈疝、支气管肺隔离症、先天性大叶性肺气肿、支气管源性囊肿和获得性囊肿等疾病相鉴别。

5. 治疗及预后　出生时出现严重呼吸障碍等病情紧急时，应及时进行急诊治疗，可通过胸腔病灶引流解除压迫，再行限期或择期手术。条件允许的话可行一期根治手术。生后无症状的 CPAM 患儿需要择期手术治疗，以避免出现呼吸窘迫。建议手术年龄 3 个月到 1 岁。CPAM 出现以下情况，建议尽早手术，包括：①与胸膜肺母细胞瘤鉴别困难；②有病灶感染病史，感染控制后；③病灶体积大，有较高并发症风险。

手术方式以肺叶切除为主，也可肺段切除和不规则切除。可行传统开胸及胸腔镜手术，其中胸腔镜手术创伤小，操作更为精细，但需要注意患儿年龄较小，胸腔操作空间小，更需谨慎。

七、专家评述

先天性肺气道畸形是最常见的先天性肺病变，常单叶受累，产前超声筛查敏感度达94％。极少数在出生后即出现呼吸障碍，需急诊治疗。大多数出生后无症状，但在 1 ～ 3 岁 80％以上会出现呼吸道感染、慢性咳嗽、气胸甚至呼吸窘迫等，因此建议 3 个月到 1 岁之间完成择期手术。肺功能监测用于长期随访评估肺功能代偿恢复情况。

（高欣凤　王继忠）

参考文献

[1]Kunisaki SM.Narrative review of congenital lung lesions[J].Transl Pediatr, 2021, 10（5）：1418-1431.

[2]Stocker JT.Cystic lung disease in infants and children[J].Fetal Pediatr

Pathol, 2009, 28（4）: 155-184.

[3] 中华医学会小儿外科学分会普胸外科学组，中国医疗保健国际交流促进会妇儿医疗保健分会. 先天性肺气道畸形诊疗中国专家共识（2021版）[J]. 中华小儿外科杂志，2021，42（8）: 679-687.

[4] Cataneo DC, Rodrigues OR, Hasimoto EN, et al. Congenital lobar emphysema: 30-year case series in two university hospitals[J]. J Bras Pneumol, 2013, 39（4）: 418-426.

[5] 徐媛，李惠民，金彪，等. 儿童先天性肺气道畸形的CT表现及诊断 [J]. 中国医学计算机成像杂志，2019，25（2）: 165-169.

病例 13　先天性食管闭锁

一、病情介绍

患儿：男，8小时，因"生后喘憋6小时"于2019年4月26日入院。

现病史：患儿入院前6小时（即生后2小时）出现喘憋，逐渐加重，喉中有痰，少量配方奶喂养后溢出少许黏液，当地医院予吸痰、吸氧等对症治疗后缓解，但喘憋反复发作，伴面色发绀，为求进一步诊治收入我院。患儿自发病以来，精神反应稍弱，吃奶少。生后3小时首排胎便。

既往史：否认外伤手术史。否认传染病接触史。否认食物、药物过敏史、输血史。

个人史：G1P1，孕40⁺⁵周因脐带绕颈行剖宫产，否认宫内窘迫及生后窒息史，生后即哭，哭声响亮，Apgar评分1分钟9分（呼吸－1），5分钟10分。羊水清，否认胎盘异常。出生体重3550g。母孕期体健。

家族史：父母体健，否认家族遗传病史。

入院查体：T 37.2℃ P 145次/分 R 40次/分 BP 70/43mmHg。神清，精神反应稍弱，呼吸平，无发绀，双耳前可见大小约0.5cm皮赘，右侧外耳郭畸形，皮肤弹性稍差，胸廓对称，无畸形，未见胸壁肿物。胸廓呼吸动度一致。双肺呼吸音粗，双肺可闻及湿性啰音。心音有力，律齐，心前区未闻及杂音。腹软，稍膨隆，未见肠型，肠鸣音存在。指肛检查未见明显狭窄环。左手通贯掌。正常男婴外生殖器，四肢活动可。神经系统查体未见异常。

实验室及辅助检查：

入院后检查：

2019年4月26日X线胸部正位片检查（图8-26）：双肺纹理粗重，左心缘饱满，十三肋畸形。可见食管内鼻饲管自第二胸椎下缘返折，考虑先天性食管闭锁可能，建议进一步检查。

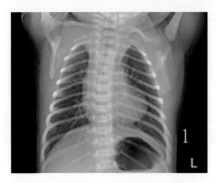

图8-26　2019年4月26日X线胸部正位片

2019年4月26日胸CT及立体三维重建：胸廓对称，诸骨质结构未见异常。纵隔窗下见心脏及大血管影清晰，未见异常肿块和增大的淋巴结。食管近端扩张积气，呈盲袋状，其内可见迂曲鼻饲管影像（图8-27A），气管隆嵴水平食管呈鸟嘴样，与气管关系密切（图8-27B），食管上段盲端与食管下段之间距离约8.3cm（图8-27C），胃及小肠内可见充气，考虑食管闭锁（Ⅲ型），双肺纹理增重透过度不均匀。

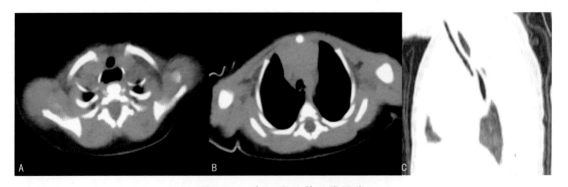

图8-27　胸CT及立体三维重建

2019年4月27日食管造影：鼻饲管于第二胸椎体下缘返折，食管近端扩张积气。胃及肠管内可见充气。调整鼻饲管后注入适量泛影葡胺，发现食管近端扩张呈盲袋状（约平第二胸椎水平），仰卧、俯卧、侧卧均未见对比剂进入气管。远端食管未见显示（图8-28）。

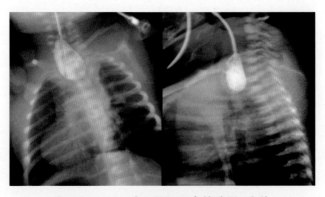

图8-28　2019年4月27日食管造影X光片

2019 年 4 月 27 日血常规：WBC 25.72×10⁹/L，NEUT% 78%，LY 15%，单核 7%，HGB 158g/L，PLT 177×10⁹/L，CRP < 2.5mg/L。

二、诊疗经过

该男婴自生后 2 小时出现喘憋，胃肠减压引出少量白色黏液，结合 X 线胸部正位片、胸 CT 及食管造影检查，食管闭锁诊断明确。因患儿存在多发畸形，行染色体核型分析示 46，XY 15P+。

三、最后诊断

1. 先天性食管闭锁（Ⅲa 型）。
2. 新生儿肺炎。

四、治疗及转归

入院后予禁食、胃肠减压、静脉补液，维持内环境稳定，积极抗感染治疗。住院期间行开胸食管吻合术，并结扎食管气管瘘。术后呼吸机辅助通气，气道管理，给予对症支持治疗。术后 10 天开始喂养，并逐渐增加奶量，患儿吃奶可，未吐，住院 18 天，好转出院。

五、重要提示

1. 患儿系足月儿，生后不久出现喘憋，伴喂养困难，吸氧、吸痰后可缓解。
2. 查体：右侧外耳郭畸形、左手通贯掌。X 线片提示十三肋畸形。
3. 染色体核型分析示 46，XY 15P+。

六、知识拓展

1. 概述 先天性食管闭锁（esophageal atresia，EA）与气管食管瘘是一种严重的先天性畸形，发病率约为 1/3000，约 1/3 为早产儿和低体重儿，常伴有其他畸形，发生部位依次为心血管、消化道、神经、泌尿系及骨骼，还可合并染色体异常，目前尚无统一理论揭示食管闭锁的发病机制。临床上一般将食管闭锁分为五种病理类型，Ⅲ型最常见，食管上端闭锁，下端与气管相通形成瘘管，约占 85%（图 8-29）。

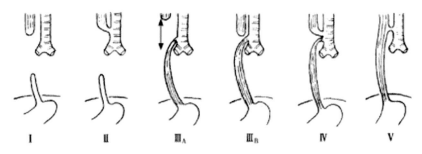

图8-29 先天性食管闭锁闭锁示意图及分型

2．表现　生后不久即出现喘憋、阵发性呼吸困难、发绀、口腔分泌物增多及吐沫。首次经口喂养即发生呛咳、喂养物自口鼻溢出。呼吸道清理后症状消失，再次喂养后症状重复，反复发作可致严重而难以控制的肺部感染，如未及时诊断及治疗，2～3天后可伴有脱水、电解质紊乱及营养不良。部分患儿因气管与远端消化道之间存在瘘管，出生后空气经瘘管到达消化道，伴腹胀，少数无气管食管瘘患儿查体呈舟状腹。

3．辅助检查

（1）影像学检查：X线胸腹联合片可显示扩张的近端食管盲端，并根据腹部肠管是否充气初步判断分型，了解肺部继发感染的情况。食管造影是重要的评估手段，可直接显示食管盲端，术前造影评估食管近远端利于手术方法及时机的选择及术后评估。

（2）实验室检查：血气、电解质检查了解患儿内环境，染色体核型分析有助于诊断。

4．诊断及鉴别诊断

（1）产前诊断：食管闭锁的产前诊断依然比较困难，仅有少部分患儿可在产前获得诊断。孕16～20周超声示羊水过多伴胃泡过小或缺如应怀疑食管闭锁，对于诊断Ⅰ、Ⅱ型EA有重要意义。孕32周B超示食管上段盲袋征是产前诊断食管闭锁较为可靠的征象。胎儿MRI的T_2加权像可见近端食管扩张而远端食管消失的现象。能够检出颈部囊袋、咽部扩张等超声难以发现的影像学征象，为产前筛查EA的补充手段。

（2）生后诊断：患儿出生后表现为唾液过多，饮奶出现呛咳，发绀，胃管未能插入或返折。确诊可通过经鼻插管或经导管造影。CT及三维重建检查主要用于食管远近端距离较远或伴有多发畸形的食管闭锁，有助于判断瘘管的位置及盲端距离。食管闭锁常需要与重症新生儿肺炎、呼吸窘迫综合征、胸腹裂孔疝、先天性心脏病、其他类型的气管畸形鉴别诊断。

5．治疗及预后　诊断明确后，食管端端吻合术是唯一的治疗方法。

（1）术前管理：禁食、头高体位、注意变换体位，加强呼吸道管理，呼吸支持，建立静脉通路，维持水电平衡并输注广谱抗生素。

（2）手术原则：传统开放手术可采用经胸或胸腹外路径。Ⅰ、Ⅱ型通常先行食管造瘘和胃造瘘术，后期行结肠、胃或小肠代食管手术。Ⅲ型应争取一期气管食管瘘结扎、食管端端吻合术。Ⅴ型可根据瘘口位置经颈部或经胸行气管食管瘘修补手术。胸腔镜手术逐渐被采用并发挥了积极作用。

（3）术后管理：呼吸支持，呼吸道管理，积极抗感染，保持胸腔闭式引流管通畅，营养支持。通常术后5～7天确认食管通畅、无吻合口瘘即可经口试喂养。

食管闭锁的预后与技术诊断、患儿体重、肺部并发症、合并畸形、救治措施、护理质量密切相关，及时诊断处理吻合口瘘、吻合口狭窄、气管食管瘘复发、胃食管反流、气管软化等并发症将进一步提高食管闭锁患儿的生存质量。Montreal、Spitz和Waterston仍是目前预测死亡率的主流方法。Waterston还能够据住院时间和通气支持时间预测术后病况。

七、专家评述

食管闭锁的诊疗水平在过去 20 年已有很大进步，但低出生体重、合并复杂畸形、长段型食管闭锁的治疗等方面仍面临许多问题。产前诊断、出生后早期识别、尽早施行手术、客观准确全面评估并制定个体化诊疗方案，针对近远期并发症的防治，提高围术期诊疗水平，寻求多中心、多学科间密切协作，是今后提高先天性食管闭锁患儿的长期生存质量的发展方向。

（何晓波 郝丽红）

参考文献

[1] 唐雪珍，李鸿恩，陈丹，等 . 产前超声及胎儿磁共振对先天性食管闭锁的诊断价值 [J]. 中国临床医学影像杂志，2021，32（1）：29-32.

[2] Peters RT, Ragab H, Columb MO, et al. Mortality and morbidity in oesophageal atresia[J]. Pediatr Surg Int, 2017, 33（9）：989-994.

[3] van Lennep M, Singendonk MMJ, Dall'Oglio L, et al. Oesophageal atresia[J]. Nat Rev Dis Primers, 2019, 18：5（1）：26.

[4] Dingemann C, Eaton S, Aksnes G, et al. ERNICA Consensus Conference on the Management of Patients with Esophageal Atresia and Tracheoesophageal Fistula：Diagnostics, Preoperative, Operative, and Postoperative Management[J]. Eur J Pediatr Surg, 2020, 30（4）：326-336.

[5] Teimourian A, Donoso F, Stenström P, et al. Gender and birth weight as risk factors for anastomotic stricture after esophageal atresia repair：a systematic review and meta-analysis[J]. BMC Pediatr, 2020, 20（1）：400.

[6] 钟微，李乐，郑珊，等 . 先天性食管闭锁诊断及治疗（专家共识）[J]. 中华小儿外科杂志，2014，（8）：623-626.

[7] 林阳文 . 食管闭锁重建术后食管功能评估的现状与发展 [J]. 临床小儿外科杂志，2021，20（4）：388-392.

病例 14　气管食管瘘术后复发

一、病情介绍

患儿：女，7 个月，因"咳嗽、喘息 1 个月"于 2018 年 3 月 5 日入院。

现病史：1 个月前患儿无明显诱因出现咳嗽，不剧烈，每次 2 ～ 3 声，无犬吠样咳嗽及鸡鸣样回声，伴有喘息，进食后明显，无气促、发绀，无鼻塞、流涕，病程中无发热，无呕吐及腹泻。在当地医院拟诊"喘息性支气管炎"，给予头孢克洛、孟鲁司特钠口服，布地奈德混悬液＋异丙托溴铵吸入溶液治疗 1 周，咳嗽逐渐好转，活动和进食后仍有喘息。继续孟鲁司特钠、布地奈德混悬液＋异丙托溴铵吸入溶液治疗 1 周，患儿偶有咳嗽及喘息。1 天前患儿咳嗽突然加重，面色通红，痰较多不易咳出，伴喘息，阵发性发作，无呼吸困难。为进一步诊治来我院就医，门诊拟诊为哮喘？收入院。患病后，患儿精神好，吃奶容易呛咳，睡眠情况良好，大小便正常。

既往史：出生后发现有食管闭锁，生后 2 天行食管断端吻合和气管食管瘘结扎术。

个人史：第 1 胎第 1 产，平素喂养易呛奶，疫苗接种按计划进行。

家族史：父母亲身体健康。

入院查体：T 36.6℃，P 125 次 / 分，R 38 次 / 分。神志清楚，精神好，反应一般，呼吸略促。未见皮疹及出血点，全身浅表淋巴结未扪及肿大。前囟平软，三凹征阴性，双肺呼吸音粗糙，闻及吸气相喘鸣音，心音有力。腹平坦、柔软，肝、脾未触及，肠鸣音正常。神经系统查体未见异常。

实验室及辅助检查

入院前检查：

2018 年 3 月 2 日血常规：WBC 6.8×10^9/L，HGB 113g/L，PLT 235×10^9/L，NEUT % 32.2%，LY 57.4%，CRP 0.7mg/L。

2018 年 3 月 2 日胸片：双肺纹理增多、模糊，两肺野内中带伴有少许絮片状模糊影，肺炎。

入院后检查：炎症指标：血沉、CRP、PCT 均正常。肝肾功能、心肌酶、电解质、体液免疫、凝血四项无异常。过敏原总 IgE，食物过敏原筛查及吸入过敏原筛查阴性。

病原学检查：甲型流感病毒核酸阴性，乙型流感病毒核酸阴性，呼吸道病原免疫荧光三项（呼吸道合胞病毒、腺病毒、流感病毒）咽拭子阴性。肺炎支原体核酸阴性。PPD 皮试阴性，结核免疫三项试验阴性。

2018 年 3 月 6 日行 24 小时 pH 胃酸监测，提示胃食管反流。2018 年 3 月 8 日气管镜检查提示：气管上段外压狭窄，呼气相中重度塌陷，气管隆突上方约 1.5cm 可见一小鱼嘴样瘘口，吸气时无张开，留置胃管后予食管内灌注稀释亚甲蓝可见从瘘口渗出。左肺下叶基底段、右肺下叶基底段开口均可见中－大量黄白色黏稠分泌物（图8-30、图8-31、图8-32）。

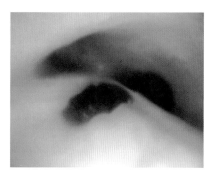

图8-30 气管镜检查（1）

注：气管隆突上方约1.5cm可见一小鱼嘴样瘘口，予食管内灌注稀释亚甲蓝可见从瘘口渗出。

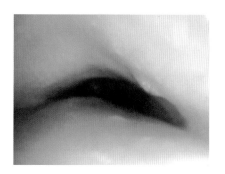

图8-31 气管镜检查（2）

注：气管上段外压狭窄，呼气相中重度塌陷。

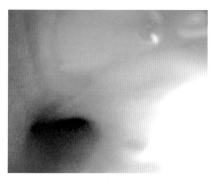

图8-32 气管镜检查（3）

注：左肺下叶基底段开口均可见中－大量黄白色黏稠分泌物。

二、诊疗经过

患儿系7个月龄以下小婴儿，临床以反复咳嗽、喘息为主要表现。查体：肺部可闻及吸气相喘鸣音，胸片示双肺纹理增多，两肺野内中带少许片絮状模糊影，支气管肺炎可诊断。但患儿喘息反复，治疗效果不佳，进食后或运动后喘息明显，伴呛奶，结合患儿既往出生后曾有诊断食管闭锁和食管气管瘘结扎术,高度怀疑食管气管瘘复发可能,完善气管镜检查发现气管隆突上方约 1.5cm 可见一小鱼嘴样瘘口,予食管内灌注稀释亚甲蓝可见从瘘口渗出。

三、最后诊断

1. 气管食管瘘术后复发。
2. 气管软化（中度）。
3. 迁延性肺炎。
4. 胃食管反流。

四、治疗及转归

入院后予布地奈德、异丙托溴铵雾化吸入止咳平喘,鼻饲喂养,抬高头部,减少反流及吸入。结合患儿年龄小,病史长,气管镜下可见大量黄白色分泌物,考虑合并细菌感染可能,给予阿莫西林舒巴坦静脉滴注抗感染。经内科治疗后患儿临床症状减轻,转外科行手术治疗,术后病情恢复可,复查胸片提示肺炎较前有吸收,办理出院。

五、重要提示

1. 患儿系 7 个月大,反复咳嗽、喘息,病程长。
2. 查体   双肺呼吸音粗糙,闻及吸气相喘鸣音。
3. 既往有食管闭锁及气管食管瘘修补手术史,喂养困难,容易呛咳。
4. 气管镜检查发现瘘口,从胃管注射亚甲蓝后可见亚甲蓝从瘘口渗出。

六、知识拓展

1. 概述   先天性气管食管瘘（tracheoesophageal fistula, TEF）是一种少见的先天性气管食管交通畸形,大部分伴有食管闭锁（以Ⅲ型 TEF 为主）,该类患儿确诊后需行瘘管结扎治疗,但小部分患儿术后有复发可能,目前国际上大规模病例报道表明该病复发率为 5% ~ 10%。由于 TEF 复发系少见病,主要表现为反复发生的呼吸道症状及喂养困难,临床表现无特异性。因此,大部分儿科医生对其认识不足,容易漏诊、误诊。

2. 临床表现   反复的呼吸道症状以及喂养困难、营养不良、身体消瘦等。

3. 辅助检查

（1）胸部影像学:胸部 X 线片可见吸入性肺炎的 X 线征象,表现为沿支气管分布的小片状炎症影,以中下肺野为常见。

（2）实验室检查:上消化道造影对 TEF 复发的诊断率很低,往往造成漏诊。俯卧位食管碘油造影曾是首选的诊断方法,确诊率在 90% 以上,但操作技术要求比较高且有辐射。对于造影阴性的疑似患儿可采用支气管镜检查或者亚甲蓝气管内注入食管镜观察法。

4.诊断及鉴别诊断　支气管镜术可以直视下对气管食管瘘进行诊断并可确定瘘口位置，具有简单、安全、无辐射、易操作、确诊率高等优点，是目前诊断术后气管食管瘘复发的可靠方法。亚甲蓝胃管内灌注支气管镜观察法是确诊 TEF 复发的金标准。需要与支气管发育不全和肺结核鉴别。

5．治疗及预后

（1）治疗：食管气管瘘复发（RTEF）治疗包括外科手术和内镜治疗，目前外科手术仍是治疗 RTEF 最主要的方式，但是围术期气道食道管理、二次手术的困难及术后可能导致的严重并发症仍是手术的难点，如何提高手术的成功率及降低手术并发症仍具挑战性。

（2）预后：RTEF 是食管闭锁（EA）伴 TEF 患儿术后较为严重的一种并发症，发生率为 5%～10%。了解 RTEF 的发生原因并采取积极有效的措施有助于降低 RTEF 的发生率。TEF 的正确与否，直接影响 RTEF 的可能性。初次修复手术时遵循标准的手术方式，正确结扎、缝扎并切断瘘管，术中应在尽量保证无张力情况下行食管端端吻合，避免食管吻合口张力过高。此外，术后通过有效抗感染、充分胸腔引流及内镜辅助下食管扩张等方法，积极治疗吻合口瘘及吻合口狭窄等并发症，避免其进行性恶化而诱发 RTEF。

七、专家评述

儿童 TEF 复发是临床少见病，诊断困难。吻合口瘘、食管狭窄等是导致复发的高危因素。TEF 复发多发生于术后 3～18 个月，当临床出现进食后反复呛咳、反复肺炎及生长发育落后时要高度考虑 RTEF。普通食管造影阳性率低，对于疑似 TEF 复发患儿支气管镜是首选检查方法，亚甲蓝胃管内灌注支气管镜观察法是确诊 TEF 复发的金标准。

（卢志威　鲍燕敏）

参考文献

［1］鲍燕敏，赵海霞，李晶，等．先天性气管食管瘘术后复发五例临床特点及文献复习［J］．中国小儿急救医学，2017，24（5）：360-364．

［2］华凯云，赵勇，谷一超，等．胸腔镜下食管闭锁修补术后食管气管瘘复发18例［J］．中华小儿外科杂志，2019，40（6）：499-502．

［3］梁磊，左伟，王玉，等．软式支气管镜在食管闭锁术后气管食管瘘复发诊断中的价值［J］．临床儿科杂志，2019，37（12）：950-952．

［4］何秋明，王哲，钟微，等．食管闭锁术后发生食管气管瘘复发患儿的程序化治疗［J］．中华小儿外科杂志，2020，41（12）：1078-1083．

病例 15　双主动脉弓

一、病情介绍

患儿：男，9月12天，因"喉中痰鸣8个月，加重1周"于2020年05月27日入院。

现病史：患者于8个月前（出生后1个月余）出现喉中痰鸣，以活动及吃奶后为著，阵咳后缓解，无吸气性呼吸困难，伴单声咳，有痰，无喘息、气促，无发热，无呼吸困难，无呕吐、腹泻等，遂至当地医院诊治，诊断为支气管炎予以静脉滴注头孢类药物1周，效果欠佳，院外仍间断喉中痰鸣，性质同前，后未再特殊治疗。1周前受凉后喉中痰鸣加重，呈持续性，咳嗽较前增多，无喘息、发热、呼吸困难等，遂至当地医院诊治，诊断为先天性喉软骨软化？，予以肌内注射喜炎平3天及雾化治疗1周，喉中痰鸣无减轻。今为进一步诊治来我院就医，在门诊行胸部CT＋三维重建示：符合支气管炎并右肺下叶局部间隔旁肺气肿CT表现，主气管中下段管腔局部明显变窄、形态不规则。未予特殊治疗。拟诊断为"喉鸣原因待查"收入院。患儿自发病以来，精神状态可，食欲食量一般，睡眠情况一般，体重无明显变化。

既往史：新生儿期身体健康。否认结核病人接触史。预防接种按当地计划进行。

个人史：母孕期正常，患儿系第3胎，第3产，足月顺产，出生体重3.0kg，生后无窒息，智力、体格发育同正常同龄儿童。

家族史：父母身体健康，非近亲婚配，其大姐8岁，二姐6岁，均身体健康，否认家族性遗传病史及家族中传染病史。

入院查体：T 36.7℃，P 120次/分，R 32次/分，WT 10.0kg。营养中等，神志清楚，精神一般，反应好，呼吸尚平稳。全身皮肤正常，全身浅表淋巴结未扪及肿大。前囟平软。鼻通气良好，未见分泌物，口唇无发绀。咽部黏膜充血。胸廓正常，呼吸节律规整，轻度三凹征。双肺呼吸音粗，可闻及痰鸣音及喉鸣传导音，无呼气相延长，未闻及胸膜摩擦音。心率120次/分，律齐，心音有力，各瓣膜听诊区未闻及杂音，未闻及心包摩擦音。腹平软，肠鸣音正常，4次/分。

实验室及辅助检查：

2020年5月26日胸部CT＋三维重建：符合支气管炎并右肺下叶局部间隔旁肺气肿CT表现，主气管中下段管腔局部明显变窄、形态不规则。

2020年5月26日血常规＋C-反应蛋白：WBC $7.82×10^9$/L，RBC $4.94×10^{12}$/L，HGB 120g/L，PLT $525×10^9$/L，LY% 71.5%，NEUT% 21.1%，CRP 0.5mg/L。

入院后查：血沉（ESR）、降钙素原（PCT）正常。细胞形态：异型淋巴细胞（反应性淋巴细胞）15%，部分红细胞中心淡染区扩大较明显，异型淋巴细胞比例增高。

血凝五项：纤维蛋白原1.40g/L，略低于正常，余结果正常。

术前急查：乙肝表面抗体阳性，余结果均阴性。

免疫球蛋白（Ig）测定：IgA偏低。IgG、IgM、IgE均正常。T淋巴细胞亚群：CD3 52.58%，CD4 23.55%，低于正常。

变应原筛查（欧蒙吸入、食入）：艾蒿、狗毛皮屑：弱阳性，余阴性。

呼吸道病原抗体谱检测：呼吸道合胞病毒、腺病毒、流感病毒A、流感病毒B、副流感病毒、肺炎衣原体、肺炎支原体、嗜肺军团菌抗体IgM均阴性。

心电图：窦性心动过缓、窦性心律不齐。

2020年5月28日心血管CTA＋气道重建、颈部平扫＋增强（图9-1）：双肺未见异常组织密度影，部分亚段支气管管壁增厚，右肺下叶局部胸膜下密度减低。纵隔内未见肿大

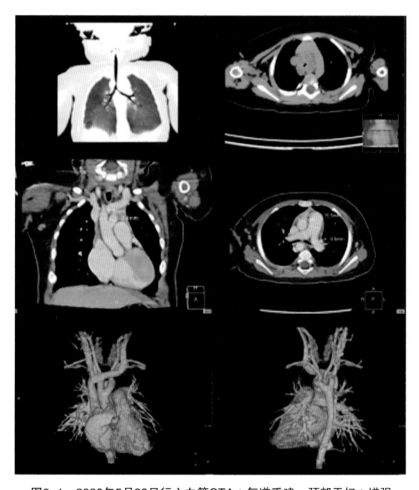

图9-1　2020年5月28日行心血管CTA＋气道重建、颈部平扫＋增强

注：主气管中下段管腔局部明显变窄，CTA示双主动脉弓，左右分别宽约8.4mm、8.4mm，形成动脉环，气管部分包绕，相应气道狭窄。

淋巴结，双侧胸膜未见增厚，胸腔未见积液。三维重建示：主气管中下段管壁增厚，管腔局部明显变窄、形态不规则，平扫CT值约为31HU，增强呈均匀强化，动脉期CT值约为63HU，静脉期见进一步强化，CT值约为92HU，病变累及隆突及左右主支气管近端，段以下支气管通畅。颈部各组织结构及间隙显示清晰，未见异常软组织肿块，气管居中，管腔未见狭窄，未见受压或移位。颈部淋巴结未见肿大。增强未见异常强化灶。CTA示：内脏心房正位，房室大小未见明显异常，房室连接一致，房间隔及室间隔未见明显连续性中断。主动脉起源于左心室，起始部宽约9.4mm，见双主动脉弓，左右分别宽约8.4mm、8.4mm，形成动脉环，气管部分包绕，相应气道狭窄，双侧主动脉弓先后发出颈总动脉、锁骨下动脉，双主动脉弓于T_5水平汇合后于脊柱前方略偏右侧下行，后转向脊柱左前侧入腹腔，主动脉降部宽约9.4mm。肺动脉起源于右心室，肺动脉主干未见异常，宽约15.5mm，右肺动脉宽约10.8mm，左肺动脉宽约8.6mm。所示奇静脉、半奇静脉增粗、迂曲。

影像学诊断：①符合右肺下叶局部间隔旁肺气肿CT表现；②主气管中下段管腔局部明显变窄、形态不规则；③颈部平扫未见明显器质性病；④CTA示：双主动脉弓。

心脏超声：双主动脉弓。

2020年5月29日支气管镜检查（图9-2）：①气管支气管重度外压性狭窄（气管全长约5cm，下半段管腔右前壁及左后壁外压性狭窄，管腔缩小约4/5，隆突左后壁、左主支气管开口及近1/3段管腔外压性狭窄呈"竖一字"形；②气管支气管内膜炎症。

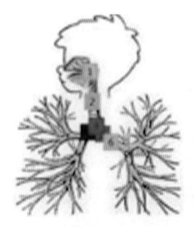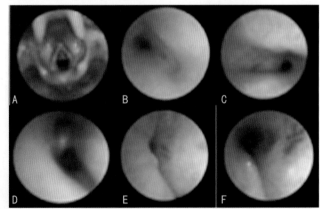

图9-2　支气管镜图像

注：气管下半段管腔右前壁及左后壁外压性狭窄，管腔缩小约4/5，隆突左后壁、左主支气管开口及近1/3段管腔外压性狭窄呈竖一字型。A. 咽喉部；B. 气管；C. 隆突；D. 右主支气管；E. 左主支气管；F. 左主支气管口。

二、诊疗经过

根据患儿1周前受凉后喉中痰鸣加重，咳嗽，伴流涕。查体：双肺呼吸音粗，可闻及痰鸣音，胸部CT提示支气管炎表现，明确诊断支气管炎。患儿自生后1个月余开始出现喉中痰鸣，活动及吃奶后为著，曾给予抗感染治疗症状无减轻，受凉后喉中痰鸣加重，分析患儿可能存在先天发育异常，如气管狭窄、软化、心肺血管发育异常等，胸部 CT 示主气管中下段管腔局部明显变窄，分析患儿可能存在气道发育异常，心血管 CTA 及心脏彩超提示双主动脉弓。

三、最后诊断

1. 双主动脉弓。
2. 气管、支气管狭窄。
3. 支气管炎。

四、治疗及转归

入院后针对支气管炎给予头孢他啶抗感染，给予布地奈德、沙丁胺醇雾化止咳、促进痰液排出，就患儿喉鸣进一步查找原因，心血管 CTA 及心脏彩超提示双主动脉弓，支气管镜检查提示气管支气管重度外压性狭窄，管腔缩小约 4/5，隆突左后壁、左主支气管开口及近 1/3 段管腔外压性狭窄呈"竖一字"形，明确诊断双主动脉弓、气管、支气管狭窄，转入外科，在全麻下行双主动脉弓矫治术，术后喉中痰鸣减轻，复查胸部 CT 示符合肺炎并左肺少部分实变 CT 表现；符合右肺下叶局部间隔旁肺气肿 CT 表现；主气管中下段管腔局部明显变窄、形态不规则，病情恢复，出院后随诊，复查心脏彩超、心肺血管 CTA 检查恢复良好。

五、重要提示

1. 小婴儿，生后不久出现喉中痰鸣，症状无减轻，感染后加重，反复或持续存在。
2. 查体 轻度三凹征，双肺呼吸音粗，可闻及喉鸣传导音。
3. 心脏彩超及心肺血管 CTA 提示双主动脉弓。

六、知识拓展

1. 概述 双主动脉弓是胚胎早期第四对左、右背弓残存血管形成的一种最常见的血管环畸形，发病率占所有先天性心脏血管畸形的 1%～2%。具体发病机制尚不明确。与正常主动脉弓不同，双主动脉弓在气管左前方形成前弓，在气管与食管右后方形成后弓。前、后弓从两侧到气管和食管后方汇合成血管环后，下行在左侧的血管为胸降主动脉。大多数患者的后弓比前弓粗。管腔如闭锁，常发生在前弓。胸降主动脉如在脊柱右侧，双弓则一个在左后方，另一个在右前方。多数双主动脉弓的右前弓是粗大的。手术时应保留粗大的弓，结扎切断细小的弓。双主动脉弓的动脉导管多在左侧，也有在右侧或双侧的。短的动脉导管将肺动脉向后拉，形成血管环，并在前方压迫食管。血管环越小，压迫越严重（图 9-3）。

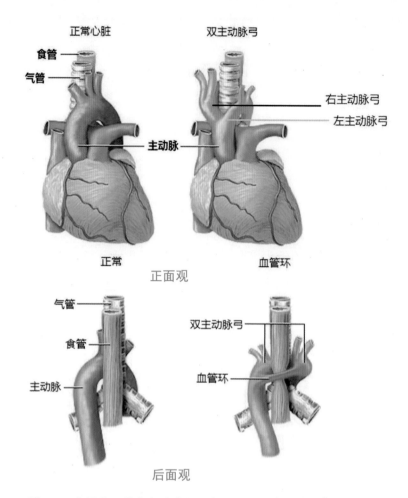

正常心脏

双主动脉弓

食管

气管

右主动脉弓

左主动脉弓

主动脉

正常

血管环

正面观

气管

食管

主动脉

双主动脉弓

血管环

后面观

图9-3   左图为正常左主动脉弓，右图为双主动脉弓示意图

2. 临床表现   患儿临床表现为咳嗽、气促、喘息、程度不等的呼吸困难、反复呼吸道感染等。当压迫食管时可出现呕吐、进食缓慢，甚至会出现拒食、吞咽困难，导致营养不良。

3. 辅助检查

（1）超声心动图：在胸骨上窝长轴切面，探头分别沿人体冠状切面顺时针旋转30°向左及逆时针旋转30°向右，可显示左、右两侧主动脉弓，亦可显示血流方向，脉冲多普勒可显示动脉频谱及流速。该检查操作简单、便捷且无创，但它也有一定缺点，不能探查到没有血流通过的闭锁的弓以及动脉韧带，所以对于一侧弓闭锁的双弓患者无法进行明确的诊断，也无法判断完整的血管环对周围组织（食管、气管）的压迫。

（2）CT及心血管三维重建：可以显示主动脉弓的形态和头臂动脉分支情况，以及气管食管的受压狭窄部位。气道三维重建可弥补横断面图像对气管、支气管纵切面长轴显示的不足，对气管、支气管管腔直径与面积进行准确的量化。

（3）MRI：以横轴位主动脉弓及弓上层面可直接显示气管两侧的右和左侧主动脉弓，右侧颈总和锁骨下动脉分别开口于右弓，而左侧相应的头臂动脉分别开口于左弓，以及双弓形成的血管环对气管和食管的压迫情况。检查时需要全麻或深镇静，所以完成检查所需时间相对较长。

（4）纤维支气管镜：可非常直观且清晰的观察气管狭窄位置及程度，具有重要的诊断价值，但不可避免存在加重气道阻塞的风险，且存在器械不匹配可能，因此并不是必须的检查手段。

（5）心血管造影：胸主动脉造影可显示双主动脉弓及头臂动脉分支全貌，能明确了解心血管的分布、走形及发育，但其为有创检查，术前检查并不推荐。

4. 诊断和鉴别诊断　对于反复喘息治疗不佳、反复呼吸道感染，尤其合并有进食梗阻的患者应高度怀疑血管环可能，超声心动图结合螺旋CT心血管重建、气道重建能有效诊断。需与以下疾病鉴别。

（1）右弓伴迷走左锁骨下动脉：另一种主动脉弓异常，如果没有横断位的图像可能很难与双主动脉弓鉴别。

（2）左肺动脉异常起源：影像学上表现为气管后方的压迫。

（3）非血管性肿块：小的中纵隔肿块或大的前、后纵隔肿块。

5. 治疗和预后　有学者认为，所有血管环患者，即使发现时无明显食管、气管的相关受压迫症状，随着病情进一步发展，未来也一定会出现与此相关的明显症状。早期进行相关个体化的手术诊疗可以避免出现缺氧所致的进一步的严重并发症以及食管受压所致的吞咽困难等情况。有相关研究表明，延迟治疗可造成患者猝死以及进一步的气管支气管损伤。也有文献报道，在成年人中有偶然体检发现的双主动脉弓患者，他们并无任何相关临床症状。CT检查提示左、右主动脉弓均衡发育，形成血管环的管径与食管气管的管径大致相当，因此食管、气管的发育并未受压迫。未进一步行相关手术治疗，随访无特殊。由此可见，临床上无症状的平衡型双主动脉弓可暂不手术，长期随访心脏彩超、CT及气道重建，监测并评估双弓及气管、食管的发育情况。先天性双主动脉弓的手术矫治目的是离断一侧弓，保留优势弓，解除血管环对气管、食管的压迫。而对于在术中是否同期处理因血管环压迫引起病变的气管仍然存在不同意见，一些学者认为气管软化在2岁前不易自行缓解，对于严重的、弥漫性、"O"形气管环等情况，应于术中行气管狭窄段切除、端端吻合或Slide气管成形术。对气管、食管压迫程度相对于其余血管环（如肺动脉吊带等）较轻，且多为短段，在压迫解除后可因生长发育至正常，并未再出现相关严重并发症。亦有相关研究表明，通过长时间的积极随访发现，在解除相关压迫后，原本受累狭窄的气管随着患儿年龄的增长而进一步生长发育，大多数患儿因受压而狭窄的气管在9岁左右可发育接近正常同龄儿水平。

七、专家评述

双主动脉弓是一种最常见的血管环畸形，其所致的反复喘息通常发病较早，多因反复喘息而就诊，查体可见吸气性三凹征，可闻及喘鸣音，重者可影响生长发育，也有部分患儿症状相对较轻而被漏诊。因此对于反复喘息原因不明或虽然有一定的可逆性，但未完全缓解者，需注意排除本病，必要时进行胸部 CT ＋三维重建、支气管镜等检查。

（孙　静　马　香）

参考文献

[1] 丁楠，李晓峰，郭健 . 婴幼儿双主动脉弓的诊断与手术治疗 [J]. 中华胸心血管外科杂志，2016，32（3）：140-142.

[2] 熊青峰，付晓荣，陈艳 . 双主动脉弓多层螺旋 CT 血管成像的影像表现与手术治疗 [J]. 实用放射学杂志，2015，31（11）：1786-1789.

[3] 胡原，刘倩君，肖丽苗 . 婴幼儿先天性双主动脉弓的临床特征和超声诊断 [J]. 临床小儿外科杂志，2020，19（9）：842-846.

病例 16　肺动脉吊带

一、病情介绍

患儿：女，8 月 22 天，因"咳嗽 7 天，气喘 6 天"于 2018 年 8 月 17 日入院。

现病史：患儿于入院前 7 天出现咳嗽，呈单声咳嗽，无痰，无犬吠样咳嗽及鸡鸣样回声，无声音嘶哑，昼夜无差别，偶喷嚏，无流涕、鼻塞，病初发热 1 次，体温最高 39.0℃，给予退热药后体温降至正常，未再复升，入院前 6 天出现气喘，晨起及夜间为著，无烦躁及哭闹，无发绀。就诊于当地医院，诊断为支气管炎，给予静脉滴注头孢噻肟、热毒宁、甲泼尼龙、溴己新，喷雾吸入沙丁胺醇、布地奈德 4 天，病情无好转，气喘较前加重，气喘明显时口唇发青、烦躁不安，可安抚。为进一步诊治，就诊于本院门诊，给予静脉滴注美洛西林舒巴坦 1.5g、地塞米松 4mg 1 次，雾化吸入布地奈德混悬液 2ml、沙丁胺醇 2.5mg，用药后气喘略减轻，但夜间再次加重，为系统治疗收入院。患病后，患儿精神好，进食尚可，睡眠情况一般，大便正常，小便正常。

既往史：生后患先天性喉喘鸣，予补充维生素 AD、钙剂后症状好转。有湿疹史。否认异物吸入史。否认食物、药物过敏史，无长期服药史。预防接种按计划进行。

个人史：系第 2 胎，第 2 产，37 周顺产，出生体重 3.6kg。生后无窒息。生长发育同正常同龄儿。

家族史：父母身体健康，非近亲婚配。有 1 兄，现 17 岁，身体健康。

入院查体：T 37.4℃，P 149 次 / 分，R 46 次 / 分，BP 85/50mmHg。神志清，精神一般，反应可，呼吸略促，三凹征阳性，吸气性下胸壁凹陷。双肺呼吸音粗糙，可闻及广泛高调喘鸣音及大量痰鸣音，呼气相延长。心音有力，律齐，心率 149 次 / 分。腹平软，未及包块，肝脏肋下 2.0cm 可触及，质软边锐，脾脏肋下未触及，四肢末梢暖，甲床无发绀、苍白。无杵状指（趾）。

实验室及辅助检查：

入院前查 2018 年 8 月 13 日血常规：WBC 18.74×10^9/L，RBC 4.94×10^{12}/L，HGB 130g/L，PLT 439×10^9/L，LY% 73.1%，NEUT% 17.1%。超敏 CRP 1.63mg/L。PCT 0.164ng/ml。

结核杆菌 IgG 抗体：阴性。肺炎支原体抗体 IgM：阴性。

胸部正位片：支气管炎 X 线表现。

入院后查：血气分析：pH 7.35，PO_2 73mmHg，PCO_2 33mmHg，Ca^{2+} 1.29mmol/L，HCO_3 19.8mmol/L，TCO_2 19.2mmol/L，BE -6.5mmol/L，SO_2 94%，T 37℃，K^+ 3.7mmol/L，Na^+ 142mmol/L，GLu 6.7mmol/L，Lac 2.1mmol/L。

血常规：WBC 15.17×10^9/L，RBC 4.69×10^{12}/L，HGB 124.00g/，LY% 55.00%，NEUT% 38.10%，PLT 811.00×10^9/L。细胞形态：偶见异型淋巴细胞。

ESR、PCT、CRP 正常。

生化：电解质、肝肾功能、心肌酶大致正常。葡萄糖 7.26mmol/L。

呼吸道病原抗体谱：副流感病毒、肺炎衣原体、肺炎支原体、腺病毒、呼吸道合胞病毒、嗜肺军团菌抗体 IgM 均阴性。

体液免疫功能：IgA 0.108g/L，IgG 3.77g/L，偏低，IgM 正常。

T 淋巴细胞亚群：CD3 39.91%，CD4 21.04%，均减低，余正常。

心电图：窦性心动过速、T 波改变。

心脏彩超：各房、室腔径尚正常，于正常肺动脉分叉处未见左肺动脉分出，可见左肺动脉自右肺动脉远端发出并于气管后方走行，左肺动脉发育尚可，内径约 0.36cm。房间隔中部探及回声中断约 0.16cm，缺损周围可探及房间隔结构回声。各组瓣膜启闭正常，室间隔连续完好，左位主动脉弓。室壁运动分析：左室心肌回声可，室壁运动协调，运动幅度可。CDFI：于房间隔缺损处可见左向右过隔血流束，CW 测最大压差 4mmHg，峰速 1.0m/s。超声提示：先天性心脏病、肺动脉吊带、卵圆孔未闭。

喉部彩超：舌根部、声门裂部及气管周围软组织扫查未见明显异常。

心血管 CTA：心脏正位：肺动脉起源于右心室，肺动脉主干未见明显异常，宽约 10.8mm，右肺动脉宽约 8.2mm，左肺动脉起源于右肺动脉后上壁，最宽处约 6.5mm，弯向左下绕过主气管（相应气道狭窄），于食管、气管间及左肺支气管上方进入左肺门，左肺动脉于气管后方管腔明显变窄，宽约 1.2mm。主动脉起源于左心室，主动脉弓部先后发出右侧头臂干、左颈总动脉、左侧锁骨下动脉，主动脉起始部、弓部、峡部及降部分别宽约 7.7mm、8.5mm、7.0mm、6.7mm。肺静脉及腔静脉回流未见明显异常。左侧见迂曲支气管动脉显示。两肺上、下叶见片絮状及片状密度增高模糊影，右肺下叶为著，少部分呈软组织密度，其内可见支气管充气征，纵隔影内未见明显肿大淋巴结影。气管重建示：气管居中，主支气管下段及右主支气管、右肺中间段支气管起始部管腔局限性较细；左主支气管管腔通畅。影像学诊断：符合肺动脉吊带CTA表现；卵圆孔未闭？气道重建示：主支气管下段及右主支气管、右肺中间段支气管起始部管腔局限性狭窄；符合肺炎并右肺下叶部分实变CT表现（图9-4）。

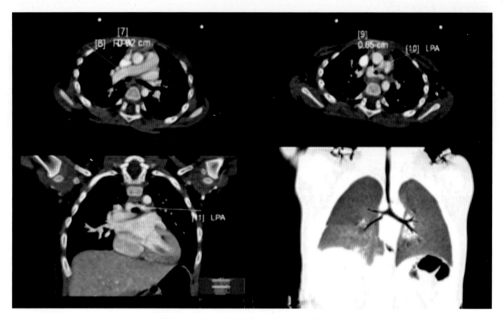

图9-4　2018年8月24日心血管CTA

肺动脉主干未见明显异常，宽约10.8mm，右肺动脉宽约8.2mm，左肺动脉起源于右肺动脉后上壁，最宽处约6.5mm，弯向左下绕过主气管（相应气道狭窄），于食管、气管间及左肺支气管上方进入左肺门，左肺动脉于气管后方管腔明显变窄，宽约1.2mm。

二、诊疗经过

患儿以咳喘入院，查体双肺可闻及喘鸣音，胸片提示支气管炎改变，入院初步诊断为急性喘息性支气管炎，给予阿莫西林克拉维酸钾静脉滴注，干扰素雾化抗感染，甲泼尼龙静脉滴注抗炎，布地奈德、异丙托溴铵、特布他林喷雾吸入平喘，给予孟鲁司特钠、咳喘灵口服等治疗，气喘缓解慢。入院后完善心脏彩超检查提示肺动脉吊带、卵圆孔未闭，完善心血管CTA检查提示肺动脉吊带，继续抗感染，咳嗽减轻后，转心外科，在全麻体外循环下行Slide气管成形＋左肺动脉移植术，术后予呼吸机辅助通气，输注悬浮红细胞、血浆等血制品，给予强心、利尿、抗感染等治疗。术后复查血常规：WBC 24.13×10⁹/L，NEUT% 56.6%，LY% 34.3%，HGB 171.00g/L。胸片：先心病术后，肺内渗出性病变，两侧胸腔积液不排除。胸部彩超：双侧胸腔积液（少量）。术后5天患儿出现发热，查体双肺可闻及痰鸣音，痰涂片提示革兰阳性链球菌、革兰氏阴性杆菌。血常规：WBC 22.02×10⁹/L，

LY% 27.9%，NEUT 59%，CRP 19.54mg/L，调整抗感染方案为利奈唑胺、头孢哌酮舒巴坦、美罗培南，患儿体温渐恢复正常，咳嗽减轻，复查胸部 CT 示符合肺炎 CT 表现，气管成形术后，主气管下段及右主支气管起始段管腔局部较窄。达到临床治愈，予出院。

三、最后诊断

1. 肺动脉吊带。
2. 先天性气管狭窄。
3. 肺炎。
4. 双侧胸腔积液（少量）。
5. 卵圆孔未闭。

四、治疗及转归

入院后予抗感染、抗炎平喘治疗，第 2 天完善心脏彩超提示肺动脉吊带，进一步完善心血管 CTA 检查提示肺动脉吊带表现、主支气管狭窄，于心外科行 Slide 气管成形＋左肺动脉移植术，术后给予呼吸支持、抗感染、强心、利尿、输血等治疗，患儿病情恢复，顺利撤机，复查胸部 CT 示炎症好转，顺利出院。

五、重要提示

1. 小婴儿，生后喉喘鸣病史，以反复、持续性咳喘为主要表现。
2. 经抗感染、抗炎平喘等治疗，气喘缓解不理想。
3. 心脏彩超、心血管 CTA 检查提示肺动脉吊带。

六、知识拓展

1. **概述** 肺动脉吊带是一种罕见的先天性心血管畸形，是左肺动脉异常起源于右肺动脉，并向后经气管分叉后方、食管前方向左行走，最后到达左侧肺门处，形成气管周围的吊带压迫，常合并呼吸道狭窄及其他心脏畸形。这种左肺动脉的畸形最早于 1897 年由 Glaevecke 和 Doehle 在一例 7 个月的婴儿尸检中发现。

2. **临床表现** 与气管食管受压迫程度密切相关，症状出现一般在 6 个月内，严重者 1 个月甚至出生时即有吸气时喘鸣表现。由于存在喘鸣，患儿常表现出特殊体位，如喜仰卧位、抬高头，使呼吸道通畅以利于维持足够的气体交换。有些患儿表现为反复呼吸道感染、气息粗浊、咆哮样咳嗽。严重者甚至发生呼吸暂停、发绀、意识不清。食管压迫症状主要表现为喂养困难、吞咽困难，甚至在进食时因压迫气管而发生气道梗阻，在进食固体食物时尤为明显。

3. **辅助检查**

（1）胸部正、侧位 X 线片：肺动脉吊带在正位 X 线胸片上常可表现为右肺过度通气或气管下段和隆凸偏向左侧，而左侧肺门区的位置较正常肺动脉干位置低。侧位 X 线胸片可见气管、食管之间距离增宽。

（2）超声心动图：对血管环和肺动脉吊带的诊断是敏感而有效的，甚至对于新生儿和婴幼儿患者也极有价值。某些有经验的检查者可以通过胎儿超声在怀孕 14～16 周就探查到胎儿存在致命的血管环畸形。

（3）CT 及三维重建：CT 可见左肺动脉起源于右肺动脉，环绕气管，并在食管前方向左进入肺门，同时还可显示完全性气管环畸形。同时可以显示气管、支气管异常，以及吊带与气管食管的关系，克服了有创性检查、MRI 扫描时间长、镇静要求高且检查费用昂贵等缺点。

（4）MRI：对诊断血管畸形和气道狭窄很有帮助，可以清晰显示心脏解剖结构与大血管起源关系，用于评估肺动脉主干及分支的发育和走行情况。缺点是检查时患儿必须镇静，完全镇静常会加重呼吸困难，甚至发生呼吸暂停而造成生命危险。

（5）纤维支气管镜：优点在于可直观地观察气管的内部情况，排除内部因素导致气管狭窄的可能，评估气管狭窄的程度及长度，是肺动脉吊带术前不可替代的检查方式。

（6）食管钡餐造影：肺动脉吊带在正位片上无明显特征性表现，而在侧位造影片上可见食管向后的压迹，且压迹位于隆凸上方。

（7）3D 打印技术与虚拟计算机模型重建：3D 打印技术使得一些罕见的心血管畸形的解剖及走行有一个形象的显示，但无法分别显示血管及气管相互受压情况，最新的虚拟计算机模型重建可以更为精准地分解心血管以及气管各部。

4. 诊断和鉴别诊断　因肺动脉吊带临床表现无特异性，主要与迷走的肺动脉对气管及食管的压迫程度、其他伴发先天气管畸形或心脏内外伴发畸形的严重程度相关。发生反复呼吸道症状时应警惕是否有肺动脉吊带或其他血管畸形压迫，诊断主要依赖于心脏彩超、心脏增强 CT、纤维支气管镜等检查。需要与以下疾病鉴别。

（1）双主动脉弓：同为压迫食管气管，双主动脉弓对食管压迫更明显，食管钡餐造影可明显显示，而肺动脉吊带主要压迫气管，超声、CT 可鉴别。

（2）左肺动脉阙如：心脏彩超上肺动脉分叉结构消失为两者的共同点，不同的是肺动脉吊带可于右肺动脉探查到左肺动脉的开口，且左肺动脉阙如在临床上可出现反复咯血等症状。

（3）左肺动脉起源于升主动脉：该病 CT 图像表现为主肺动脉直接延续为右肺动脉，且右肺动脉上未能发现左肺动脉开口，然而于升主动脉上发现异常血管的开口，该血管向左行至肺门。

5. 治疗和预后　因肺动脉吊带的患者往往伴有气道压迫甚至有完全性气管环畸形，因此一旦诊断明确即应早期手术。术前必须保持呼吸道通畅，必要时行气管插管，同时纠正低氧血症、高碳酸血症、酸中毒、电解质紊乱。肺动脉吊带患者如不伴气管狭窄和完全性气管环可经左胸切口或正中切口，否则必须作胸骨正中切口，并建立体外循环，在纠正左肺动脉畸形的同时行气管成形术。

七、专家评述

肺动脉吊带是一种罕见的先天性心血管畸形，常合并呼吸道狭窄及其他心脏畸形。由于异常左肺动脉压迫气管和食管，可引起呼吸道梗阻或食管受压症状，如反复喘息、咳嗽、肺部感染、呼吸困难或吞咽困难。一经确诊，即有手术指征，但由于临床表现缺乏特异性，容易漏诊或误诊为其他呼吸道疾病。

（孙　静　马　香）

参考文献

[1] 陈小龙,张儒舫,沈立. 婴幼儿肺动脉吊带的研究进展 [J]. 中华实用儿科临床杂志,2018,33（1）:69-72.

[2] 贺洁,计晓娟. 肺动脉吊带的临床诊疗进展 [J]. 临床超声医学杂志,2019,21（7）:534-536.

[3] 郭张科,李晓峰. 儿童肺动脉吊带合并气管狭窄的诊疗新进展 [J]. 临床小儿外科杂志,2018,17（4）:307-311.

病例 17　声门下血管瘤

一、病情介绍

患儿:女,2个月1天,因"喉鸣、气喘20余天,加重3天"于2021年3月28日入院。

现病史:患者于20余天前（即生后40天）出现喉鸣,伴气促、气喘,病初日间明显,与体位无明显关系,声音低哑,偶有呛咳,无口吐泡沫,无青紫,体温正常,病初给予维生素 D_3 口服治疗,喉鸣渐加重,11天前就诊于当地医院,诊断为先天性声门狭窄？急性喘息性支气管炎、心肌损害、肝损害。查心脏彩超未见异常,颈部及胸部CT示右侧声襞增厚,声门裂狭窄,胸部未见异常,先后给予红霉素、头孢噻肟、氨溴索、甲泼尼龙静脉滴注,布地奈德、沙丁胺醇、异丙托溴铵雾化等治疗,患儿喉鸣、气喘略减轻,3天前喉鸣及气喘较前加重,无明显诱因阵发性喘憋,1天前就诊于我院急诊,给予甲泼尼龙6mg、维生素 K_1 3mg、磺苄西林0.6g静脉滴注治疗1次,为系统诊治收入院。患病后,患儿精神好,进食好,近3天夜间睡眠欠安,大小便正常。

既往史:既往体健,否认肝炎、结核等传染病史及接触史,否认手术、外伤、输血史,曾接种卡介苗 1 次、乙型肝炎疫苗 2 次，轮状病毒疫苗 1 次，接种后无不良反应。

个人史：母孕早期因孕酮低予保胎治疗，G_1P_1，36^{+6} 周顺产，出生体重 3.3kg，生后无窒息，母乳喂养，1 个月可追视、逗笑，2 个月会抬头。

家族史：父母身体健康，非近亲婚配。否认家族性遗传病史及家族中传染病史。

入院查体：T 36.9℃，P 136 次 / 分，R 42 次 / 分，WT 6.0kg，Ht 56cm。神志清楚，精神好，反应好，安静状态下呼吸尚平稳。全身皮肤正常，皮肤弹性好，全身浅表淋巴结未扪及肿大，前囟平软。鼻通气良好，口唇无发绀，咽部黏膜略充血。三凹征阳性，双肺呼吸音粗糙，可闻及双相喉鸣传导音及呼气末喘鸣音。心率 136 次 / 分，律齐，心音有力。腹平坦、柔软，肠鸣音正常，4 次 / 分。

实验室及辅助检查：

入院前 2021 年 3 月 18 日查颈部、胸部 CT：右侧声襞增厚，声门裂狭窄，双侧甲状软骨对称，胸部未见明显异常。

心脏彩超：心脏大小、形态、功能未见明显异常。

舌根部、喉部彩超：舌根部、声门裂部及气管软组织扫查未见明显异常。

血常规：WBC $10.82×10^9$/L，RBC 121g/L，PLT $551×10^9$/L，LY％ 69.9％，NEUT％ 17.2％，EOS％ 6.1％，EOS $0.66×10^9$/L。CRP ＜ 6mg/L，SAA ＜ 6mg/L。

入院后查：血气分析：PH 7.42，PO_2 96mmHg，PCO_2 41mmHg，HCO_3^- 26.4mmol/L，BE −2.1mmol/L，SO_2 98％。

血沉、CRP 及降钙素原均正常；细胞形态示部分粒细胞颗粒粗大，偶见异型淋巴细胞。

生化示电解质、肝功能、心肌酶及肾功大致正常。

心电图、心脏彩超未见异常。

免疫球蛋白：IgG、IgA、IgM、IgE 均正常。T 淋巴细胞亚群：CD3、CD4、CD8、CD4/CD8 均正常。

血凝五项示正常范围。

输血前检查：乙型肝炎、丙型肝炎、艾滋病、梅毒抗体均阴性。

TORCH：弓形虫、风疹病毒、巨细胞病毒、单纯疱疹病毒抗体 IgM 均阴性。

甲功三项：正常。

甲状腺彩超未见异常。

2021 年 3 月 29 日纤维支气管镜：术前诊断：喉鸣原因待查。2％利多卡因局部麻醉，1：10 000 肾上腺素 1ml，布地奈德 0.5mg 气管内给药。局麻下经右侧鼻腔进境。鼻腔、咽腔通畅。喉部：会厌、后联合、声带正常，漏斗部右侧及后部黏膜明显隆起，呈暗紫色，堵塞管腔约 3/4。检查结论：声门下血管瘤？（右侧）。

2021 年 3 月 30 日颈部、头颅、胸部 CT（图 9-5）：①双侧侧脑室显示较宽，部分脑外液腔隙较宽；②喉腔右侧壁、甲状腺周围、约 $T_{4/5}$ 水平气管右侧壁、左上纵隔区异常密度灶，血管瘤？③符合肺炎并多发实变 CT 表现，右肺胸廓内静脉局部显示较粗。

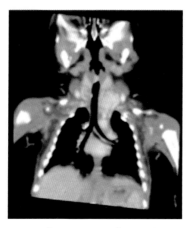

图9-5　2021年3月30日颈部、头颅、胸部CT

注：喉腔右侧壁、甲状腺周围、约$T_{4/5}$水平气管右侧壁、左上纵隔区异常密度灶。

二、诊疗经过

患儿年龄小，出生不久即有吸气性喉鸣，呈进行性加重，本次以咳喘、喉鸣为主要表现。查体：三凹征阳性，双肺呼吸音粗糙，可闻及双相喉鸣传导音及呼气末喘鸣音，其颈部CT示声门裂狭窄，考虑气道发育异常不能排除。行支气管镜及颈部增强CT检查均提示声门下血管瘤不能排除。患儿年龄小，反复咳喘，胸部CT示肺炎并多发实变，诊断肺炎成立。根据患儿门诊查血常规示嗜酸性粒细胞计数0.66×10^9/L，诊断嗜酸性粒细胞增多。

三、最后诊断

1. 血管瘤（声门下）。
2. 肺炎。
3. 嗜酸性粒细胞增多。

四、治疗及转归

入院后给予阿莫西林克拉维酸钾静脉滴注抗感染，给予甲泼尼龙静脉滴注抗炎，给予布地奈德、特布他林、异丙托溴铵平喘，另外完善术前检查，行支气管镜及颈部增强CT检查均提示声门下血管瘤不能排除，给予普萘洛尔口服诊断性治疗，用药3天后喉鸣明显减轻，动态监测血压、血糖、心率均在正常范围，逐渐增加普萘洛尔剂量至2mg/（kg·d），治疗1周后复查支气管镜检查示漏斗部右侧及后部黏膜隆起较前减轻，呈红色，堵塞管腔约1/3，提示声门下血管瘤（漏斗部右侧及后部黏膜隆起较前减轻，堵塞管腔约1/3），患儿诊断明确，治疗后病情好转，予出院。出院后继续服用普萘洛尔治疗，门诊随诊，定期复查支气管镜，镜下见瘤体面积渐缩小。

五、重要提示

1. 生后不久出现持续性喉鸣，伴声音低哑，补充维生素 D 无好转。
2. 查体　可闻及吸气相或双相喉鸣传导音。
3. 给予抗感染、支气管舒张剂治疗效果不明显。
4. 支气管镜、颈部增强 CT 提示血管瘤。

六、知识拓展

（一）概述

大约 60% 的婴儿血管瘤位于头颈部，是儿童头颈部最常见的肿瘤。而声门下血管瘤是气道内少见的良性肿瘤，有内皮细胞、主细胞、外周细胞、成纤维细胞及巨噬细胞增生。在先天性喉部畸形中仅占 1.5%。当气道症状显示喉部病变伴有"胡须样"分布（下巴、颈前及下唇）的皮肤血管瘤时，应考虑声门下血管瘤诊断的可能。声门下血管瘤在女性与男性的比率为（2～3）∶1。如果不治疗，声门下血管瘤患儿可能会出现生命危险。

（二）临床表现

声门下血管瘤的存在与进展与皮肤血管瘤一样。先经过一段持续几个月的快速增殖期，随后一段静止期，最后是几年的慢速消退期。在最初的几周，婴儿无症状。2～4 个月大时出现症状，初为吸气相喘鸣，随后为双相喘鸣，伴有犬吠样咳嗽，轻微的声音沙哑，而到 6 个月大时以上症状会非常明显。反复发作或长期的上呼吸道感染应当引起临床医生警觉可能的喉畸形。是否伴有呼吸困难、三凹征、喂养困难及生长迟缓等症状取决于气道阻塞的程度。症状在较早的阶段加重，是早期进行强力干预的指征。在第 10～12 个月大时症状达到一个平台期，随后症状慢慢减轻，最后症状在 2 岁左右消失，一般要 5～10 年时间才能完全消退。

（三）辅助检查

1. CT　声门下呼吸道不对称变窄是血管瘤的特异性影像诊断，然而 Cooper 等研究发现仅有 50% 呈现不对称变窄，而其他呈现对称性变窄。Koplewitz 等推荐动态的增强造影 CT 是首选的非侵袭性检查，多维平面重建更能诠释病变的部位、范围、狭窄程度及周围累及的组织等。

2. MRI　如怀疑血管瘤向颈部或胸腔延伸，MRI 是首选的影像学检查。T_1 加权像尚表现出等信号或低信号的软组织影，而 T_2 加权像则表现出均匀增强的高信号。

3. 电子/纤维支气管镜　内镜下可见声门下区黏膜损害，对称或不对称的表面光滑的新生物，根据黏膜层病变叠加的厚度表现为红色或蓝色、质软，病变多位于左侧，也可位于右侧、环周或者双侧，并可延伸至气管上段。

（四）诊断和鉴别诊断

基于病史与检查，经鼻电子纤维鼻咽喉镜检查是最主要的检查手段，以排除喉软化、声带麻痹。广泛或者治疗效果不好的大血管瘤应行增强的 MRI 或 CT 以明确是否侵入上纵隔。

需与声门下囊肿、狭窄或乳头状瘤鉴别。

（五）治疗和预后

声门血管瘤的处理办法包括药物、内镜下切除和开放手术切除。要注意的是，任何一种治疗方法均有利有弊，根据患儿情况权衡利弊选择合适的治疗方法。患儿症状较轻及 1 岁以上达到肿瘤自然退化期患儿，可密切观察。

1. 药物治疗

（1）糖皮质激素：通过上调细胞色素 b 和（或）白细胞介素 6 调控血管生成。仅对增生期的肿瘤有效，对消退期血管瘤无效。最常用的药物为泼尼松龙／泼尼松，剂量为 2 ～ 3mg/（kg·d），持续到 10 ～ 12 个月龄。据报道仅 30% ～ 60% 的患者对该药物敏感，长期激素治疗还能给 10% ～ 20% 的患儿带来较多不良反应。糖皮质激素作为联合治疗的一部分，无法单独评估其疗效。

（2）普萘洛尔：其治疗机制可能是在治疗前期通过收缩周围血管减少瘤体体积，使颜色变淡，中期作用机制可能是阻断血管形成的相关信号通路；治疗后期通过减少碱性成纤维细胞生长因子和血管内皮生长因子表达，促进血管瘤进一步消退，并促进血管内皮细胞凋亡。大多数研究的治疗药量为初始剂量 0.5mg/（kg·d），逐渐增加到 2mg/（kg·d），分成 2 ～ 3 次口服。用药期间要密切监测血压、血糖、心率等。对于存在禁忌证的患儿应禁用。治疗的最佳持续时间尚未确定，但如果 6 ～ 9 个月龄前治疗中断，血管瘤有可能复发。

（3）平阳霉素：该药是一种抗生素类抗肿瘤药，主要机制是抑制内皮细胞 DNA 的合成，抑制内皮细胞增生，使肿瘤细胞坏死，血管瘤消退。全麻下支撑喉镜下局部注射平阳霉素，根据患儿年龄、肿物大小、范围使用剂量为 1 ～ 6mg，稀释后注射，2 周后可重复使用。不良反应有发热、食欲不振、皮疹、过敏性休克、局部坏死性溃疡等。该治疗疗程相对较长，大剂量有可能引起肺纤维化。

2. 内镜治疗

（1）激素、平阳霉素病灶内注射：激素病灶内注射的治疗方式的治愈率达 75%，治疗效果远高于全身用糖皮质激素治疗。在瘤体的上部、中部位选取进针点，每点注入 0.75ml 平阳霉素混合液，将 4mg 平阳霉素用生理盐水 1.5ml 溶解并加 2mg 地塞米松及 0.5ml 2% 的利多卡因，共 4ml。每次 4 ～ 8mg 平阳霉素，间歇 7 ～ 10 日重复注射，药物总量一般不超过 40mg。多数患儿治疗 3 ～ 4 次后血管瘤完全消退，未出现肺纤维化等不良反应。然而，反复注射，临时插管及术后 PICU 监护，增加了气管插管的风险及治疗的费用。部分临床医生推荐这种方式只用于 CO_2 激光切除的辅助性治疗。

（2）激光切除：这种治疗方式适用于生长缓慢的肿瘤，至 4 ～ 6 个月时才出现症状的患儿。

3. 开放性手术　手术选择包括气管切开及经喉裂开声门下血管瘤切除。

（1）气管切开：对病变位置较远，内镜下难以暴露的声门下血管瘤有巨大优势。为缓解近端气道阻塞而施行的长期气管切开相关的死亡率高达 1% ～ 3%，因此气管切开并不是血管瘤治疗的首选方法，应尽量避免气管切开。

（2）经喉裂开声门下血管瘤切除：这种技术就被广泛应用于增殖期巨大、快速增长或到 2 岁退化仍未出现的声门下血管瘤。这种手术方式最好被用做初次手术，而不是用作一个几次激光手术失败后的拯救性手术。对双侧或全环的声门下血管瘤，开放性切除是比内镜手术更合适的选择。

七、专家评述

声门下血管瘤因肿瘤生长部位的特殊性及其不断增殖生长的特点，主要以反复喉喘鸣、声嘶、犬吠样咳嗽及呼吸困难为症状，在哭闹及上呼吸道感染时加重，表现为持续性喉喘鸣、发作性呼吸困难，严重可引起呼吸道梗阻及呼吸窘迫可危及生命。本病发病隐匿，易漏诊误诊，当患儿出现喉鸣、犬吠样咳嗽等症状，经常规治疗症状无缓解或同时伴有其他部位血管瘤时警惕声门下血管瘤可能，完善检查、明确诊断，给予及时有效的治疗。

（孙　静　马　香）

参考文献

[1] 张亚梅，王智楠，张丰珍. 婴幼儿呼吸道血管瘤 [J]. 中华实用儿科临床杂志，2014，29（16）：1210-1212.

[2] 李莉，李晶，王文建. 16 例声门下血管瘤临床分析 [J]. 中国小儿急救医学，2020，27（12）：940-943.

[3] 李木全，卓志强，洪少贤. 婴幼儿声门下血管瘤二例并文献复习 [J]. 中国小儿急救医学，2018，25（7）：553-558.

病例 18　右位主动脉弓伴迷走左锁骨下动脉（小婴儿）

一、病情介绍

患儿：男，6 个月，因"反复咳嗽、喘息 2 个月"于 2019 年 6 月 3 日入院。

现病史：患儿 2 个月前无明显诱因下出现咳嗽，单双声咳，无犬吠样咳嗽，无鸡鸣样回声，伴轻微喘息，无呼吸困难，无发绀，无发热，无呕吐，无腹泻，胃纳好。曾多次到当地社区健康服务中心及本院门诊就诊，诊断为毛细支气管炎，予布地奈德混悬液、异丙托溴铵溶液雾化吸入，口服丙卡特罗口服液治疗，患儿咳嗽好转，但喘息改善不明显。2019 年 6

月3日再次到我院门诊就诊，门诊拟诊断为喘息性支气管炎收入院。患病后，患儿精神好，吃奶好，睡眠情况良好，大小便正常。

既往史：否认湿疹史，否认肝炎、结核等传染病史及接触史，否认手术、外伤、输血史，否认食物、药物过敏史，疫苗接种按计划进行。

个人史：第2胎第2产，新生儿期无特殊病史。

家族史：父亲患鼻炎，母亲身体健康。

入院查体：T 36.4℃，P 124次/分，R 30次/分。神志清楚，精神好，反应好，呼吸不促。未见皮疹及出血点，全身浅表淋巴结未扪及肿大。前囟平软，三凹征阴性，双肺呼吸音粗糙，闻及吸气相喘鸣音，心音有力，律齐。腹平坦、柔软，触诊无哭闹，无包块。肝、脾未触及，肠鸣音正常。神经系统查体未见异常。

实验室及辅助检查：

入院前检查：

2019年6月3日血常规：WBC 8.09×10^9/L，HGB 141g/L，PLT 340×10^9/L，NEUT% 14.7%，LY% 76.4%，CRP 0.6mg/L。

2019年6月3日外院胸片：双肺纹理增多、模糊。

入院后检查：

炎症指标：血沉、降钙素原均正常。

肝肾功能、心肌酶、电解质、体液免疫、凝血四项无异常。

病原学检查：甲型流感病毒核酸阴性，乙型流感病毒核酸阴性，呼吸道病原免疫荧光三项（呼吸道合胞病毒、腺病毒、流感病毒）咽拭子阴性。肺炎支原体、肺炎衣原体核酸均阴性。百日咳DNA阴性。痰培养阴性。

2019年6月4日胸部CT提示双肺少许炎症，通气不均。2019年6月6日气管镜提示气管中段右侧壁受压狭窄（外压），内可见少许分泌物。2019年6月10日心脏CT增强提示：①血管环：右位主动脉弓伴迷走左锁骨下动脉（图9-6）；②肺炎，气管中段右侧壁受压。2019年6月11日心脏超声提示右位主动脉弓，心脏功能正常。

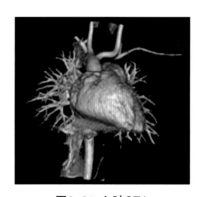

图9-6 心脏CTA

注：提示右位主动脉弓伴迷走左锁骨下动脉

二、诊疗经过

患儿系 6 个月龄小婴儿，临床有咳嗽、喘息。查体：肺部可闻及吸气相喘鸣音，胸片示双肺纹理增多。门诊及社区门诊多次按毛细支气管炎治疗，但喘息没有好转，是需要重新评估病情。入院后我们完善胸部 CT 后仅见肺部少许炎症，考虑有感染可能，但很难解释咳喘 2 个月未见好转。进一步完善气管镜检查，发现气管中段右侧壁受压狭窄，结合患儿年龄偏小，喘息治疗效果不佳，不能除外肺血管发育畸形，完善心脏 CTA 检查后最终明确诊断。

三、最后诊断

1. 右位主动脉弓伴迷走左锁骨下动脉。
2. 支气管肺炎。

四、治疗及转归

入院后予美洛西林舒巴坦抗感染，甲泼尼龙抗炎减少渗出，布地奈德、异丙托溴铵雾化吸入止咳平喘，患儿咳嗽逐渐好转，但喘息好转不明显，先后完善胸部 CT、气管镜检查以及心脏 CTA 后，最终明确患儿存在血管环。进一步转心外科行血管环结扎术，术后患儿肺部异常体征逐渐消失，病情恢复，办理出院。

五、重要提示

1. 患儿是 6 个月大小婴儿，因"反复咳嗽、喘息 2 个月"入院。
2. 查体　双肺呼吸音粗，可闻及吸气相喘鸣音。胸片及胸部 CT 未见明显异常。
3. 抗感染及雾化平喘治疗效果不佳。
4. 气管镜检查发现气管中段受压狭窄，心脏超声及心脏 CTA 发现右主动脉弓伴迷走左锁骨下动脉。

六、知识拓展

1. 概述　先天性血管环畸形是一种少见的先天性心血管畸形，主要是由于主动脉弓发育异常造成气管或食管压迫，包括双主动脉弓、右位主动脉弓、无名动脉压迫、肺动脉吊带等。其中，迷走左锁骨下动脉是右位主动脉弓畸形中的较常见畸形。早期患者无明显症状，但随着年龄的增长，血管逐渐扩张，可出现症状。如果畸形的主动脉弓压迫到气管，则表现为气管受压症状，以咳嗽、喘息为主要的临床表现。如果同时压迫到食管和气管，则以吞咽困难和呼吸困难为主要的临床表现。本例患儿很明显已经出现气管受压导致反复咳嗽、喘息迁延不愈，如果没有考虑到肺血管畸形进行相关检查，只按照支气管肺炎治疗，往往会造成误诊和漏诊。

2．临床表现　通常无特异性临床表现，主要以咳嗽、喘息、气促和吐奶等呼吸道或消化道症状为主。部分患者合并有其他畸形，如室间隔缺损、房间隔缺损或动脉导管未闭等。血管环压迫气管可导致反复咳嗽、喘息，甚至呼吸困难，压迫食道会导致吞咽困难，压迫周围神经后可导致相应症状。

3．辅助检查

（1）胸部影像学：超声心动图经济、快捷，可明确大血管及合并其他心内畸形情况，但准确性不高，易受各切面的局限性和解剖结构的影响，不能精确、直观地显示血管环的空间位置关系。胸部平片：X线胸片表现包括气管受压、两肺某些肺叶的肺气肿和（或）膨胀不全。心脏CTA及气道重建可显示血管、气管、食管的位置、形态，判断血管环类型，了解气管和食管受压程度，有助于手术方案的选择。

（2）实验室检查：对迷走左锁骨下动脉的诊断价值有限。

4．诊断及鉴别诊断　有反复的咳嗽、喘息，或气促表现，伴或不伴进食困难，药物治疗欠佳，气管镜下可见气管受压，结合心脏CTA典型影像学表现即可诊断。需要与支气管哮喘、气管软化、支气管肺发育不良等鉴别。

5．治疗及预后　无症状迷走左锁骨下动脉是否需要手术治疗仍无定论，但是对于有症状的患儿需要手术治疗，单纯切断动脉导管或韧带手术即可有良好的效果，如果同时合并kommerell憩室，则需要移植左锁骨下动脉同时切除kommerell憩室。

七、专家评述

迷走左锁骨下动脉是临床少见的血管环畸形，很容易漏诊，患儿在没有呼吸道及消化道症状时很容易被忽视。因此，对有反复喘息治疗效果不佳的患儿，需要行支气管镜检查，如发现有气管受压，再行心脏CTA检查才能明确。对于无症状迷走左锁骨下动脉是否需要手术治疗仍无定论，但是对于有症状的患儿需要手术治疗，单纯切断动脉导管或韧带手术即可有良好的效果。

（卢志威　鲍燕敏）

参考文献

[1] 张新，吴晓云，吕铁伟，等 . 先天性血管环99例病例系列报告 [J]. 中国循证儿科杂志，2016，11（4）：275-279.

[2] 叶乐平，李昌崇，张海邻，等 . 婴幼儿反复或持续喘息病因谱分析及诊断程序探讨 [J]. 临床儿科杂志，2009，27（5）：449-454.

[3] 郝芮，谭力，李明，等 . 电子支气管镜在儿童反复喘息性疾病中的应用研究 [J].

国际儿科学杂志，2018，45（9）：740-742.

[4] 徐保,姚瑶. 儿童喘息与心肺血管疾病 [J]. 中华实用儿科临床杂志,2014,29（15）：1135-1140.

病例 19　右弓右降并支气管哮喘（青少年）

一、病情介绍

患儿：男，12岁，因"咳嗽5天，发热4天，气喘2天"于2021年6月14日入院。

现病史：患者于入院前5天无明显诱因出现咳嗽，为阵发性咳嗽，白天多，有痰不易咳出，4天前出现发热，体温最高达39.5℃，无寒战及惊厥发作，无肢体抖动及易惊，予以口服退热药物治疗后患儿体温可降至正常，后易反复，予以口服双黄连口服液、阿莫西林胶囊治疗2天。2天前出现气喘，伴胸闷，说话时气短，说话无断续，夜间可平卧，无异常烦躁及哭闹，无吐泻，无皮疹等不适，就诊于我院门诊，予以静脉滴注阿奇霉素、甲泼尼龙、痰热清及雾化吸入布地奈德、特布他林每日2次治疗1天，患儿咳嗽及气喘较前好转，仍有发热，体温最高达39.5℃。为系统诊治，以哮喘、支气管炎收入院。患病后，患儿精神好，进食好，睡眠情况良好，大小便正常。

患儿自2岁始出现反复咳嗽、气喘，每年约2次，多于冬季及进食较多虾后出现，每次予以雾化治疗后气喘缓解快，2年前就诊于我院门诊，诊断为支气管哮喘，予以口服孟鲁司特钠咀嚼片及吸入布地奈德福莫特罗80μg每日2次（2个月），后改为布地奈德福莫特罗80μg每日1次（4个月），期间无气喘，后自行停药，现停药1年半，停药期间偶有气喘。

既往史：半年前患过敏性紫癜，予以口服药物治疗后好转。平素喜揉鼻子、抠鼻子，易打喷嚏、流涕。平素张口呼吸、夜间偶打鼾。否认湿疹史。否认新型冠状病毒病人接触史，否认肝炎、结核等传染病史及接触史，否认手术、外伤、输血史，否认食物、药物过敏史，疫苗接种按计划进行。

个人史：生于原籍长于原籍，无疫区及外地久居史。

家族史：父母身体健康，无哮喘家族史及其他过敏史。

入院查体：T 38.6℃，P 98次/分，R 25次/分，BP 115/76mmHg。神志清楚，精神好，反应好，呼吸略促。未见皮疹及出血点，颈部可扪及数个淋巴结肿大，无明显压痛。鼻通气欠佳，鼻甲肥大，口唇无发绀，双侧扁桃体Ⅰ度大，咽后壁可见黄涕。三凹征阴性，双肺呼吸音粗，可闻及中细湿啰音及呼气相喘鸣音。心率98次/分，律齐，心音有力。腹平坦、柔软，触诊无哭闹，无包块。肝、脾未触及，肠鸣音正常。神经系统查体未见异常。

实验室及辅助检查：

入院前检查：

2021年6月12日血常规：WBC 12.64×10⁹/L，RBC 5.12×10¹²/L，HGB 156g/L，红细胞比容（HCT）46.3%，PLT 180×10⁹/L，NEUT% 76.8%，嗜酸性粒细胞计数（Eosinophil，EO）0.04×10⁹/L，LY% 17.20%，CRP 23.67mg/L。

2021年6月12日IgE 333U/ml。

2021年6月13日肺炎支原体、衣原体RNA均阴性。

2021年6月13日过敏原：树组合2、屋尘、霉菌组合、葎草、牛奶1级、艾蒿、尘螨组合、狗毛皮屑、蟑螂2级，余阴性。

2021年6月12日呼出气一氧化氮：41ppb。

2021年6月12日肺功能：VC MAX占预计值59%减低；FEV1/VC MAX占预计值84%减低；FEV1占预计值49%减低；PEF占预计值52%减低；MEF50占预计值43%减低；MEF25占预计值17%减低。结论：肺通气功能异常，中度限制伴中度阻塞性通气功能障碍。给予支气管舒张剂（特布他林2ml）雾化吸入，20分钟后FEV1较吸药前改善3%。

入院后检查：

炎症指标：ESR 42mm/h，CRP 41.3mg/L，PCT 0.206ng/ml。

免疫功能：IgG、IgA、IgM均在正常范围。T淋巴细胞亚群分析：总T细胞、辅助性T细胞、细胞毒性T细胞均在正常范围。

病原学检查：副流感病毒、合胞病毒、腺病毒核酸均阴性。肺炎支原体及肺炎衣原体抗体均阴性。

2021年6月16日鼻窦、胸部CT影像学所见：筛窦内见少许软组织密度影，余窦腔清晰，窦壁骨质结构完整，鼻中隔未见明显偏曲。双肺内见沿支气管周围分布散在小点片、片絮状影，双肺部分支气管管腔增宽、管壁增厚，右弓右降，右位主动脉弓压迫右侧气管壁及右主支气管管腔，局部管腔略窄，气管下段受压略示左移。纵隔内未见明显肿大淋巴结，双侧胸膜未见增厚，胸腔未见积液。影像学诊断：符合筛窦炎CT表现；符合支气管肺炎CT表现；符合支气管扩张CT表现；符合右弓右降CT表现（图9-7）。

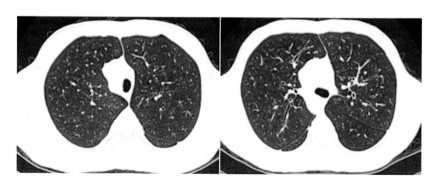

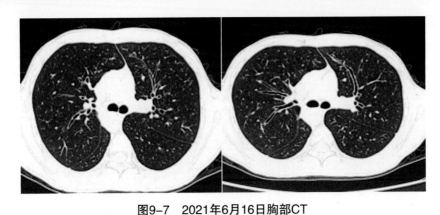

图9-7   2021年6月16日胸部CT

注：提示支气管扩张、支气管肺炎、右弓右降。

二、诊疗经过

依据患儿系过敏体质，既往有反复咳嗽、气喘病史，发作时肺部可闻及喘鸣音，经抗哮喘治疗有效，停药后反复，支气管哮喘可诊断，本次因咳嗽5天，发热4天，气喘2天入院，病程中伴胸闷，说话时气短，PEF占预计值52%，支气管哮喘（急性发作期 中度）可诊断。依据患儿咳嗽5天，发热4天，气喘2天，查体肺部可闻及中细湿啰音及喘鸣音，入院后完善胸部CT：肺炎，肺炎可诊断。依据患儿系过敏体质，平素患儿喜揉鼻、抠鼻，易打喷嚏、流涕。查体：鼻通气欠佳，鼻甲肥大，过敏性鼻炎可诊断。根据胸部CT示支气管扩张、右弓右降，鼻窦CT示鼻窦炎，故鼻窦炎、支气管扩张、右弓右降可诊断。

三、最后诊断

1. 支气管哮喘（急性发作期 中度）。
2. 肺炎。
3. 过敏性鼻炎。
4. 鼻窦炎。
5. 支气管扩张。
6. 右弓右降。

四、治疗及转归

入院时患儿气喘明显，伴胸闷，查体肺部可闻及湿啰音，伴呼气相延长，血气分析示pH 7.46，PO_2 71mmHg，PCO_2 34mmHg，入院后给予特布他林喷雾吸入，每20分钟1次，1小时共3次，经治疗，患儿气喘较前缓解，逐渐延长特布他林喷雾吸入间隔时间，给予间断面罩吸氧改善氧合，并给予阿奇霉素、阿莫西林克拉维酸钾、甲泼尼龙、布地奈德、特布他林、鼻腔冲洗、孟鲁司特钠咀嚼片等治疗，患儿病情渐好转，予办理出院，出院后给予布地奈德、特布他林、孟鲁司特、阿莫西林、糠酸莫米松鼻喷剂、桉柠蒎软胶囊等治疗。

出院后2周复诊，患儿规范用药，无咳嗽、气喘、胸闷及活动受限，偶有鼻部症状，给予布地奈德福莫特罗80/4.5μg吸入每日2次，孟鲁司特、糠酸莫米松鼻喷剂治疗，1个月后再次复诊，无咳嗽、气喘、胸闷等表现，完善胸部增强CT：双肺部分支气管管壁略厚，支气管炎？右肺上叶见少许索条影，左肺下叶局部肺组织密度略低；左肺下叶基底干局部管腔较窄，左肺下叶内前底段大部分显示不清，气管右壁局部受压、略内凹；CTA：右弓右降，左锁骨下动脉发育异常，左侧椎动脉较细，肺部炎症较前吸收，支气管扩张消失（图9-8），肺通气功能转正常。期间追问病史，患儿曾于2年前行CT检查（图9-9）。

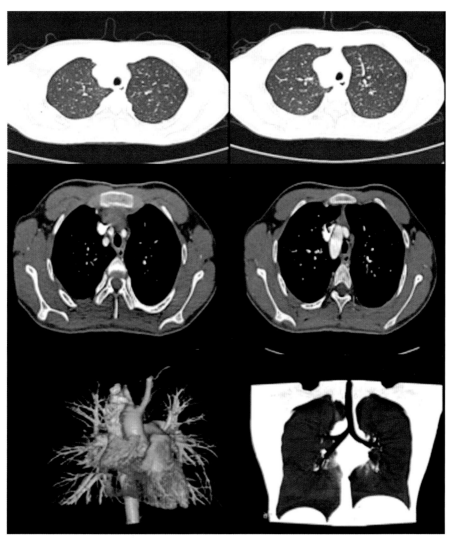

图9-8　2021年8月18日胸部增强CT

注：支持右弓右降，肺炎吸收，支气管扩张好转。

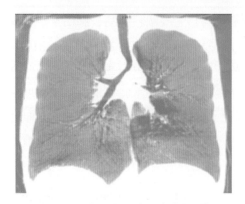

图9-9　2019年3月20日胸部CT

五、重要提示

1. 患儿既往有反复咳嗽、气喘等病史，并诊断哮喘，经抗哮喘治疗有效。
2. 患儿系过敏体质，平素有鼻部症状。
3. 胸部CT提示右弓右降，支气管扩张。
4. 鼻窦CT示鼻窦炎。

六、知识拓展

1. **概述**　右位主动脉弓为主动脉自左心室发出后跨越右主支气管，向后接于降主动脉，沿脊柱右侧下降，近横膈时偏向左侧的先天性血管畸形，右位主动脉弓本身不引起血流动力学改变，若主动脉弓发育异常形成先天性血管环畸形，可造成气管或食管压迫（图9-10）。

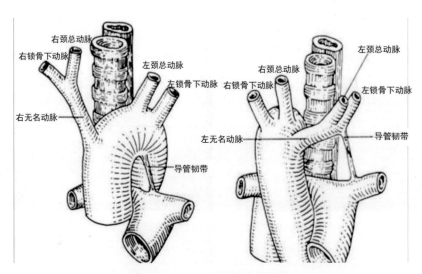

图9-10　右位主动脉弓示意图

注：左图为正常左主动脉弓，右图为镜像右位主动脉弓示意图。

2. 临床表现　临床症状主要取决于气道受压的部位和程度，以呼吸道症状、消化道症状为主，可表现为气促、呼吸费力、喘鸣、吞咽困难、反复呼吸道感染等。其中喘息和喉鸣是最常见的临床表现。起病年龄可早可晚，严重病例在出生后即有症状。但也有部分病例，虽形成血管环，但无呼吸道压迫症状，可能终生无症状。起病年龄较大、症状较轻的反复喘息患儿，容易被当做支气管炎、哮喘或肺炎而延误诊断。本病例中提到的患儿除有血管发育异常外，且存在过敏体质，经抗哮喘治疗，临床症状及肺功能均缓解，支气管哮喘也需考虑，同时该患儿随年龄增长，血管压迫气管的程度减轻（2019 年图与 2021 年图比较）。

3. 辅助检查　影像学：CTA 可确诊，心脏超声可协助诊断。

4. 治疗及预后　右位主动脉弓一般对循环生理及血流动力学不产生影响，且不是所有的血管环畸形均需要手术治疗。无临床表现或症状轻多采取随访观察；合并吞咽困难的患儿吃软饭或胃管喂养。其中一部分患儿随年龄增长，症状可以得到改善。对于确诊血管环且临床症状严重的患儿应积极手术治疗。手术目的是松解血管环，解除对气管及食管的压迫。其预后和发病年龄、血管畸形类型、是否合并心脏病等情况有关。

七、专家评述

对于临床上出现的反复有呼吸道和（或）消化道症状的患儿，经药物治疗效果不佳时，建议进一步行心脏超声或 CTA 检查要排除血管环的诊断，有临床症状者，及时解除血管环对气管和食管的压迫是改善预后的关键。

（刘艳芹　马　香）

参考文献

[1] 郭健，李晓峰，刘晖，等．迷走左锁骨下动脉的外科治疗 [J]．中华小儿外科杂志，2012，（9）：712-713.

[2] 尉新华，李群，张金涛，等．婴幼儿先天性血管环的诊断与治疗 [J]．中国实用医刊，2014，（1）：107-108.

[3] 贾鑫磊，钱素云．大血管畸形合并气道狭窄的诊断与处理 [J]．中国小儿急救医学，2017，24（12）：888-892.

病例 20　肺隔离症

一、病情介绍

患儿：男，8 个月，因"产前 B 超发现左肺占位至今"于 2021 年 2 月 22 日入院。

现病史：患儿于妊娠 24 周产检发现左肺畸形，予以定期复查。患儿出生后无咳嗽、咳痰，无发热、憋喘等不适。7 个月前因左肺畸形前往我院外科门诊就诊，行胸部 CT 检查示左肺畸形，考虑左肺囊腺瘤，建议择期手术治疗。期间患儿无发热，无咳嗽、咳痰等不适症状。现患儿为求手术治疗前来我院就诊，以"左肺囊腺瘤"收住院治疗。病程中饮食二便良好，睡眠正常。

既往史：既往健康，否认外伤史、手术史及输血史，否认药物及食物过敏史，否认肝炎、结核等传染病史。家属及患儿否认存在以下情况：①发病前 14 天内有病例报告社区的旅行史或居住史；或境外疫情严重国家地区的旅行史或居住史；②发病前 14 天内与新型冠状病毒感染者（核酸检测阳性者）有接触史；③发病前 14 天内曾接触过来自有病例报告社区的发热或有呼吸道症状的患者；④聚集性发病。

个人史：第 3 胎，第 3 产，36 周剖宫产，否认生后窒息史，出生评分不详。生长发育可，混合喂养，按序预防接种，否认孕期患病及用药史。

家族史：父母健康，无家族病史。

入院查体：T 36.5℃，P 114 次 / 分，R 18 次 / 分，BP 82/55mmHg。发育正常，营养中等，神志清，反应好。呼吸平稳，皮肤黏膜无黄染及皮疹。全身浅表淋巴结未及肿大。三凹征阴性，胸廓对称，无鸡胸及漏斗胸，肋间隙无增宽及缩窄，呼吸动度对称，胸廓挤压征阴性。双肺呼吸音清，未闻啰音，双肺叩诊音清，心音有力，心率 114 次 / 分，律齐，各瓣膜听诊区未闻杂音，未闻心包摩擦音。

辅助检查：

入院前检查：孕期 B 超（外院 2020 年 6 月 24 日）：左肺体积增大，形态饱满，上部探及多个大小不等小囊样回声，心脏受压向右位移。考虑左肺囊性腺瘤。

入院后检查：

术前血常规、肝肾功能、肝炎＋梅毒＋HIV 正常。术前凝血功能示纤维蛋白原较低，予以纤维蛋白原静脉输注，复查正常后手术。

心电图及超声心动：正常。

肺功能检测（2021 年 2 月 23 日）：阻塞性通气功能障碍（轻度），潮气量 7.1ml/kg，正常，呼吸频率 30.8 次 / 分。吸气时间 0.74 秒，呼气时间 1.21 秒，吸呼比 0.61，呼气时间延长。达峰时间比 22.6%，减低，达峰容积比 24.5%，减低。

平扫 CT（2021 年 2 月 24 日）（图 9-11）：左肺下叶可见软组织密度影伴周围多发囊样透亮区，双肺上叶胸膜下区可见多发索条影。气管居中，气管及诸支气管分支通畅。

增强 CT（2021 年 2 月 24 日）（图 9-12）：左肺下叶囊实性病变呈不均匀强化，可见一起自腹主动脉迂曲增粗动脉进入左肺下叶病变内，同时病变内可见少量左肺下动脉细小分支进入。病变内可见引流静脉汇入左下肺静脉。心脏及大血管明显强化，未见确切异常。考虑肺隔离症，双肺上叶胸膜下区多发索条，双侧胸膜增厚。

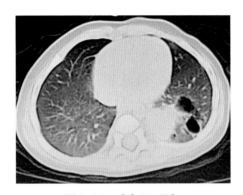

图9-11　胸部CT平扫

注：左肺下叶可见软组织密度影伴周围多发囊样透亮区。

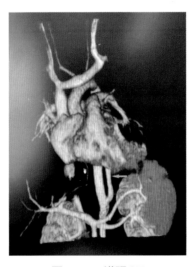

图9-12　增强CT

注：左肺下叶囊实性病变呈不均匀强化，可见一起自腹主动脉迂曲增粗动脉进入左肺下叶病变内。

二、诊疗经过

患儿系 8 个月小婴儿，产前 B 超发现左肺体积增大，形态饱满，上部探及多个大小不等小囊样回声，心脏受压向右位移。考虑左肺囊性腺瘤。入院后增强 CT 示左肺下叶囊实性病变呈不均匀强化，可见一起自腹主动脉迂曲增粗动脉进入左肺下叶病变内，同时病变内可见少量左肺下动脉细小分支进入。病变内可见引流静脉汇入左下肺静脉。考虑肺隔离症。

有手术指征，完善术前检查准备，择期手术。

三、最后诊断

左肺下叶肺隔离症。

四、治疗及转归

完善术前检查准备后于 2021 年 3 月 1 日行胸腔镜探查＋胸腔镜下左肺下叶切除术＋胸腔闭式引流术。术中将左肺下叶牵向上方，可见一动脉供应左肺下叶（图 9-13）。术后常规抗感染，止血，呼吸道管理，术后 10 天拔除闭式引流管。术后 11 天肺功能检查示阻塞性通气功能障碍（轻度），潮气量 7.7ml/kg，正常，呼吸频率 27.8 次 / 分。吸气时间 0.81 秒，呼气时间 1.35 秒，吸呼比 0.6，呼气时间延长。达峰时间比 24.3％，稍减低，达峰容积比 26.8％，稍减低。术后病理示（图 9-14）（左肺下叶）肺泡腔内广泛出血，部分肺泡腔扩张，部分肺泡腔内可见组织细胞，间质内散在少数淋巴细胞及嗜中性粒细胞浸润，局灶可见淋巴细胞，免疫组化：EMA（＋）、CD3 少（＋）、CD20 灶状（＋）、CD68（＋）、lyogenin（－）、MPO 少（＋）。符合肺隔离症。

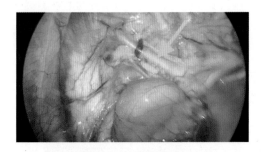

图9-13　术中所见

注：箭头标记为腹主动脉来源的异常供血动脉。

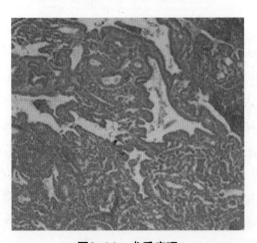

图9-14　术后病理

注：肺泡腔内广泛出血，部分肺泡腔扩张，部分肺泡腔内可见组织细胞。

五、重要提示

1. 患儿产前 B 超检查左肺体积增大，形态饱满，上部探及多个大小不等小囊样回声，经增强 CT 检查明确腹主动脉来源的异常供血动脉。

2. 术中经胸腔镜可清楚观察明确异常供血动脉。

3. 术后肺功能检查提示阻塞性通气功能障碍较术前好转。

六、知识拓展

肺隔离症（pulmonary sequestration，PS）是一种少见的先天性肺部发育畸形，以囊性病变为主，占肺先天性发育异常的 0.15%～6.4%。该病主要特征是病变的肺组织由体循环动脉供血，无呼吸功能，其内有自己的支气管，与正常支气管多不相通，没有正常肺组织的呼吸交换功能，根据其表面有无脏层胸膜覆盖，可将肺隔离症分为叶内型和叶外型。叶内型肺隔离症无脏层胸膜包绕、位于正常肺组织内，可通过 Kohn 孔与正常肺相通，常容易继发反复慢性感染，出现呼吸道感染症状，如发热、胸痛、咳嗽、咳痰、痰中带血或咯血等；叶外型肺隔离症有自身胸膜包绕，与其他肺组织无相通，可长期无症状，多在体检时发现。肺隔离症绝大多数位于肺下叶，左侧多于右侧，约 60% 位于左后基底段，肺隔离症发病率男性高于女性，男女比例为（1.5～2.0）∶1。叶内型较叶外型肺隔离症常见，约占肺隔离症的总数的 75%，以左肺下叶内侧基底段和后基底段最为常见，叶外型约占 25%。PS 病变肺组织的动脉供血主要由胸主动脉分支（76.55%）和腹主动脉分支（18.47%）提供。另外，还有髂动脉和脾动脉，肋间动脉、锁骨下动脉、胸廓内动脉和心包膈动脉等。

产前超声检查具有无创性和可重复性，可用于孕期的胎儿及出生后婴儿肺隔离症的诊断，是产前诊断和新生儿检查常用的筛查手段。肺隔离症在产前超声特征性表现为强回声或稍强团块状回声，内部回声均匀，以楔形或三角形多见。团块边角锐利，血供来自胸主动脉或腹主动脉，在妊娠 22 周就可以诊断胎儿 PS，并监测肿块的生长。生后行 CT 增强检查对于肺隔离症的诊断明确和手术方案设计具有重要意义，CT 影像中可呈多囊或液气囊的囊性表现，或囊实性及实性，部分有肺炎、支气管扩张或肺不张等改变，病变一般位于肺下叶，左侧多于右侧。肺隔离症的特异性诊断为发现体循环的异常供血动脉。

小儿肺隔离症明确诊断后应尽早手术，手术方式分为传统开胸手术和胸腔镜下肺不规则切除或肺叶切除术。手术关键是首先处理异常供血的体循环分支，经术前强化 CT 明确异常体循环分支位置及数目，因异常供血动脉血管壁较薄，操作应尽量轻柔，充分分离血管使其骨骼化后逐一予以 Hem-o-lok 夹闭或结扎，夹闭方向尽量与血管壁垂直，麻醉后通过单肺通气，正常肺瘪陷，病变肺相对饱满，且表面多有异常弥生的曲张血管组织，可与正常肺区分，用电钩沿边界标记后采用切割闭合器行不规则肺切除，切除后可通过术中超声再次明确病变组织是否已彻底切除。若行肺叶切除术，需要打开叶间裂血管鞘，仔细骨骼化分离后逐一切断动脉、静脉和支气管，可通过术前三维重建设计个体化手术方案，明确血管、气管分支走行，有无异常分支及变异，仔细切断分离。

七、专家评述

PS 由于与正常肺组织没有有效的气体交换，可能继发反复感染，一旦确诊，均需要尽早手术治疗，术前 CT 强化可明确异常供血的体循环分支数目及走行，手术中需要分别可靠结扎或夹闭以降低手术风险和出血，在单肺通气条件下，由于正常肺瘪陷，病变肺相对饱满且表面多有异常弥生的曲张血管组织，可与正常肺区分，用电钩沿边界标记后采用切割闭合器行不规则肺切除，切除后可通过术中超声再次明确病变组织是否已彻底切除。

（高欣凤　王继忠）

参考文献

[1]Savic B, et al. Lung sequestration：report of seven cases and review of 540 published cases[J]. Thorax, 1979, 34（1）：96-101.

[2]Kasprian G, et al. MRI of normal and pathological fetal lung development[J]. Eur J Radiol, 2006, 57（2）：261-270.

[3]Wei Y, Li F, et al.Pulmonary sequestration：a retrospective analysis of 2625 cases in China[J].European journal of cardio-thoracic surgery：official journal of the European Association for Cardio-thoracic Surgery, 2011, 40（1）：39-42.

[4]邱璇，法凯，姚文焕，等 . 胎儿隔离肺的超声表现及其染色体和预后分析 [J]. 中国医学装备，2020，17（9）：45-48.

病例 21　其他先天血管异常引起的喘息

一、病情介绍

患儿：男，10 岁，因"呼吸粗重 2 个月余，加重伴鼻塞、流涕 1 个月"于 2021 年 7 月 29 日入院。

现病史：于 2 个月余前患儿出现呼吸粗重，偶有咳嗽，干咳为著，运动后明显，无气喘及气促，无呼吸困难，无发热，无呕吐及腹泻，无胸闷及胸痛，病后给予沙美特罗替卡松吸入及孟鲁司特口服治疗 1 个月,呼吸粗重无明显减轻。1 个月前呼吸粗重症状较前加重，伴鼻塞及流黄涕，偶有咳嗽，就诊于当地医院，给予雾化布地奈德、异丙托溴铵治疗 2 周，症状无减轻，当地医院行胸部 CT 提示气道略窄。为进一步诊治来我院就医，在门诊拟诊断为"哮喘、喘息原因待查"收入院。患病后，患儿精神好，进食好，睡眠情况良好，大小便正常。

既往史：否认湿疹史。患儿自生后 8 个月出现首次气喘发作，于当地医院诊断毛细支气管炎，之后出现反复咳嗽及气喘，多表现为呼吸粗，有时呼吸急促。患儿于 5 岁时于青岛某医院诊断哮喘，给予吸入雾化及口服孟鲁司特等治疗 3 个月后症状明显好转，自行停药。停药 1 年后患儿再次出现呼吸粗重，运动后加重，夜间无气促及呼吸粗重，再次间断吸入雾化治疗，症状无明显改善。否认新型冠状病毒病人接触史，否认新型冠状病毒疫区旅居史，否认肝炎、结核等传染病史及接触史，否认手术、外伤、输血史，否认食物、药物过敏史，疫苗接种按计划进行。

个人史：患儿生于并长于原籍，无疫区及外地久居史。体格与智力发育正常。

家族史：父母身体健康。否认家族性遗传病史及家族中传染病史。

入院查体：T 36.3℃，P 87 次／分，R 20 次／分，BP 92/69mmHg。神志清楚，精神好，反应好，呼吸平稳。未见皮疹及出血点，全身浅表淋巴结未扪及肿大。鼻通气一般，鼻黏膜苍白，鼻甲肥大，双肺呼吸音粗糙，未闻及干湿性啰音。心率 87 次／分，律齐，心音有力。腹平坦、柔软，无包块。肝脾未触及，肠鸣音正常。神经系统查体未见异常。

实验室及辅助检查：

入院前检查：

2021 年 7 月 28 日肺功能：VC MAX 占预计值 77％减低；FEV1/FVC MAX 占预计值 72％减低；FEV1 占预计值 58％减低；PEF 占预计值 53％减低；MEF50 占预计值 28％减低；MEF25 占预计值 19％减低。结论：肺通气功能异常，轻度限制性伴中度阻塞性通气功能障碍。给予支气管舒张剂（特布他林 2ml）雾化吸入，15 分钟后 FEV1 较吸药前改善 3％。提示：舒张试验阴性。

2021 年 7 月 28 日胸部 CT（图 9-15）：双肺未见明显异常密度影，右肺及叶支气管似呈两叶表现，叶间胸膜增厚。右肺内近肺门区血管粗大、扭曲。片内所见段及段以上支气管通畅，纵隔内未见明显肿大淋巴结，前纵隔影内偏右侧见软组织密度影。扫描野肝脏内见斑点状高密度影，心脏、大血管所致？建议薄层 CT 增强检查。

2021 年 7 月 28 日肺炎支原体衣原体组合：肺炎支原体 1.56COI（阳性），肺炎衣原体 0.11COI（阴性）。

2021 年 7 月 28 日免疫球蛋白 E 81.9U/ml。

2021 年 7 月 28 日变应原筛查：尘螨组合 2 级，猫毛皮屑、狗毛皮屑、虾：1 级。

2021 年 7 月 29 日 T 淋巴细胞亚群：正常范围。

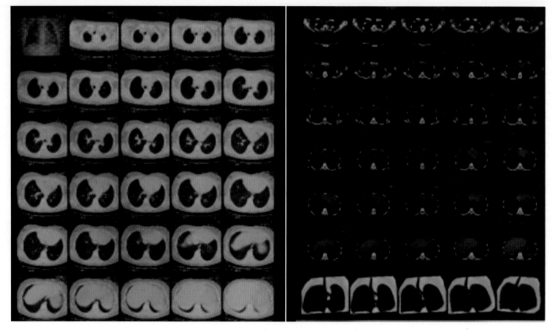

图9-15 2021年7月28日胸部CT

入院后检查：

炎症指标：血常规：WBC 7.6×10^9/L，LY％ 29.9％，NEUT％ 62.4％；ESR 28mm/h；CRP、PCT 均正常。

免疫功能：免疫球蛋白 G、免疫球蛋白 A、免疫球蛋白 M 均在正常范围。

输血前检查、血凝五项均正常范围。

生化示电解质、肝功能、心肌酶及肾功能正常范围。

颈部超声：双侧颈部淋巴结肿大。

胸锁乳突肌超声：未见明显异常。

喉部超声：未见明显异常。

胸部 CTA：①符合双肺发育不全 CT 表现，右肺下叶局部肺组织密度减低，双肺支气管发育变异，右侧斜裂胸膜增厚；②CTA：双肺内多发体循环血管异常供血，部分性肺静脉异位引流，右上肺静脉迂曲走行，左侧心缘旁较粗大血管影汇入左侧心耳（图9-16）。

肺动脉造影＋膈动脉造影术：双肺动脉走形可，未见明显发育异常；静脉期左上肺可见一静脉回流至左头臂静脉；右下肺可见一静脉回流至下腔静脉；双侧膈动脉增粗，远端分支分别进入双下肺（图9-17）。

心脏彩超：先天性心脏病：①部分性肺静脉异位引流（心下型）；②左心房主静脉开放。

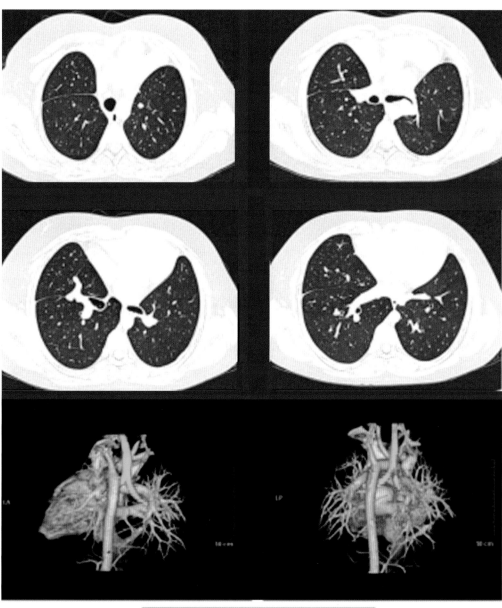

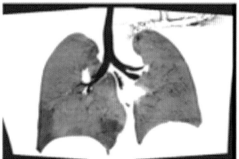

图9-16　2021年7月30日胸部CTA

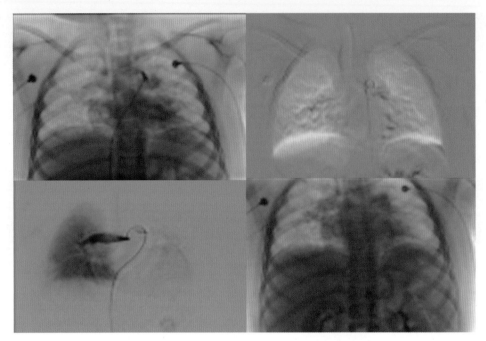

图9-17　2021年8月2日肺动脉造影＋膈动脉造影

二、诊疗经过

患儿系 10 岁学龄期儿童，临床有呼吸粗重、鼻塞及流涕症状。查体：双肺呼吸音粗糙，入院前胸部 CT 示右肺及叶支气管似呈两叶表现，叶间胸膜增厚。右肺内近肺门区血管粗大、扭曲，考虑气道发育异常及大血管发育异常不能排除，变应性鼻炎及肺炎支原体感染诊断明确。入院后行胸部 CTA：①符合双肺发育不全 CT 表现，右肺下叶局部肺组织密度减低，双肺支气管发育变异，右侧斜裂胸膜增厚；② CTA：双肺内多发体循环血管异常供血，部分性肺静脉异位引流，右上肺静脉迂曲走行，左侧心缘旁较粗大血管影汇入左侧心耳。肺动脉造影＋膈动脉造影术：双肺动脉走形可，未见明显发育异常；静脉期左上肺可见一静脉回流至左头臂静脉；右下肺可见一静脉回流至下腔静脉；双侧膈动脉增粗，远端分支分别进入双下肺。心脏彩超示先天性心脏病：①部分性肺静脉异位引流（心下型）；②左心房主静脉开放。故修正诊断：①双肺支气管发育变异；②肺血管发育异常；③变应性鼻炎；④肺炎支原体感染。

三、最后诊断

1．双肺支气管发育变异。

2．肺血管发育异常。

3．变应性鼻炎。

4．肺炎支原体感染。

四、治疗及转归

入院后给予阿奇霉素静脉滴注，布地奈德鼻腔冲洗，孟鲁司特口服，糠酸莫米松鼻喷剂喷鼻。患儿院外胸部 CT 提示右肺及叶支气管似呈两叶表现，叶间胸膜增厚。右肺内近肺门区血管粗大、扭曲，入院后行胸部 CTA 检查提示双肺发育不全 CT 表现；双肺支气管发育变异；心外科会诊暂无需行心脏开胸手术。血管介入科会诊，建议完善肺动脉造影检查。行肺动脉造影＋膈动脉造影术检查提示右下肺可见一静脉回流至下腔静脉；双侧膈动脉增粗，远端分支分别进入双下肺。患儿肺动脉造影提示肺静脉异位引流，考虑患儿症状与此有关，建议再次心外科评估有无手术指征。入院后经过治疗，患儿呼吸粗重减轻，无咳嗽及气喘症状，家长暂拒绝心外科会诊，办理出院。

五、重要提示

1. 患儿系 10 岁学龄期儿童，因"呼吸粗重 2 个月余，加重伴鼻塞、流涕 1 个月"于 2021 年 7 月 29 日入院。

2. 患儿自生后 8 个月出现首次气喘发作，之后出现反复咳嗽及气喘，多表现为呼吸粗及呼吸急促。曾于外院诊断哮喘并给予抗哮喘治疗 3 个月后症状改善后自行停药。停药 1 年后患儿再次出现呼吸粗重，间断雾化治疗后症状无减轻。

3. 胸部 CTA 示双肺发育不全，双肺支气管发育变异，双肺内多发体循环血管异常供血。

4. 肺动脉造影＋膈动脉造影术　示肺静脉异位引流。心脏彩超示先天性心脏病：①部分性肺静脉异位引流（心下型）；②左心房主静脉开放。

六、知识拓展

1. 概述　先天性支气管肺未发育或发育不良是由于胚胎期肺组织在发生发育过程中出现障碍而引起的一种肺部畸形，能生存者多表现为单侧或一叶肺发育不良，病变以左侧较为多见。该病可发生在两侧肺、一侧肺或肺叶。两侧肺不发育者或发育不全者不能存活。一侧肺发生者可分为三型：①患侧支气管、肺及血管系统完全阙如；②患侧仅有一小支气管盲端（发育不全的主支气管）。无肺组织和血管，即盲端支气管型；③患侧主支气管及部分支气管形成，但支气管、细支气管及肺泡少，支气管管腔小，肺组织发育不全，为原始结缔组织结构或有囊肿形成。上述前两型为肺不发育（pulmonary agenesis），第三型为肺发育不全（pulmonary hypoplasia）。发生于肺叶者称肺叶发育畸形，表现为一连通该叶支气管完全阙如，或者在受累及的肺叶支气管末端有许多相互交通的囊腔构成的无正常结构的肺组织块。

2. 临床表现　肺发育不全型：咳嗽、咯血、发绀、反复呼吸道感染，患儿生长发育迟缓或停滞；常伴有脊柱半椎体畸形；伴先天性膈疝者，因受异位腹腔内脏的压迫而造成肺发育不良。

3. 影像学检查

（1）X线平片上类似于肺切除后表现，肺未发育侧胸腔呈均匀一致的致密影，致密影中缺乏充气的肺组织、支气管及血管纹理的痕迹。单侧肺发育不良胸片示患侧肺容量小于对侧，肺血管纹理也减少，心脏、纵隔向患侧移位。健侧肺可有不同程度的代偿性肺气肿，严重者可形成纵隔疝。部分肺发育不全的胸部平片表现为肺野不同程度的充气不良。

（2）CT或支气管造影示患侧主支气管阙如或呈盲管状畸形。CT可见两侧均有肺组织和支气管，患侧肺容量小，肺纹理纤细。增强CT扫描可见患侧肺动脉发育细小。

4. 治疗　单纯的肺发育不良无需特殊处理，合并其他异常是否需要手术取决于其他畸形。及时有效的对症治疗，包括给氧、使用支气管扩张剂、控制感染及炎性反应，必要时肺移植。

七、专家评述

先天性血管异常引起的疾病也多于生命早期出现症状，但是由于血管异常的类型多样，临床表现也呈多样改变，轻症患者可能很少临床症状，严重的，或者多种血管异常或者同时合并气管发育异常者可能会出现反复呼吸道感染、呼吸困难等症状。临床对于在生命早期出现的慢性肺部疾病需要尽早进行相应的检查明确诊断，必要时积极纠正。

（王　静　马　香）

参考文献

[1] 胡亚美，江载芳. 诸福棠实用儿科学 [M]. 第8版. 北京：人民卫生出版社，2015：1232-1240.

[2] 薛辛东，杜立中，毛萌. 儿科学 [M]. 第2版. 北京：人民卫生出版社，2012：263-266.

[3] 江载芳. 实用小儿呼吸病学 [M]. 第1版. 北京：人民卫生出版社，2010：3-14.

[4]Chinory MR. Lung growth and development[J]. Front Biosci, 2003, 1 (8)：392-451.

[5]Biyyam DR, Chapman T, Ferguson MR, et al. Congenital lung abnormalities: embryologic features, prenatal diagnosis, and postnatal radiologicpathologic correlation[J]. Radiographics, 2010, 30 (6)：1721-1738.

[6] 郑跃杰. 先天性肺发育异常 [J]. 中华实用儿科临床杂志，2016，31 (16)：1209-1211.

[7] 段晓岷，于彤. 儿童肺血管疾病的影像学诊断 [J]. 中国实用儿科杂志，2020,35(9)：704-711.

第十章 感染性疾病引起的喘息

病例 22 毛细支气管炎

一、病情介绍

患儿：男，3月8天，因"咳嗽、气喘4天，加重1天"于2020年1月17日入院。

现病史：患儿于入院前4天接触"呼吸道感染"患者（其父）后出现咳嗽，1～2声/次，少痰，咳嗽无明显昼夜规律，伴气喘，吃奶时明显，无明显呼吸困难，偶有打喷嚏，无鼻塞、流涕，无发热，无呕吐及腹泻。起病第2天就诊于当地诊所，给予口服肺宁口服液、依托红霉素治疗1天无好转，入院前1天咳嗽加重，阵发性连声咳，晨起、夜间为著，喉中有痰不易咳出，气喘加重，呼吸急促，伴鼻塞，偶有呛奶、口吐泡沫。遂就诊于我院急诊，给予红霉素0.09g、甲泼尼龙7mg静脉滴注，布地奈德2ml、特布他林1ml雾化吸入治疗2天，今日输液完毕后咳喘仍明显，为系统治疗，拟诊断为"毛细支气管炎"收入院。患病后，患儿精神好，吃奶减少约1/3，睡眠情况一般，大小便未见异常。

既往史：有湿疹史，否认气喘史。青霉素皮试曾阳性，无长期服药史。

家族史：父亲近期发热、咳嗽，已好转，对青霉素过敏，对虾过敏；母亲身体健康，非近亲婚配。

个人史：第1胎第1产，新生儿期无特殊病史。

入院查体：T 36.9℃，P 158次/分，R 60次/分。神志清楚，精神、反应好，呼吸急促。前囟平坦，约1.0cm×1.0cm，鼻通气一般，未见分泌物，无鼻翼翕动，轻度三凹征。双肺呼吸音粗糙，可闻及湿啰音及呼气相喘鸣音，呼气相略延长。心音有力，律齐，心率158次/分。腹软不胀，未及包块，肝脏、脾脏肋下未触及，四肢末梢暖。

实验室及辅助检查：

炎症指标：2020年1月16日血常规：WBC 5.59×10^9/L，RBC 3.78×10^{12}/L，HGB 106g/L，PLT 313×10^9/L，NEUT% 24.4%，中性粒细胞计数1.36×10^9/L，嗜酸性粒细胞计数0.31×10^9/L，LY 3.8×10^9/L，LY% 68.0%，CRP 0.72mg/L。全血淀粉样蛋白A（serum amyloid A，SAA）<6mg/L。细胞形态：部分粒细胞颗粒粗大，异型淋巴细胞（反应性淋巴细胞）10%，血沉（ESR）7mm/h，降钙素原（PCT）0.098ng/ml。

血气分析示：pH 7.43，PO_2 76mmHg，PCO_2 26mmHg，Ca^{2+} 1.07mmol/L，HCO_3^- 17.3mmol/L，TCO_2 18.1mmol/L，BE −7.0mmHg，SO_2C 95%。

免疫功能：IgG 3.12g/L，IgA 0.0839g/L，IgM 0.287g/L。T淋巴细胞亚群分析示CD3 49.7%；CD4 30.95%；CD8 17.25%；比值1.79。

病原：尿肺炎链球菌抗原、TORCH、肺炎支原体核酸、痰培养、肺炎支原体抗体 -IgM、肺炎衣原体抗体 -IgM、EB 病毒抗体及 DNA 均阴性。输血前检查：乙肝表面抗体 30.8200（反应性）mIU/mL，余阴性。呼吸道合胞病毒核酸检测 9.6×10^2copies/ml。

生化指标：谷丙转氨酶 222U/L，谷草转氨酶 211U/L，余肾功能、心肌酶、电解质大致正常。腹部 B 超示肝大（右肋下锁骨中线处 4.3cm），肝实质均匀。

影像学：2020 年 1 月 16 日胸片：胸廓双侧对称，气管纵隔居中。双肺纹理增多、增粗，边缘模糊，双肺门影结构正常，心影大小形态未见明显异常。双侧膈顶圆滑，双侧肋膈角锐利。影像学诊断：考虑支气管炎 X 线表现（图 10-1）。

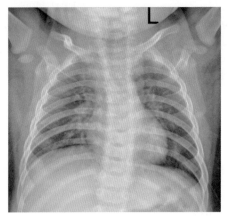

图10-1　2020年1月16日胸片：提示支气管炎

二、诊疗经过

患儿为小婴儿，冬季发病，病初有呼吸道卡他症状，咳嗽加重同时出现阵发性喘憋加重。查体：呼吸急促。轻度三凹征，双肺呼吸音粗糙，可闻及湿啰音及呼气相喘鸣音，呼气相略延长，胸片提示支气管炎 X 线表现，故毛细支气管炎诊断成立，根据患儿病程中点头样呼吸，本次发作呼吸急促，约 60 次 / 分，奶量减少约 1/3，故评估为毛细支气管炎（中度）。入院后查呼吸道合胞病毒核酸阳性，故诊断呼吸道合胞病毒感染。患儿存在呼吸道感染，入院后查谷丙转氨酶 222U/L，故诊断肝功损害。治疗后于 2020 年 1 月 22 日复查血常规、血沉、CRP、血气分析均正常。肝功能提示谷丙转氨酶 383U/L；EB 病毒抗体及 DNA、肺炎支原体、肺炎衣原体抗体 -IgM、巨细胞病毒抗体 -IgM 及 DNA 均阴性。于 1 月 27 日复查谷丙转氨酶 298U/L，余心肌酶、肾功能、电解质正常，患儿病情恢复，于 1 月 28 日出院。

三、最后诊断

1. 急性毛细支气管炎（中度）。
2. 呼吸道合胞病毒感染。
3. 肝功能损害。

四、治疗及转归

入院后给予干扰素抗病毒,丙种球蛋白(200～300mg/kg,3 天)免疫支持、甲泼尼龙抗炎、雾化、吸氧、吸痰等呼吸道管理,保肝、调节肠道菌群等对症支持治疗。入院当天喘憋明显,给予多巴胺 5μg/(kg·min)、多巴酚丁胺 2.5μg/(kg·min)持续静脉泵入改善心功能,预防心力衰竭,给予呋塞米静脉推注减轻心脏负荷,吸氧改善氧合。住院第 4 天,气喘减轻,停病重、Ⅰ级护理、心电监护、多巴胺。住院第 6 天咳嗽增多,活动后气喘明显,复查血常规白细胞总数正常,中性粒细胞比率升高,加用头孢曲松抗感染、硫酸镁协助平喘治疗。住院第 11 天,经积极抗感染治疗,咳嗽减轻,无气喘,肺部体征好转,病情恢复出院。

五、重要提示

1. 小婴儿,冬季发病,首次气喘,病初有呼吸道卡他症状,咳喘同时加重,阵发性发作,进展快。

2. 查体可见呼吸急促,三凹征阳性,肺内可闻及湿啰音及呼气相喘鸣伴有呼气相略延长。

3. 炎症指标正常,胸片提示支气管炎。

4. 呼吸道合胞病毒核酸阳性。

六、知识拓展

1. 概述　毛细支气管炎即急性感染性细支气管炎,主要发生于 2 岁以内的婴幼儿,峰值发病年龄为 2～6 个月龄,以流涕、咳嗽、阵发性气喘、气促、三凹征阳性、肺内听诊闻及哮鸣音及湿啰音为主要临床表现。感染主要累及直径 75～300μm 的细支气管,急性炎症引起上皮细胞坏死、黏液分泌增多、黏膜水肿致细支气管狭窄与阻塞为本病的病理基础,呼吸道合胞病毒（respiratory syncytial virus, RSV）为引起毛细支气管炎的最常见病毒病原,除此,鼻病毒（rhinovirus, RV）、人偏肺病毒（human metapneumovirus, HMPV）、冠状病毒（human coronavirus, HCoV）、人博卡病毒（human bova virus, HBoV）等感染均可引起细支气管炎,肺炎支原体（*Mycoplasma pneumoniae*, MP）、肺炎衣原体（*Chlamydia pneumoniae*, CP）、流感嗜血杆菌、肺炎克雷伯菌、大肠埃希菌等也与毛细支气管炎相关。本病具有自限性,但年龄＜12 周、早产、合并先天性心脏病、免疫缺陷性疾病、营养不良等因素的婴儿有较高的病死率,后期有 34%～50% 毛细支气管炎患儿日后会继发气道高反应性疾病,需早期识别、干预治疗。

2. 临床表现　病初为上呼吸道感染症状,如鼻塞、流涕、喷嚏、咳嗽、发热(一般为低至中等度发热,＞39.0℃高热少见),在 1～2d 后病情进展迅速,出现阵发性咳嗽,3～4d 出现气喘、呼吸困难,严重时发绀,5～7d 时达到疾病高峰,12 周龄内婴儿可出现呼吸暂停,其他症状包括烦躁、易激惹、喂养量下降等。查体出现气促、三凹征阳性、鼻翼翕动、吸气性下胸壁凹陷、心动过速等,肺内闻及哮鸣音及细湿啰音,伴有呼气相延长。

3. 病情严重度分级 病情严重者可能会出现呼吸衰竭、心力衰竭等严重后果，需要早期评估，参考表 10-1 进行并对中重度患者早期进行干预和治疗。

表 10-1 病情严重度分级

项目	轻度	中度	重度
喂养量	正常	下降至正常一半	下降至正常一半以上或拒食
呼吸频率	正常或稍增快	＞ 60 次 / 分	＞ 70 次 / 分
胸壁吸气性三凹征	轻度（无）	中度（肋间隙凹陷较明显）	重度（肋间隙凹陷极明显）
鼻翼翕动或呻吟	无	无	有
血氧饱和度	＞ 92%	88%～92%	＜ 88%
精神状况	正常	轻微或间断烦躁、易激惹	极度烦躁不安、嗜睡、昏迷

注：中－重度毛细支气管炎判断标准为存在其中任何 1 项即可判定。

4. 实验室检查 发热时及时完善血培养，疾病早期完善病毒病原检测（PCR、ELISA、免疫荧光法），存在重症高危因素的患儿注意监测血氧饱和度，必要时完善血气分析。有脱水表现时注意监测电解质。胸片表现为肺部过度充气征或斑片状浸润阴影，局部肺不张，支气管周围炎。

5. 诊断及鉴别诊断 根据小婴儿、冬季起病，首次气喘，临床病初有呼吸道卡他症状，1～2 天后病情迅速进展，出现阵发性咳嗽，3～4 天后出现气喘、呼吸困难，伴或不伴有发热，吃奶量下降，查体气促、三凹征阳性、鼻翼翕动或吸气性下胸壁凹陷、心动过速等、肺内闻及哮鸣音及细湿啰音，伴有呼气相延长可临床诊断。目前临床上广泛应用的多病原核酸检测有助于及时发现致病病原，较适合临床病例的早期诊断。应注意与婴幼儿支气管哮喘急性发作、支气管异物、支气管淋巴结核压迫等疾病引起的喘息鉴别。如临床有反复发作喘息病史，且既往喘息时应用支气管舒张剂效果好，起病急，病情恢复快，需注意与婴幼儿支气管哮喘相鉴别。其次，临床需仔细询问有无异物吸入病史，查体若闻及双肺呼吸音不对称，需与支气管异物相鉴别，可以完善胸透进一步协助诊治。另外，年龄小，喘息发作早的婴幼儿注意排除气道发育异常疾病。

6. 治疗及预后 毛细支气管炎的基本处理原则包括监测病情变化、供氧及保持水电解质内环境稳定。

（1）一般治疗：密切观察病情变化，皮测血氧饱和度，保证呼吸道通畅，必要时吸氧改善氧合（呼吸空气条件下，睡眠时血氧饱和度持续低于 88% 或清醒时血氧饱和度持续低于 90% 为吸氧指征，慢性心肺基础疾病患儿需更积极用氧）。若患儿气促明显，呼吸道分泌物增多，吐奶呛奶导致误吸时可考虑鼻饲奶保证热卡，必要时静脉营养。

（2）药物治疗：① β_2 受体激动剂：可联合 M 受体阻滞剂，尤其是当有过敏性疾病，如哮喘、过敏性鼻炎等疾病家族史时；②糖皮质激素：不推荐常规使用全身糖皮质激素，可雾化吸入糖皮质激素治疗；③ 3% 高渗盐水：住院患儿严密监测下可试用，使用前可雾化吸入支气管舒张剂，使用中注意吸痰，保持呼吸道通畅，若出现咳嗽、气喘加重应立即停用；④抗菌药物：有明显细菌感染指征时可应用；⑤利巴韦林：俗称病毒唑，广谱抗病毒药物。由于其骨髓抑制、致畸致癌等潜在的毒性作用，临床上不建议常规使用。对于某些严重的RSV感染病例或免疫功能严重受损的儿童，可考虑早期静脉点滴，10～15 mg/（kg·d），3～5d，但需观察其不良反应；⑥干扰素（interferon，IFN）：是一类具有广谱抗病毒、抗增殖和免疫调节活性的多功能细胞因子家族。其在毛细支气管炎的有效性和安全性尚缺乏足够的循证医学证据。国内研究表明，IFN-α雾化吸入治疗毛细支气管炎具有较好的临床疗效，重组人IFN-α2b每次20～40万U/kg或IFN-α1b每次2～4μg/kg，每日2次，连用5～7d；或肌内或皮下注射重组人IFN-α抗病毒治疗，IFN-α2b 10万U/（kg·d）或IFN-α1b 1μg/（kg·d），每日1次，连用5d。

（3）预后：大多数的毛细支气管炎预后良好，不留后遗症。住院患儿中3%～7%需应用机械通气，34%～50%患儿日后会继发气道高反应性疾病，死亡大多数发生于6个月龄以内患儿以及合并心肺疾病的患儿。

7. 预防　包括RSV疫苗主动预防及被动预防。目前，比较理想的RSV候选活疫苗有重组减毒活疫苗及亚单位病毒疫苗。人单克隆RSV-F蛋白抗体（palivizumab，帕利珠单抗）是1998年美国FDA批准的用于预防具有高危因素婴儿的急性RSV感染的被动预防药物，其通过阻断病毒包膜与呼吸道上皮细胞膜结合而避免细胞感染，剂量为15 mg/kg/次，肌内注射，每月1次，每年11月或12月开始，连用5个月，可降低RSV感染的住院率及感染后反复喘息的发生率。但由于价格昂贵其在中低收入国家应用受限。我国暂未引进。2014年美国仅推荐在29周以下的早产儿、32周以下合并慢性肺疾病的早产儿及先天性心脏病婴儿在生后12个月内使用，而对29～31周的早产儿生后6个月内以及32～34周早产儿生后3个月内，不再常规推荐使用帕利珠单抗用于预防RSV引起的急性下呼吸道感染。

七、专家评述

毛细支气管炎主要发生在两岁以内的婴幼儿，尤其是2～6月龄的婴儿，呼吸道合胞病毒是引发此病最常见的病毒病原，临床常见症状有流涕、咳嗽、气喘及呼吸急促，体征可有气促、三凹征阳性、肺内听诊闻及哮鸣音及湿啰音，严重者可出现呼吸困难，病情进展至呼吸衰竭，需机械通气辅助呼吸。本病具有自限性，但年龄<12周、早产、合并先天性心脏病、免疫缺陷性疾病、营养不良等因素的婴儿有较高的病死率，50%左右患儿后期会继发气道高反应性疾病。生后早期呼吸道合胞病毒感染和鼻病毒感染诱发的毛细支气管炎均与日后反复喘息发作甚至是发展为哮喘密切相关，过敏性疾病家族史、生后早期重症毛细支气管炎可能是日后发展为哮喘的高危因素。针对高危人群给予积极的预防和干预措施，可能会减少日后发展为哮喘的风险。

（刘　苗　马　香）

参考文献

[1]《中华儿科杂志》编辑委员会，中华医学会儿科学分会呼吸学组．毛细支气管炎诊断、治疗与预防专家共识（2014年版）[J]．中华儿科杂志，2015，53（3）：168-171．

[2]Thorburn K，Harigopal S，Reddy V，et al．High incidence of pulmonary bacterial co-infection in children with severe respiratory syncytial virus（RSV）bronchiolitis．Thorax，2006，61（7）：611-615．

[3]Ralston SL，Lieberthal AS，Meissner HC，et al．Clinical practice guideline：the diagnosis，management，and prevention of bronchiolitis．Pediatrics，2014，134（5）：e1474-1502．

[4]Barr R，Green CA，Sande CJ，et al．Respiratory syncytial virus：diagnosis，prevention and management．Ther Adv Infect Dis，2019，6（1）：1-9．

[5]中国医师协会儿科医师分会儿童呼吸专业委员会，中华医学会儿科学分会呼吸学组，《中国实用儿科杂志》编辑委员会．儿童常见喘息性疾病抗病原微生物药物合理应用专家共识[J]．中国实用儿科杂志，2020，35（12）：918-926．

[6]Yoshihara S，Kusuda S，Mochizuki H，et al．Effect of palivizumab prophylaxis on subsequent recurrent wheezing in preterm infants．Pediatrics，2013，132（5）：811-818．

病例 23　急性感染性喉炎

一、病情介绍

患儿：女，3岁，因"咳嗽2天，加重1天，声音嘶哑5小时"于2019年10月28日入院。

现病史：患者于2天前无明显诱因出现咳嗽，病初呈单声咳嗽，夜间为著，少痰，无咯血及气喘，无发热，偶有脐周腹痛，可耐受，可自行缓解，无腹泻，无皮疹，起病后就诊于我院门诊，给予口服"安儿宁颗粒、氨溴索口服液"治疗1天，入院前1天夜间患儿咳嗽较前加重，次数较前增多，呈犬吠样，少痰，咳剧时伴有呕吐，非喷射性，呕吐物为胃内容物，无咖啡色及胆汁样液体，无气促，无口周发青，安静时伴有喉鸣，5小时前出现声音嘶哑，进一步诊治复诊于本院，门诊给予"布地奈德2ml"喷雾吸入治疗1次，咳嗽、声音嘶哑较前减轻，为系统诊治，今门诊以"急性感染性喉炎"收入院。患病后，患儿精神好，进食好，睡眠一般，大小便正常。

既往史：有湿疹史，半个月前因"肺炎"于当地静脉滴注药物治疗7天，治愈，间隔

5 ～ 6 天出现本次病程。

家族史：父母身体健康。否认家族性遗传病史及家族中传染病史。

个人史：现上幼儿园小班，新生儿期无特殊病史。

入院查体：T 36.2℃，P 126 次 / 分，R 31 次 / 分。神志清，精神反应好，呼吸略促，三凹征阴性，双肺呼吸音粗糙，闻及吸气性喉传导音，无呼气相延长。心音有力，律齐，心率 126 次 / 分。腹软不胀，未及包块，肝脾脏肋下未触及，四肢末梢暖。

实验室及辅助检查：

炎症指标：2019 年 10 月 27 日血常规：WBC 7.58×10⁹/L，RBC 4.94×10¹²/L，HGB：127g/L，HCT 38.1%，PLT 252×10⁹/L，NEUT% 41.3%，淋巴细胞比率 48.7%，CRP 0.5mg/L。细胞形态示异型淋巴细胞 4%，部分粒细胞颗粒粗大，单核细胞比值偏高。血沉、降钙素原均正常。11 月 3 日血常规 WBC 6.40×10⁹，RBC 4.91×10¹²/L，HGB 123.00g/L，PLT 219.00×10⁹/L，LY% 42.70%，NEUT% 48.60%，SAA 33.93mg/l，CRP 5.28mg/L；血沉 16mm/h。11 月 9 日血常规示 WBC 10.99×10⁹/L，HGB 113.00g/L，PLT 280.00×10⁹/L，LY% 65.90%，NEUT% 28.90%，细胞形态示部分粒细胞颗粒粗大，异型淋巴细胞（反应性淋巴细胞）8%。

病原：2019 年 10 月 28 日肺炎支原体、腺病毒、合胞病毒核酸阴性。11 月 3 日：EB病毒抗体：EB 病毒衣壳抗原 IgM 抗体 58.9U/ml，EB 病毒衣壳抗原 IgG 抗体 524U/ml，EB 病毒早期抗原 IgG 抗体 17.4U/ml，EB 病毒核抗原 IgG 抗体＞600U/ml。腺病毒核酸阳性。肺炎支原体、肺炎衣原体抗体 IgM、甲型流感核酸、乙型流感病毒核酸、EB-DNA 均阴性。11月 9 日 EB-DNA 阴性。

免疫功能：免疫球蛋白示 IgG、M 正常，IgA0.194g/L，偏低。T 淋巴细胞亚群示细胞毒性 T 细胞 31.8%，略偏高，总 T 细胞、辅助性 T 细胞均正常。

影像学：

2019 年 10 月 31 日胸片：胸片示肺纹理增多、紊乱、模糊，两肺下野伴有斑片状模糊阴影，左心缘模糊，诊断：肺炎 X 线表现（图 10-2）。

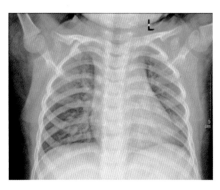

图10-2 2019年10月31日胸片

注：胸片示肺纹理增多、紊乱、模糊，两肺下野伴有斑片状模糊阴影，左心缘模糊，诊断：肺炎 X 线表现。

2019 年 11 月 3 日：颈部 B 超双侧颈部淋巴结肿大（右侧较大者约 2.0cm×0.8cm，左侧较大者约 1.7cm×0.7cm），腹部 B 超肝脾未见异常。

二、诊疗经过

患儿咳嗽病史，病程中咳嗽呈犬吠样，夜间突发声音嘶哑，入院后反复发热，查体双肺呼吸音粗糙，闻及吸气性喉传导音，诊断急性感染性喉炎，安静时闻及吸气性喉鸣，呼吸、心率略增快，诊断喉梗阻（Ⅱ度），入院后完善胸片示肺炎，查体双肺呼吸音粗糙，诊断肺炎。患儿反复发热，查体扁桃体见白色分泌物，伴躯干部皮疹，血常规提示白细胞计数增高，淋巴细胞比率升高为主，EB 病毒抗体阳性，腺病毒核酸阳性，故 EB 病毒感染、腺病毒感染诊断成立。治疗后于 2019 年 10 月 31 日胸片提示胸片示肺纹理增多、紊乱、模糊，两肺下野伴有斑片状模糊阴影，左心缘模糊，诊断：肺炎 X 线表现。2019 年 11 月 7 日：胸片示双肺纹理增多、紊乱、模糊，左肺下野见片状模糊影，左心缘、部分左侧膈面及肋膈角不清，诊断为肺炎 X 线表现。

三、最后诊断

1. 急性感染性喉炎。
2. 喉梗阻（Ⅱ度）。
3. 肺炎。
4. EB 病毒感染。
5. 腺病毒感染。

四、治疗及转归

入院后予热毒宁抗感染、布地奈德雾化吸入抗炎治疗，住院第 3 天患儿出现反复发热，咳嗽较前增多，完善胸片提示肺炎，加用阿莫西林克拉维酸钾抗感染治疗，体温仍不稳，住院第 5 天，躯干部出现皮疹，停用阿莫西林克拉维酸钾，换用不易致敏阿奇霉素抗感染，并给予氯雷他定糖浆口服抗过敏，住院第 6 天出现双侧扁桃体Ⅰ度肿大，右侧扁桃体可见白色分泌物，完善血常规提示病毒感染，CRP、血沉正常，EB 病毒抗体阳性，考虑存在 EB 病毒感染，给予更昔洛韦抗病毒治疗，免疫球蛋白免疫支持，甲泼尼龙减轻炎症反应等治疗，住院第 10 天，患儿体温正常，咳嗽减轻，无声音嘶哑，皮疹逐渐消退。住院第 14 天，经积极抗感染治疗，患儿体温正常，咳嗽明显减轻，无声音嘶哑、皮疹，炎症指标、肝功能无明显异常，治愈出院。

五、重要提示

1. 幼儿，秋季，咳嗽、不同程度发热，夜间突发声嘶，犬吠样咳嗽，吸气性喉鸣。
2. 查体吸气性喉传导音，严重时吸气性呼吸困难，吸气时出现三凹征。

3. 炎症指标正常，后期胸片可出现支气管炎或支气管肺炎。

六、知识拓展

1. **概述** 急性感染性喉炎（acute infectious laryngitis）为喉部黏膜弥漫性炎症，好发于声门下部，又称"急性声门下喉炎"。春、冬二季发病较多，常见于 1～3 岁幼儿，大多为急性上呼吸道感染的一部分，有时在麻疹、流感、肺炎的病程中并发。副流感病毒、流感病毒、腺病毒、肺炎链球菌、金黄色葡萄球菌均可引起急性感染性喉炎。儿童的喉腔狭小，软骨软弱，黏膜内血管及淋巴结丰富，黏膜下组织松弛，易引起喉水肿，且咳嗽功能不强，分泌物不易排出，神经敏感，受刺激后易引起喉痉挛，并发喉梗阻。因喉炎常见于婴幼儿，由于其免疫力相对较差，容易导致支气管炎或肺炎等下呼吸道感染，导致病程延长。

2. **临床表现** 可有不同程度的发热，夜间突发声嘶，犬吠样咳嗽和吸气性喉鸣，伴呼吸困难，呈吸气性呼吸困难，鼻翼翕动，吸气时出现三凹征，肺部听诊可闻吸气性喉鸣及干啰音，如伴下呼吸道炎症，可以闻及湿啰音，严重喉炎发生喉梗阻时双肺呼吸音减弱甚至消失。患者面色发绀，伴有不同程度的烦躁不安，咳出分泌物后可稍见缓解。白天症状较轻，夜间加剧（因入睡后喉部肌肉松弛，分泌物潴留阻塞喉部，刺激喉部发生喉痉挛），少数患儿有呛食现象，哺乳或饮水时发生呛咳，进食固体食物后呛咳较轻。按照吸气性呼吸困难的轻重将喉梗阻分为以下四度（表 10-2）。

表 10-2 喉梗阻分度

分度	喉鸣、吸气性呼吸困难	伴随症状
Ⅰ度	活动时	肺部听诊清楚，可闻及痰鸣音，心率无改变
Ⅱ度	安静时	肺部听诊闻及喉传导音或管状呼吸音，远端呼吸音降低，心率较快，120～140 次／分
Ⅲ度	喉梗阻症状加重	烦躁不安，口唇及指、趾端发绀，口周发青或苍白，恐惧、出汗。肺部听诊呼吸音明显降低或听不见，心音较钝，心率 140～160 次／分以上
Ⅳ度	喉梗阻症状加重 呼吸减弱	呈衰竭、半昏睡或昏睡状态，由于无力呼吸，表现安静，三凹征不明显，面色苍白或发灰，呼吸音几乎全消失，仅有气管传导音，心音微弱极钝，心率或快或慢，不规律

3. **实验室检查** 血常规提示白细胞计数升高，中性粒细胞比例增多为主，细胞形态可有核左移。Ⅱ度以上的喉梗阻患儿多伴有低氧血症，Ⅲ度以上可有二氧化碳潴留。X 线胸片检查可见不同程度肺气肿，也可见到支气管周围炎症及肺纹理增粗。对于小儿急性感染性喉炎，喉镜不作为常规诊断手段，只在气管插管或切开时应用，因手术操作及局部刺激可加重缺氧或诱发喉痉挛。

4. **诊断及鉴别诊断** 小儿急性喉炎起病急，有其特殊症状，如声音嘶哑、喉鸣、犬吠样咳嗽、吸气性呼吸困难，一般诊断无困难，但本病应与急性喉支气管炎、喉白喉、急性膜性喉炎、喉水肿、喉痉挛、急性会厌炎、喉或气管异物等婴幼儿喉梗阻相鉴别。

5. 治疗及预后　小儿急性感染性喉炎的病情发展快，易并发喉梗阻，需及时使用抗菌药物联合肾上腺皮质激素治疗，必要时气管切开术治疗。

（1）一般治疗：保持呼吸道通畅，保持室内温度和湿度，监测生命体征，发热时注意对症处理，物理或药物降温，合理饮食，进食流质或半流质消化食物，多饮水，保证足够的热量供应，痰液黏稠者可给予雾化吸入，呼吸困难、缺氧者需给予吸氧。

（2）抗生素治疗：急性喉炎病情进展迅速，应及早选用适当足量的广谱抗生素控制感染，应取咽拭子做细菌培养及药物敏感试验，以便选择合适的抗菌药物，经验性用药有青霉素、大环内酯类或头孢菌素类等。

（3）肾上腺皮质激素治疗：有抑制变态反应及抗炎的作用，Ⅱ度喉梗阻呼吸困难患儿均给予激素治疗，常用的激素有泼尼松、地塞米松或氢化可的松。常用剂量为泼尼松口服 1mg（kg·次），1次 /4～6h，喉梗阻解除后停用。Ⅱ度喉梗阻呼吸困难较重的可给予地塞米松肌内注射 2～5mg，再口服泼尼松。Ⅱ度以上喉梗阻或呼吸困难更严重的者，可给予地塞米松 2～5mg（视年龄大小酌情增减）或氢化可的松 5～10mg/kg 静脉点滴。吸入型糖皮质激素，如布地奈德（budesonide）混悬液雾化吸入可促进黏膜水肿的消退。布地奈德混悬液雾化吸入初始剂量为 1～2 mg，此后可每12小时雾化吸入 1mg，也可应用 2mg/ 次，间隔 12 小时一次，最多用 4 次。

（4）镇静治疗：急性感染性喉炎患儿因呼吸困难烦躁不安，可给予镇静剂治疗。异丙嗪口服或注射可减轻喉水肿及喉痉挛，临床应用效果良好，氯丙嗪及吗啡因其呼吸抑制作用，影响呼吸困难的观察，临床一般不用。

（5）电子喉镜及气管切开治疗：Ⅲ度喉梗阻患儿，因咳嗽反射差，喉部或气管内常有分泌物潴留，可应用喉镜吸痰治疗，吸痰后，应严密观察病情变化，若无缓解，必要时行气管切开术。对于Ⅳ度喉梗阻或Ⅲ度喉梗阻呼吸困难治疗无效的患儿，应立即进行气管切开术抢救。

6. 预防　感染性疾病仍以预防为主，应积极预防和治疗营养缺乏性疾病，保持室内空气新鲜和流通，加强户外活动，增强体质，注意气候变化，避免感寒受热。减少人员聚集，生活规律，饮食有节，起居有常，注意口腔卫生，养成晨起、饭后和睡前刷牙漱口的习惯。

七、专家评述

急性感染性喉炎多继发于急性上呼吸道感染，也可为急性传染病前驱症状或并发症，其常见症状有发热、声音嘶哑、犬吠样咳嗽和吸气性喉鸣，伴吸气性呼吸困难，可有鼻翼翕动、吸气性三凹征、吸气性喉鸣及干啰音体征，如伴下呼吸道炎症，可闻及湿啰音，严重时呼吸音减弱甚至消失。小儿急性感染性喉炎的病情进展迅速，易并发喉梗阻，严重者出现呼吸困难、发绀，若不及时治疗，喉梗阻重者可引起患儿死亡。因其症状特殊性临床诊断一般不难，但需与其他上呼吸道感染及婴幼儿喉或气管异物相鉴别。因急性感染性喉炎好发于声门下部，若感染控制不及时，可并发肺炎，需及时使用抗菌药物治疗。此病一般预后良好，但部分患儿喉梗阻呼吸困难严重，内科治疗无效的患儿，应立即进行气管切开术抢救，避免造成严重后果。

（刘 苗 马 香）

参考文献

[1] 胡亚美，江载芳. 诸福棠实用儿科学 [M]. 第 7 版. 北京：人民卫生出版社，2002：1162.

[2] 王卫平，孙锟，常立文，等. 儿科学 [M]. 第 9 版. 北京：人民卫生出版社，2018：243.

病例 24　喘息性支气管炎

一、病情介绍

患儿：男，2 岁，因"咳嗽 3 天，气喘 2 天"于 2020 年 06 月 06 日入院。

现病史：患者于 3 天前无明显诱因出现咳嗽，为阵发性咳嗽，白天为著，喉中有痰不易咳出，无发热及声音嘶哑，病初未予治疗，2 天前出现气喘，活动后明显，伴气促、流涕、鼻塞，无烦躁不安，无口唇发绀，夜间睡眠可平卧，无呕吐及腹泻，给予感冒灵颗粒、黄龙止咳颗粒口服治疗 1 天，患儿咳嗽、气喘渐加重，于昨晚就诊于我院急诊，予阿奇霉素 0.12g、喜炎平 2ml、甲泼尼龙 12.5mg 静脉滴注，布地奈德 2ml 雾化吸入治疗 1 次，咳嗽、气喘略减轻，晨起反复，为系统诊治，在门诊诊断为"喘息性支气管炎"收入院。患病后，患儿精神好，进食一般，夜间睡眠良好，偶有张口呼吸，黄色稀便 2 次，无脓血，小便正常。

既往史：有湿疹史。5 个月时有肺炎史，期间无气喘，口服药物治疗痊愈。平素接触冷空气有反复流清涕，平素易揉鼻、抠鼻。

家族史：父亲身体健康，母亲有过敏性鼻炎史，非近亲婚配。外祖母有过敏性鼻炎史，否认家族性遗传病史及家族中传染病史。

个人史：G_1P_1，孕 36 周剖宫产（宫颈机能不全），新生儿期无特殊病史。

入院查体：T 36.2℃，P 120 次 / 分，R 36 次 / 分。神志清，精神反应可，呼吸略促，鼻通气一般，黏膜苍白，见清涕。口唇无发绀。咽部黏膜红肿。三凹征(+)。双肺呼吸音粗糙，可闻及痰鸣音及呼气相喘鸣音，呼气相延长。心音有力，律齐，心率 120 次 / 分。腹软不胀，未及包块，肝脾肋下未触及，肠鸣音正常。四肢末梢暖。

实验室及辅助检查：

炎症指标：2020 年 6 月 5 日血常规＋CRP＋SAA：WBC $13.12×10^9/L$，RBC $5.39×10^{12}/L$，HGB 143g/L，PLT $324×10^9/L$，NEUT $4.78×10^9/L$，嗜酸性粒细胞计数（eosinophil，EO）$0.75×10^9/L$，LY $6.59×10^9/L$，CRP 0.3mg/L，SAA＜6mg/L。2020 年 6 月 6 日 CRP、ESR 正常。PCT 0.460ng/ml。

血气分析：pH 7.39，PO_2 86mmHg，PCO_2 35mmHg，HCO_3 22.5mmol/L，BE -3.1mmol/L，SO_2 96%。

免疫功能：IgG 3.92g/L，IgA 0.285g/L，IgM 0.585g/L。T 淋巴细胞亚群示总 T 细胞 63.39%，CD4 36.94%，CD8 19.52%，比值 1.89。

病原检查：肺炎支原体、呼吸道合胞病毒核酸阴性；肺炎支原体、衣原体组合：肺炎支原体 IgM 1.16COI（阳性），肺炎衣原体 IgM 0.01COI。痰培养阴性。

过敏原及肺功能：呼出气一氧化氮示 5ppb；总 IgE 177U/ml；变应原筛查（欧蒙）示树组合 2、藜草、鸡蛋白、牛奶、牛肉均 1 级，花生 2 级，余阴性；潮气分析肺功能检查：潮气量 11.2ml/kg，达峰时间比占预计值 27.7%减低，达峰容积比占预计值 27.5%减低。结论：患儿潮气功能异常；轻度阻塞性通气功能障碍。

影像学：

2020 年 06 月 05 日胸片：双肺野内中带纹理增多、紊乱、模糊，心影大小及形态可，双膈面光滑，肋膈角锐利；影像学诊断：支气管炎 X 线表现（图 10-3）。

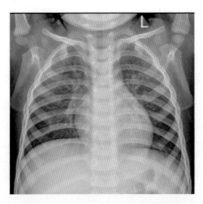

图 10-3　2020 年 06 月 05 日胸片

注：双肺野内中带纹理增多、紊乱、模糊，心影大小及形态可，双膈面光滑，肋膈角锐利；影像学诊断：支气管炎 X 线表现。

潮气分析，见图 10-4。

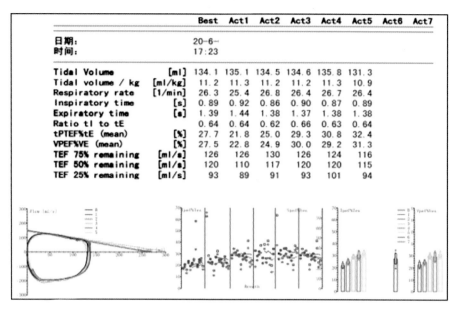

图10-4　潮气分析肺功能检查

注：潮气量 11.2ml/kg，达峰时间比占预计值 27.7% 减低，达峰容积比占预计值 27.5% 减低。结论：患儿潮气功能异常；轻度阻塞性通气功能障碍。

二、诊疗经过

患儿咳嗽、气喘病史，查体呼吸略促，三凹征阳性，双肺呼吸音粗糙，可闻及痰鸣音及呼气相喘鸣音，呼气相延长，胸部正位片示支气管炎表现，结合肺炎支原体抗体阳性，诊断急性喘息性支气管炎（肺炎支原体感染）。患儿血常规示 EO $0.75×10^9$/L，诊断为嗜酸性粒细胞增多。患儿平素接触冷空气有反复流清涕，平素易揉鼻、抠鼻。查体鼻通气一般，黏膜苍白，见清涕，入院后查过敏原阳性，诊断为变应性鼻炎。治疗后于 2020 年 6 月 11 日复查血细胞分析：WBC $9.02×10^9$/L，RBC $4.63×10^{12}$/L，HGB 120.00g/L，PLT $292.00×10^9$/L，LY% 59.50%，NEUT% 31.30%，EO $0.25×10^9$/L。PCT 0.068ng/ml。

三、最后诊断

1. 急性喘息性支气管炎（肺炎支原体感染）。
2. 变应性鼻炎。
3. 嗜酸性粒细胞增多。

四、治疗及转归

入院后予阿奇霉素抗感染，雾化、吸氧等呼吸道管理，给予甲泼尼龙、氨溴索、布地奈德鼻腔冲洗、孟鲁司特钠、氯雷他定、调节肠道菌群等对症支持治疗。住院当天，给予布地奈德喷雾吸入以抗炎、减少炎性介质生成；特布他林每20分钟1次，1小时共3次喷雾吸入减轻微血管渗漏、降低气道反应性、舒张支气管平滑肌以快速解痉平喘，根据气喘缓解情况逐渐延长喷雾间隔，吸氧改善氧合；住院第 2 天进食稍差，给予酪酸梭菌活菌口服调节肠道菌群，予氯雷他定口服抗过敏。住院第 3 天，患儿咳嗽、气喘明显减轻。住院第 6 天，经积极抗感染、对症支持治疗，肺部体征明显好转，复查炎症指标好转，病情恢复出院。

五、重要提示

1. 幼儿，咳嗽、喘息、气促，进展快。
2. 查体 三凹征（+），可闻及痰鸣音及呼气相喘鸣音，呼气相延长。
3. 胸片提示支气管炎。肺炎支原体抗体阳性。

六、知识拓展

1. 概述　喘息性支气管炎是一种特殊类型支气管炎，主要发生于婴幼儿时期，指急性气管 - 支气管炎伴有喘息发作。其感染部位主要累及气管、支气管及细支气管，很少累及肺实质，其中部分患儿可发展为支气管哮喘。临床以喘息、咳嗽、气促、胸闷、两肺哮鸣音为主要表现，严重时可出现持续性喘息，可反复发作，部分患儿可发展为支气管哮喘，尤其是伴有湿疹或其他过敏史的儿童。本病病原常为呼吸道合胞病毒（respiratory syncytial virus，RSV）、鼻病毒（rhinovirus，RV）、人偏肺病毒（human metapneumovirus，HMPV）等，此外，近年来，肺炎支原体（*mycoplasma pneumoniae*，MP）、肺炎衣原体（*chlamydia pneumoniae*，CP）呈现低龄化的发展趋势，与喘息性支气管炎关系密切，本例患儿为典型的肺炎支原体感染诱发的喘息发作，MP 感染是日后诱发反复喘息的潜在危险因素，需进行必要的早期干预。

2. 临床表现　发病年龄较小，多见于 1 ～ 3 岁小儿。常继发于上呼吸道感染之后，起病可急可缓，感染症状轻重不一，以发热和咳嗽为主要表现，发热热型不定，有低度或中度发热，仅少数患儿出现高热。发作时双肺闻及喘鸣音和粗湿啰音，呼气时间延长，喘息无明显发作性。经治疗，在第 5 ～ 7 天上述症状明显减轻，部分病例复发大多与感染有关。

3. 实验室检查　白细胞计数多正常，少数患儿白细胞计数可升高，中性粒细胞增多、CRP 或 PCT 升高，多种病毒和细菌均可引起喘息发作，发热时及时完善血培养，疾病早期可完善病毒病原检测（PCR、ELISA、免疫荧光法）。

4. 诊断及鉴别诊断　有发热、咳嗽、气喘、气促等呼吸道症状，查体闻及喘鸣音，结合病原菌阳性及胸部影像学检查结果可诊断。如起病急，合并声音嘶哑或犬吠样咳嗽，需注意与支气管异物相鉴别，同时，还应注意与病毒感染及其他病原菌感染引起的喘息相鉴别。

5. 治疗及预后

（1）一般治疗：充分休息，注意护理，发热期宜给予流食或软食，多饮水，吃奶婴儿应注意少量多次喂养，室温宜恒定，保持一定湿度。

（2）抗生素治疗：病毒感染无需使用抗生素，若有明确细菌感染，应选择适当的抗生素治疗。若存在支原体感染证据，首选阿奇霉素治疗，常用方法为口服 10mg/（kg·d），每日 1 次，轻症连用 3 天，重症 5～7 天，一般停药 3～4 天后可重复第 2 个疗程。病情严重者可予以阿奇霉素静脉给药，剂量为 10mg/（kg·d），每日 1 次，病情稳定后可采用口服阿奇霉素序贯治疗，静脉及口服疗程为 7～10 天。小年龄婴幼儿（包括新生儿）首选口服，若口服不适宜，可谨慎采用静脉途径，剂量为 10 mg/（kg·d）。也可以使用红霉素、克拉霉素、罗红霉素等治疗。

（3）抗炎治疗：对于明显的咳嗽、气喘，甚至气促、呼吸困难、短时间内肺内渗出明显、病情进展迅速的，可应用全身糖皮质激素甲泼尼龙 1～2mg/（kg·d），疗程 3～5 天或雾化吸入糖皮质激素（布地奈德混悬液 1mg/ 次，2 次 / 天）联合支气管舒张剂（β_2 受体激动剂、M 受体阻滞剂）（即沙丁胺醇或特布他林溶液和异丙托溴铵溶液），每 6～8h/ 次，疗程因人因病情而异。

（4）预后：多数喘息性支气管炎患儿预后良好，到 3～4 岁时复发次数减少，但有部分病例远期发展为支气管哮喘。多篇文献表明，喘息性支气管炎日后继发为婴幼儿哮喘的危险因素是患儿湿疹史和过敏史、母亲过敏史、母乳喂养不足 4 个月，而患儿性别、父亲过敏史和二级亲属过敏史不是儿童哮喘的危险因素。婴幼儿哮喘为多种因素相互作用的复杂结果，具有上述危险因素及血浆总 IgE 和外周血嗜酸性粒细胞计数增高的喘息性支气管炎发展为儿童哮喘的危险性较大，应高度警惕，尽早给予干预，以降低儿童哮喘的发生率。

6. 预防　感染性疾病仍以预防为主，文献表明预防儿童喘息性支气管炎应密切注意环境因素。注意保持室内空气新鲜和流通，预防和治疗营养缺乏性疾病，少聚集，一旦确诊，及时就诊，以免病情加剧。

七、专家评述

喘息是儿科临床的常见症状，儿童时期由于解剖、生理和免疫特点，在病原微生物侵入或受到机械、理化刺激、或器官生长发育畸形时，常表现出不同程度的喘息症状。多种病毒和细菌感染均可引起喘息，大多数病例可在病毒感染的基础上并发细菌感染，其临床表现与哮喘很相似，近期预后大多良好，其中一部分病例如有过敏史，嗜酸性粒细胞较高及血清总 IgE 升高的喘息性支气管炎婴幼儿反复喘息发作，往往发展为支气管哮喘。对喘息性支气管炎患儿，要注意分析家族与患儿自身过敏史，如可疑支气管哮喘时，应尽早给予哮喘的防治措施。

（刘　苗　马　香）

参考文献

[1] 胡亚美，江载芳 . 诸福棠实用儿科学 [M]. 第 7 版 . 北京：人民卫生出版社，2002：1172.

[2] 中国医师协会儿科医师分会儿童呼吸专业委员会，中华医学会儿科学分会呼吸学组，《中国实用儿科杂志》编辑委员会 . 儿童常见喘息性疾病抗病原微生物药物合理应用专家共识 [J]. 中国实用儿科杂志，2020，35（12）：918-926.

[3]Tsukagoshi H, Ishioka T, Noda M, et al.Molecular epidemiology of respiratory viruses in virus-induced asthma.Front Microbiol，2013，12（4）：278.

[4] 中华人民共和国国家健康委员会，国家中医药局 . 儿童社区获得性肺炎诊疗规范（2019 年版）[J]. 中华临床感染病杂志，2019，12（1）：6-13.

[5] 中华医学会儿科学分会呼吸学组，《中华实用儿科临床杂志》编辑委员会 . 儿童肺炎支原体肺炎诊治专家共识（2015 年版）[J]. 中华实用儿科临床杂志，2015，30（17）：1304-1308.

[6] 申昆玲，李云珠，李昌崇，等 . 糖皮质激素雾化吸入疗法在儿科应用的专家共识 [J]. 临床儿科杂志，2011，29（1）：86-91.

病例 25   迁延性细菌性支气管炎

一、病情介绍

患儿：男，1 岁，因"咳喘 6 周"于 2014 年 10 月 2 日入院。

现病史：患儿入院前 6 周出现咳嗽，为单声咳，少痰，伴喘息，哭闹后喘息明显，无犬吠样咳及鸡鸣样回声，无大汗及面色发绀。病后于当地医院输液治疗 7 天（具体用药不详），咳嗽无明显好转，痰量增多，仍有喘息，入院前 3 天咳嗽加重为阵发性连声咳，有痰。为进一步诊治入院。发病前 2 天有发热，予退热处理后降至正常，无抽搐，病程中无吐泻、腹痛、腹胀，无皮疹、关节肿胀，无明显盗汗、消瘦。自发病以来，精神反应可，吃奶水可，尿便正常。

既往史:否认湿疹史，否认肝炎、结核等传染病史及接触史，否认手术、外伤、输血史，否认食物、药物过敏史，疫苗接种按计划进行。

个人史：第 2 胎第 2 产，生后体健，母乳喂养。

家族史：父母亲体健；祖父患哮喘，否认遗传病史。

入院查体：T 36.9℃，P122 次 / 分，R32 次 / 分，BP 85/55mmHg，神志清，精神反应

可，呼吸平稳，无发绀。咽充血，扁桃体Ⅰ°肿大，两肺呼吸音粗，可闻及痰鸣音及喘鸣音。心率122次/分，律齐，心音有力。腹平坦、柔软，触诊无哭闹，无包块。肝右肋下2cm，脾未及。神经查体未见异常。

实验室及辅助检查：

入院前检查：（2014年9月30日外院）血常规：WBC 15.4×10^9/L，HGB 117g/L，PLT 318×10^9/L，NEUT% 31.9%，LY% 60.7%，CRP ＜5mg/L。

入院后检查：肺CT显示两肺散在小的实变影；两次痰细菌培养：肺炎链球菌；肺泡灌洗液细菌培养及药敏：肺炎链球菌，对大部分β-内酰胺类抗生素敏感，尿肺炎链球菌抗原（+），其他主要病原检测（-）。气管镜下见气道非脓性分泌物较多（图10-5）。

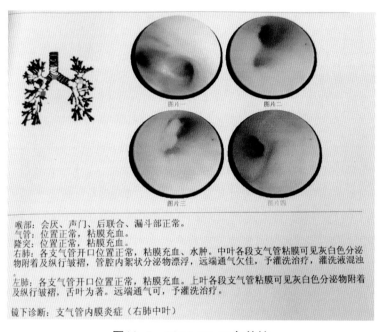

喉部：会厌、声门、后联合、漏斗部正常。
气管：位置正常，粘膜充血。
隆突：位置正常，粘膜充血。
右肺：各支气管开口位置正常，粘膜充血、水肿。中叶各段支气管粘膜可见灰白色分泌物附着及纵行皱褶，管腔内絮状分泌物漂浮，远端通气欠佳，予灌洗治疗，灌洗液混浊。
左肺：各支气管开口位置正常，粘膜充血。上叶各段支气管粘膜可见灰白色分泌物附着及纵行皱褶，舌叶为著。远端通气可，予灌洗治疗。

镜下诊断：支气管内膜炎症（右肺中叶）

图10-5 2014-10-08气管镜

注：见气道非脓性分泌物较多。

二、诊疗过程

据患儿1岁男婴，咳喘病史较长，伴发热，血常规示白细胞升高，查体两肺呼吸音粗，可闻及痰喘鸣音，肺CT示两肺散在小的实变影，可诊断支气管肺炎。入院后先后予阿奇霉素、拉氧头孢抗感染，止咳、化痰、平喘，加强呼吸道管理，调节免疫及对症治疗，住院6天，行纤维支气管镜检查，住院9天，痰培养及支气管肺泡灌洗液回报提示肺炎链球菌感染，据体外药敏试验判定为同一菌株，因喘息及肺部啰音未见好转，停用拉氧头孢，予亚胺培南/西司他丁抗感染治疗，住院11天，体温正常，住院12天，咳嗽、喘息较前好转，共住院14天，病情好转，自动出院。

三、最后诊断

迁延性细菌性支气管炎（肺炎链球菌）。

四、治疗及转归

发病后患儿间断应用头孢类抗生素、化痰药等，疗效不佳，病情迁延。入院后给予经验抗感染治疗、氨溴索雾化、布地奈德及异丙托溴铵雾化等，好转不明显；积极寻找病原学证据，两次痰培养及支气管肺泡灌洗液细菌培养病原学回报后，证实肺炎链球菌感染，结合临床病情未见好转，改用碳青霉烯类抗菌药亚胺培南／西司他丁，3天后好转出院，继续口服阿莫西林／克拉维酸，总疗程2～4周。

五、重要提示

1. 病程较长的湿性咳嗽，阳性的肺泡灌洗液结果（肺炎链球菌）。
2. 抗菌药物治疗有效。

六、知识拓展

1. 概述　迁延性细菌性支气管炎（protracted bacterial bronchitis，PBB）是指由细菌引起的支气管内膜持续感染和慢性化脓性肺疾病，亦被认为是支气管扩张前期，多见于6岁以下儿童，慢性湿咳达到4周以上，2～3周的抗生素治疗可治愈。PBB的发病机制主要与气道持续性细菌感染、气道炎症反应有关，急性病毒下呼吸道感染是PBB最常见诱因。另外，免疫功能紊乱、气道畸形以及呼吸道微生物群紊乱等因素也与PBB的发生有关，近1/3～2/3患儿合并喉、气管、支气管软化。未分型的流感嗜血杆菌、肺炎链球菌及卡他莫拉菌是本病最常见的3种病原菌，多个肺叶取样细菌培养阳性率明显高于1个肺叶取样，可同时存在细菌的混合感染。与急性感染不同，这些病原菌不易从呼吸道被清除，在气道中形成与慢性中耳炎类似的生物膜，病原菌低水平复制，生物膜可保护其逃避宿主免疫防御及抗菌药物治疗，导致症状持续及间歇性加重。

2. 临床表现　病初一般为持续4周以上的慢性湿性咳嗽（即咳嗽伴咳痰），特点为阵发性咳嗽，无昼夜规律，可伴喘息、气促等表现。查体可闻及喉中痰鸣及肺部听诊痰鸣音等。少数可见发热。

3. 辅助检查

（1）胸部影像学：胸部X线片多数正常，部分可见肺纹理增粗、紊乱；斑片状浸润影等。高分辨率CT可见支气管壁增厚、疑似支气管扩张等。

（2）实验室检查：白细胞及CRP正常或升高。支气管镜下可见气道黏膜充血水肿、黏膜纵形皱褶、气道黏膜可见痰液附着，脓性或非脓性气道分泌物、支气管开口痰栓及支气管软化。支气管肺泡灌洗液示中性粒细胞比例增高，细菌培养可见流感嗜血杆菌、肺炎链球菌、卡他莫拉菌、肺炎克雷伯菌等。

4. 诊断及鉴别诊断

（1）诊断标准：①持续湿性咳嗽超过4周；②气管肺泡灌洗液细菌培养确认存在下呼吸道细菌感染的证据；③应用抗生素治疗2周内咳嗽改善；③无引起咳痰的其他病因。

（2）需要与支气管哮喘、胃食管反流、慢性化脓性肺疾病、腺病毒肺炎后闭塞性细支气管炎等相鉴别，同时应注意免疫缺陷病的存在。

5. 治疗及预后 抗生素为主的抗感染治疗是治疗PBB的最主要的方法，可根据病原分布特点经验性用药，推荐以阿莫西林/克拉维酸钾为一线用药，头孢类或大环内酯类也可应用，尤其对于青霉素过敏者。

抗生素疗程：应在2周以上，推荐4周，部分需要6～8周，甚至持续预防性用药。如果经过4个疗程抗生素治疗效果不佳者，需要重新寻找病因。

6. 预防 一般预防：减少聚集，避免接触咳嗽病人；注意手卫生，勤洗手；在人群聚集时戴口罩。药物预防：对于明确的下呼吸道感染，早期使用抗生素清除病原，能有效预防PBB的发生。

七、专家评述

迁延性细菌性支气管炎是引起慢性湿性咳嗽的最主要原因之一，已被纳入多个国家的慢性咳嗽诊治指南。然而PBB在我国儿童慢性咳嗽病因研究中罕有报道，临床医师对此认识不足，且PBB临床诊断特异性不强，不易与其他慢性咳嗽性疾病相鉴别，容易误诊。应引起临床医生重视，共同推进PBB诊疗规范化。

（陈丹丹 翟 嘉）

参考文献

[1] 张军，尚云晓，等. 儿童迁延性细菌性支气管炎临床特点、病原学特点及病因讨论 [J]. 国际儿科学杂志，2018，45（9）：737-739.

[2] 张建华，苏玉洁，等. 迁延性细菌性支气管炎治疗进展及预后 [J]. 中华实用儿科临床杂志杂志，2018，33（10）：739-741.

[3] 中华医学会儿科学分会呼吸学组慢性咳嗽协作组. 中国儿童慢性咳嗽诊断与治疗指南（2013年修订）[J]. 中华儿科杂志，2014，52（3）：184-188.

[4]Craven V, Everard ML.Protracted bacterial bronchitis：reinventing an old disease[J].Arch Dis Child, 2013, 98（1）：72-76.

[5] 於梦菲，张海邻. 儿童迁延性细菌性支气管炎病原学研究进展 [J]. 中华实用儿科

病例 26　呼吸道合胞病毒肺炎

一、病情介绍

患儿：女，5 个月 14 天，因"咳嗽 4 天，加重伴气喘 1 天"于 2020 年 2 月 5 日入院。

现病史：于 4 天前患儿接触感冒病人后出现咳嗽，咳嗽呈阵发性，晨起咳嗽明显，有痰不易咳出，无犬吠样咳嗽及鸡鸣样回声，无声音嘶哑及喉鸣，病初无气喘，伴有流涕，偶有喷嚏，无发热，无呕吐及腹泻，无皮疹。病后给予止咳类药物口服 2 天，效果欠佳。1 天前患儿咳嗽加重，痰较多不易咳出，伴气喘，阵发性发作，无异常烦躁及哭闹，吃奶好，为进一步诊治来我院就医，在门诊拟诊断为肺炎收入院。患病后，患儿精神好，吃奶好，睡眠情况良好，大小便正常。

既往史：否认湿疹史，否认新型冠状病毒病人接触史，否认新型冠状病毒疫区旅居史，否认肝炎、结核等传染病史及接触史，否认手术、外伤、输血史，否认食物、药物过敏史，疫苗接种按计划进行。

个人史：第 1 胎第 1 产，新生儿期无特殊病史。

家族史：父亲患鼻炎，母亲身体健康。

入院查体：T 36℃，P 122 次 / 分，R 44 次 / 分。神志清楚，精神好，反应好，呼吸略促。未见皮疹及出血点，全身浅表淋巴结未扪及肿大。前囟平软，鼻通气一般，三凹征阴性，双肺呼吸音粗糙，闻及散在喘鸣音及中等水泡音，呼气相延长。心率 122 次 / 分，律齐，心音有力。腹平坦、柔软，触诊无哭闹，无包块。肝、脾未触及，肠鸣音正常。神经系统查体未见异常。

实验室及辅助检查：

入院前检查：

2020 年 02 月 05 日血常规：WBC 6.75×10^9/L，RBC 4.49×10^{12}/L，HBG 123g/L，PLT 275×10^9/L，NEUT% 20.2%，EO 0.27×10^9/L，LY% 69.6%，CRP 0.35mg/L，SAA ＜ 6mg/L。

2020 年 02 月 05 日胸片：双肺纹理增多、紊乱、模糊，两肺野内中带伴有絮片状模糊影，左膈面外侧及左肋膈角模糊不清，影像学诊断：支气管肺炎 X 线表现（图 10-6）。

入院后检查：

炎症指标：ESR、CRP、PCT 均正常。

免疫功能：IgG、IgA、IgM 均在正常范围。T 淋巴细胞亚群分析：CD4 49.56%，略低，余正常。

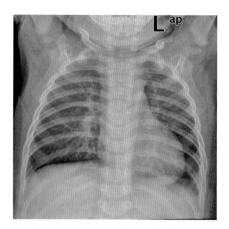

图10-6　2020年2月5日胸片

注：双肺纹理增多、紊乱、模糊，两肺野内中带伴有絮片状模糊影，左膈面外侧及左肋膈角模糊不清，右膈面光滑，右肋膈角锐利。

病原学检查：甲型流感病毒核酸阴性，乙型流感病毒核酸阴性，呼吸道合胞病毒核酸阳性。肺炎支原体、肺炎衣原体核酸均阴性。

2020年2月9日胸部彩超检查示：①左肺小片状肺实变；②双肺肺泡间质水肿（轻度）；③双侧胸腔少量积液（0.4cm）。

2020年2月12日复查胸部彩超示：双肺肺泡间质水肿（轻度），双侧胸腔少量积液（0.3cm）。

二、诊疗经过

患儿系6个月龄以下小婴儿，临床有咳嗽、气喘，病初有卡他症状。查体：肺部可闻及喘鸣音及湿啰音，胸片示双肺纹理增多、紊乱、模糊，两肺野内中带伴有絮片状模糊影，支气管肺炎可诊断，入院后呼吸道合胞病毒核酸检测阳性，故呼吸道合胞病毒肺炎可诊断。入院后监测胸部B超示双侧胸腔积液，胸腔积液（双侧）可诊断，根据2019版儿童社区获得性肺炎的诊疗规范，患儿合并胸腔积液，病情评估为重度，故修正诊断为重症肺炎（呼吸道合胞病毒感染）。

三、最后诊断

1. 重症肺炎（呼吸道合胞病毒感染）。
2. 胸腔积液（双侧）。

四、治疗及转归

入院后予干扰素喷雾吸入抗病毒，甲泼尼龙减少渗出及抗炎，布地奈德、特布他林、异丙托溴铵喷雾吸入止咳平喘，小儿咳喘灵口服液口服等对症治疗。患儿入院时胸片示左膈面外侧及左肋膈角模糊不清，入院后经治疗患儿咳嗽、气喘减轻，肺部渗出减少，进一步完善胸部 B 超示双肺肺泡间质水肿、左肺小片状肺实变、双侧胸腔积液少量，结合患儿年龄小，病史长，考虑合并细菌感染可能，细菌病原以肺炎链球菌多见，故给予联合阿莫西林克拉维酸钾静脉滴注抗感染。经治疗，患儿临床症状减轻，肺部异常体征消失，复查胸部 B 超示实变影吸收、胸腔积液量减少，病情恢复，办理出院。

五、重要提示

1. 患儿是 5 个月 14 天，因"咳嗽 4 天，加重伴气喘 1 天"于春季入院，病初有卡他症状。
2. 查体　双肺呼吸音粗糙，闻及散在喘鸣音及中等水泡音。
3. 呼吸道合胞病毒核酸检测阳性。

六、知识拓展

（一）概述

呼吸道合胞病毒（respiratory syncytial virus，RSV）是一种 RNA 病毒，属副黏液病毒科，经空气飞沫和密切接触传播，在全球广泛流行，其流行受地理位置、湿度、温度等因素影响，我国南方以夏秋季节多见，北方则发生在冬春季节。RSV 是社区获得性肺炎的常见病原体，在儿童中病毒病原的地位尤为突出，是 5 岁以下儿童 CAP 的首位病毒病原，也是造成婴幼儿病毒性呼吸道感染住院的首位因素，对于 5 岁以下伴有喘息症状的呼吸道感染，要首先考虑 RSV 感染可能。

（二）临床表现

病初的 2～4 天表现为上呼吸道感染症状，如发热、鼻塞、流涕，之后出现下呼吸道症状，表现为咳嗽、气喘，严重时伴呼吸急促、呼吸费力、喂养困难等。查体可发现呼吸促、鼻煽、三凹征阳性，严重时发绀，肺部可闻及湿啰音及喘鸣音。

（三）辅助检查

1. 胸部影像学　多为点片状阴影，并伴有不同程度的肺气肿。
2. 实验室检查　白细胞正常或降低，多数淋巴细胞比例为主；病原学可通过病原核酸、抗原及血清抗体测定、病毒分离等协助诊断。

（四）诊断及鉴别诊断

病初有卡他症状，之后有咳嗽、气喘等呼吸道症状，结合胸部影像学检查及病原阳性结果可诊断。需要与其他病原引起的喘息性肺炎如腺病毒肺炎、肺炎支原体肺炎以及其他可引起喘息的疾病如肺结核、支气管异物等鉴别。

（五）治疗及预后

支持疗法是治疗呼吸道合胞病毒感染的最主要的方法，目前能有效的治疗呼吸道合胞病毒感染的药物很少。主要治疗包括：

1. 一般治疗　急性期维持氧饱和度 90%～92% 以上，必要时给予氧疗，重症患儿可选择无创持续正压通气或机械通气等呼吸支持治疗；保持气道通畅，必要时吸痰；若可正常进食，建议经口喂养，若出现呼吸困难、呼吸急促，进食后呛奶易引起误吸等情况，可鼻饲喂养，必要时静脉营养，以保证热卡及水、电解质内环境稳定。

2. 对症治疗

（1）支气管舒张剂：对于 RSV 感染伴喘息症状的患儿可试用支气管舒张剂，观察治疗效果，如临床症状有所缓解可继续使用；如用药后无改善，则可考虑停药；推荐剂量：硫酸沙丁胺醇，< 6 岁，2.5mg/ 次，用药间隔时间视病情而定；特布他林雾化溶液，体重 < 20kg，2.5mg/ 次，视病情轻重每日给予 3 ～ 4 次；异丙托溴铵，< 12 岁，250μg/ 次，多与短效 β 受体激动剂联合雾化吸入。

（2）吸入性糖皮质激素：喘息型支气管肺炎在病因、病理生理、临床表现等方面与毛细支气管炎相似，雾化吸入治疗在急性期和缓解期基本与毛细支气管炎方法相同。急性期：对于有过敏体质或哮喘家族史的喘息患儿，可试用糖皮质激素联合支气管舒张剂，推荐剂量：布地奈德混悬液 0.5 ～ 1mg/ 次，每日给予 2 ～ 3 次，喘息减轻者建议门诊治疗继续维持 3 ～ 5 天，住院治疗可以继续维持 5 ～ 7 天。恢复期：临床症状明显缓解，则可进一步减量治疗，尤其是对于过敏体质及具有家族过敏性疾病的患儿。布地奈德混悬液 0.5mg/ 次，2 次 / 天，以后视病情逐渐减量，整个雾化吸入治疗时间建议不少于 3 周。

（3）全身糖皮质激素及白三烯拮抗剂不作为常规推荐。

3. 抗感染治疗

（1）抗病毒治疗：①干扰素：可试用干扰素抗病毒治疗，干扰素 α-1b 2 ～ 4μg/（kg•次），2 次 / 天，疗程为 5 ～ 7 天；干扰素 α-2b 10 万～ 20 万 U/（kg•次），2 次 / 天，疗程为 5 ～ 7 天；②利巴韦林：利巴韦林可能有效，但目前尚无足够证据证实其有效性，不推荐常规使用。

（2）抗菌药物：不作为常规用药推荐，也不建议预防性用药；若考虑继发细菌感染或存在细菌感染高危因素的重症病例，可应用抗菌药物抗感染治疗。

4. 免疫治疗

（1）呼吸道合胞病毒免疫球蛋白（RSV-IGIV）：在高危儿中的干预方法为在 RSV 流行季节，每个月经静脉注射大剂量 RSV-IGIV 750mg/kg（即 15mg/kg•次），3 ～ 5 次。在高危儿的治疗中给予 RSV-IGIV 1500mg/kg 一次，静脉滴注；另有一种为在住院第 1 天给予 RSV-IGIV 吸入 2 次，0.05g/kg 每次（即 1ml/kg 每次），每次约 20 分钟，间歇期 30 ～ 60 分钟。

（2）RSV 单克隆抗体（帕利珠单抗，palivizumab）：每月肌内注射 1 次，每次 15mg/kg，用于整个 RSV 季节，在 RSV 感染开始的季节提前应用效果更佳，但目前我国这两种药物尚未上市。

大多数 RSV 感染患儿可以完全康复，病程中继发感染可加重病情，延长病程。婴幼儿 RSV 感染后易发生感染后气道高反应性，这与后期的反复喘息和哮喘的发生密切相关。若患儿为早产儿或合并先天性心脏病、唐氏综合征及免疫功能缺陷等疾病，呼吸道合胞病毒感染后临床表现更重，出现呼吸系统后遗症的比例较高，常见表现为持续喘息、活动耐力下降等。严重的 RSV 感染有出现闭塞性细支气管炎可能，且可能与成人慢性阻塞性肺疾病有关。

5. 预防　一般预防：减少聚集，避免接触感冒病人；注意手卫生，勤洗手；养成良好的咳嗽习惯。药物预防：帕利珠单抗是针对 RSV 的特异性抗体，因其尚未引进国内临床应用，其应用存在局限性。世界卫生组织将 RSV 疫苗列为首要发展的疫苗之一，但由于病毒本身特点和感染人群的特点，目前尚无可用疫苗。

七、专家评述

RSV 对婴幼儿健康造成的极大的威胁，是儿童下呼吸道感染最常见和最重要的病毒病原，儿童常见喘息性疾病主要与呼吸道病毒感染相关，而 RSV 为儿童喘息性疾病最常见病毒病原，且与儿童哮喘的关系密切。目前针对 RSV 尚无特殊有效治疗，以对症治疗为主。在临床中要严格掌握抗生素及激素治疗的指征，并需要关注 RSV 感染后的喘息及肺慢性损伤。

（刘艳芹　马　香）

参考文献

[1] 李昌崇，尚云晓，沈叙庄，等. 儿童社区获得性肺炎管理指南（2013 修订）（下）[J]. 中华儿科杂志，2013，51（11）：856-862.

[2] 谢正德，徐保平，陈祥鹏，等. 儿童呼吸道合胞病毒感染诊断、治疗和预防专家共识 [J]. 中华实用儿科临床杂志，2020，35（4）：241-250.

[3]Backman K, Ollikainen H, Piippo-Savolainen E, et al.Asthma and lung function in adulthood after a viral wheezing episode in early childhood.Clin Exp Allergy, 2018, 48（2）：138-146.

[4]Coutts J, Fullarton J, Morris C, et al.Association between respiratory syncytial virus hospitalization in infancy and childhood asthma.Pediatr Pulmonol, 2020, 55（5）：1104-1110.

[5] 胡亚美，江载芳. 诸福棠实用儿科学 [M]. 第 8 版. 北京：人民卫生出版社，2015：1274-1276.

[6] 申昆玲，邓力，李云珠，等. 糖皮质激素雾化吸入疗法在儿科应用的专家共识（2018 年修订版）[J]. 临床儿科杂志，2018，36（2）：95-107.

病例 27 腺病毒肺炎

一、病情介绍

患儿：男，1岁，因"反复咳嗽、气喘半月余，加重伴间断发热5天"于2021年2月9日入院。

现病史：患者于入院前半月余无明显诱因出现咳嗽，病初为单声咳嗽，有痰，非犬吠样，咳后无鸡鸣样回声，无声音嘶哑，伴气喘，阵发性加重，无异常烦躁及哭闹，无发热、寒战，无吐泻，无皮疹。病后于当地就诊，给予输液治疗8天（具体用药及剂量不详），患儿病情无好转。遂转院行胸部CT示双肺及支气管炎表现，予以口服甲泼尼龙、阿奇霉素、脾氨肽及雾化吸入布地奈德2ml、特布他林1ml 每日2次治疗3天，患儿咳嗽及气喘有所好转。5天前患儿出现发热，体温最高达38.5℃，伴咳嗽及气喘加重，为阵发性连声咳嗽，有痰不易咳出，运动后气喘。回当地静脉滴注头孢曲松（2天）、阿莫西林克拉维酸钾（3天）、氨溴索治疗3天，期间体温稳定1天后再次反复，咳喘无明显好转。为求诊治来我院。患病后，患儿精神进食好，睡眠情况良好，大小便正常。

既往史：既往有湿疹史；1个月前因肺炎于当地医院住院治疗5天，期间有气喘，好转出院。间隔3天出现此次病程。否认异物吸入史。否认疫区、境外旅居史，否认新型冠状病毒肺炎患者接触史。疫苗接种按当地计划进行，无漏种。

家族史：父母身体健康，否认家族性遗传病史及家族中传染病史。

个人史：无特殊病史。

入院查体：T 38.9℃，P 126次/分，R 32次/分，WT 9kg。神志清楚，精神好，反应好，查体欠合作，呼吸略促。未见皮疹及出血点，全身浅表淋巴结未扪及肿大。鼻通气良好，咽部黏膜红肿，三凹征阴性，双肺呼吸音粗糙，可闻及痰鸣音及呼气相喘鸣音，无呼气相延长，心律齐，心音有力，腹平坦、柔软，腹部按压无哭闹，无包块，肠鸣音正常。

实验室及辅助检查：

入院前检查：

2021年02月01日胸部CT（外院）：双肺部分支气管壁增厚，边缘毛糙，管腔变窄，双肺野内多发片状、斑片状密度增高灶，边缘模糊。段及以上支气管及气管通畅，未见明显发育畸形。纵隔内未见异常增大的淋巴结，胸膜未见增厚，未见胸腔积液。影像学诊断：符合双肺及支气管炎CT表现。

2021年02月09日血常规（外院）：WBC 7.77×10⁹/L，HGB 117g/L，血红蛋白比容（HCT）：37.10%，PLT 330×10⁹/L，NEUT% 62.7%，EO：0.19×10⁹/L，LY% 17.8%。

2021年02月09 PCT（外院）：0.07ng/ml。

入院后检查：

免疫功能：IgG 7.18g/L，IgA 0.618g/L，IgM 1.06g/L；T淋巴细胞亚群：总T细胞61.54%，辅助性T细胞27.66%，细胞毒性T细胞30.88%，比值0.90。

过敏指标：IgE 41.3U/ml；变应原筛查（欧蒙吸入、食入）：鸡蛋白2级，牛奶、牛肉1级，余阴性。

气道炎症指标：呼出气一氧化氮6ppb。

潮气分析：潮气量6.9ml/kg达峰时间比占预计值22.4%减低，达峰容积比占预计值24.0%减低，轻中度阻塞性通气功能障碍。

病原学：

2021年02月09日：EB病毒抗体：EB病毒衣壳抗原IgM抗体＜10.0U/ml，EB病毒衣壳抗原IgG抗体＜10.0U/ml，EB病毒早期抗原IgG抗体＜5.00U/ml，EB病毒核抗原IgG抗体＜3.00U/ml；EB-DNA检测＜10^3copy/ml；呼吸道病原抗体谱检测：呼吸道合胞病毒、腺病毒抗体、流感病毒、流感病毒、副流感病毒、肺炎衣原体、肺炎支原体及嗜肺军团菌抗体IgM均阴性；13种呼吸道病原体核酸检测（痰液）：乙型流感病毒、甲型流感病毒、甲型流感病毒（H1N1）、甲型流感病毒（H3N2）、副流感病毒、肺炎支原体（DNA）、衣原体（DNA）、呼吸道合胞病毒（RNA）、腺病毒（DNA）、人偏肺病毒、鼻病毒（RNA）、博卡病毒（DNA）、冠状病毒（229E/OC43/NL63/HKU1）均阴性。痰培养及鉴定：呼吸道正常菌群。血培养及鉴定：培养3天无细菌生长。

2021年2月13日肺炎支原体、衣原体抗体阴性。

2021年2月15日呼吸道病原菌核酸检测：肺炎链球菌、金黄色葡萄球菌、耐甲氧西林葡萄球菌、大肠埃希氏菌、肺炎克雷伯菌、铜绿假单胞菌、鲍曼不动杆菌、嗜麦芽窄食单胞菌、流感嗜血杆菌、嗜肺军团菌、结核分枝杆菌复合群、肺炎支原体、肺炎衣原体均阴性；腺病毒核酸阳性。

胸部影像学：

2021年2月9日胸部CT符合肺炎并左肺上叶部分不张CT表现（图10-7）。

2021年2月17日胸部CT：符合肺炎并左肺部分实变、不张，局部缺血改变CT表现，考虑心包积液可能，左肺部分段支气管管腔狭窄、显示不清（图10-8）。

B超检查：

2021年2月13日腹部超声提示肠系膜淋巴结肿大，肝脾超声提示肝大（右肋下锁骨中线处4.5cm），腹部超声提示腹膜后扫查未见明显异常。心脏超声提示卵圆孔未闭、心包积液（少量）、降主动脉前向血流加速。

2021年2月24日肝脾超声示肝大（右肋下锁骨中线处3.3cm）。心脏超声提示卵圆孔未闭、心包积液（少量）。

炎症指标（表10-3）：

表 10-3　炎症指标变化

	白细胞总数（×10⁹/L）	中性粒细胞比例（%）	血沉（mm/h）	CRP（mg/L）	PCT（ng/ml）
2021 年 2 月 9 日	7.77	62.7	61	19.60	0.07
2021 年 2 月 13 日	17.6	86.60	37	18.5	0.33
2021 年 2 月 17 日	5.59	58.7	66	< 0.5	0.02
2021 年 2 月 24 日	13.77	36.5	19	－	－

二、诊疗经过

依据患儿临床有发热、咳嗽、气喘。查体：双肺呼吸音粗糙，可闻及痰鸣音及呼气相喘鸣音。胸部 CT 示双肺部分支气管壁增厚，边缘毛糙，管腔变窄，双肺野内多发片状、斑片状密度增高灶，边缘模糊，肺炎诊断明确。依据入院后胸部 CT 示左肺上叶部分不张，肺不张（左肺上叶）可诊断。入院后经治疗，患儿体温控制欠佳，于入院第 5 天监测炎症指标下降不著，且体温波动于 39℃（图 10-9），病原核酸检测腺病毒核酸阳性，故诊断重症肺炎（腺病毒感染），病程中完善心脏彩超示卵圆孔未闭、心包积液（少量）。卵圆孔未闭、心包积液可诊断，患儿存在肺内及肺外并发症，故诊断重症肺炎（腺病毒感染）。根据病情及检查结果调整治疗，治疗复查炎症指标较前下降，胸部 CT 示符合肺炎并左肺部分实变、不张，局部缺血改变 CT 表现，考虑心包积液可能，左肺部分段支气管管腔狭窄、显示不清。

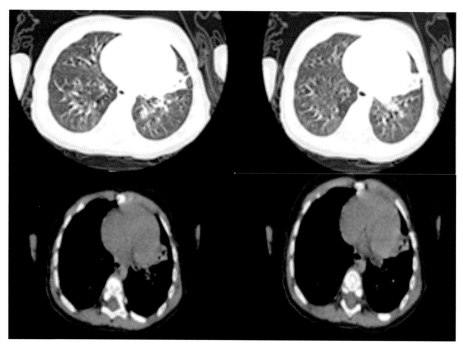

图10-7　2021年2月9日胸部CT

注：肺炎并左肺上叶部分不张。

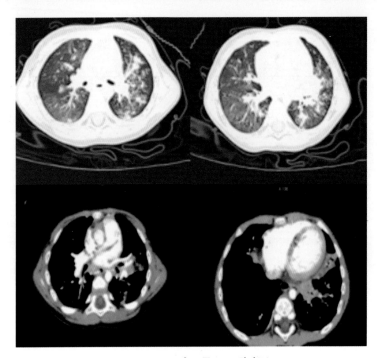

图10-8　2021年2月17日胸部CT

注：肺炎并左肺部分实变、不张，局部缺血改变。

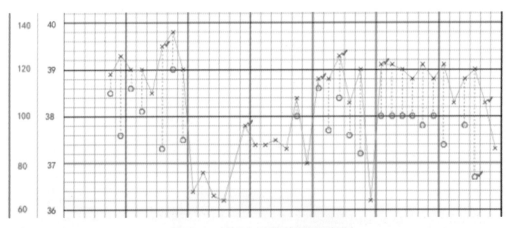

图10-9　患儿入院第1周体温变化

三、最后诊断

1. 重症肺炎（腺病毒感染）。

2. 肺不张（左肺上叶）。

3. 卵圆孔未闭。

4. 心包积液。

四、治疗及转归

入院后给予头孢曲松、红霉素、甲泼尼龙及布地奈德、沙丁胺醇、异丙托溴铵等治疗，患儿体温仍不稳定，反复发热，波动于39℃左右，咳嗽加重，伴气喘、气促，肺部可闻及湿啰音，于入院第5天监测炎症指标，无明显下降，考虑存在耐药菌或特殊病原可能，停头孢曲松，给予美罗培南、免疫球蛋白［1g/（kg·次），共2次）］静脉滴注，患儿体温渐正常，呼吸状态渐平稳，咳嗽、气喘渐减轻，治疗共16天，治愈出院。

五、重要提示

1. 患儿1岁，因咳嗽、气喘、发热入院，入院后监测患儿高热不易退热，伴气促、气喘。
2. 胸部CT示肺炎并左肺上叶部分不张CT表现。
3. 腺病毒核酸阳性。

六、知识拓展

（一）概述

腺病毒是一种DNA病毒，有60多种型别，其中3型和7型腺病毒为腺病毒肺炎的主要病原，该病毒可通过呼吸道飞沫、接触传播及粪口传播，腺病毒肺炎在北方多见于冬春季节，重症腺病毒肺炎以北方各省多见，该病毒引起的肺炎为婴幼儿肺炎中最严重的类型之一，好发于6个月龄至2岁的婴幼儿。患慢性基础疾病和免疫功能受损者更易发展为重症。2019年在南方出现了腺病毒的流行，其主要是7B亚型。

（二）临床表现

1. 潜伏期3～8日，起病急，骤然发热，往往第1～2日起即出现39℃以上的高热，至3～4日多呈稽留热或不规则的高热，轻症一般在7～11天体温恢复正常，重症患儿高热可持续2～4周。

2. 呼吸系统症状 起病即有咳嗽，表现为阵发性咳嗽，第3～5日，呼吸困难及发绀出现并逐渐加重，严重者可出现鼻翼翕动、三凹征阳性、喘憋及口唇甲床青紫。初期肺部可先有呼吸音粗或干啰音，湿啰音于发病第3～4日出现，并渐增多。

3. 此外腺病毒可引起肺外其他系统损害，可表现为全身中毒症状，包括嗜睡、烦躁、萎靡、面色苍白，部分患儿有吐泻、腹胀等表现，并可有结膜炎、猩红热样皮疹、扁桃体上石灰样小白点。

4. 腺病毒感染易继续发细菌感染，继发感染后可加重病情，少数病例可并发弥散性血管内凝血。

（三）辅助检查

1. 影像学特点

（1）胸部X线表现：早期两肺纹理增多、毛糙，双肺中内带明显，病程3～7天出现片状影，以小片状融合多见，进一步发展可表现为大片病变。部分患儿合并气胸、纵隔气肿和皮下气肿。

（2）胸部CT：为诊断、病情评估及判断预后的主要手段。当胸部X线改变与呼吸困难等表现不平行时，应及时行CT检查。以肺气肿和多肺叶受累的肺实变为主要特征，急性期肺实变以双肺团簇状影为主，向心性分布，实变密度较高，多数实变影可见支气管充气征，增强后强化较均匀。部分患儿以肺不张为主，也有一些患儿主要表现为大小气道的炎症，包括充气不均匀、磨玻璃影、马赛克征、支气管扩张等，可合并气胸、纵隔气肿等。

2. 实验室检查　白细胞总数在早期大多数减少或正常，继发细菌感染时可增高。通过病毒分离、血清学鉴定、PCR检测进行病原学诊断。

（四）诊断及鉴别诊断

根据流行病学，临床表现有稽留热，经抗生素治疗效果欠佳，伴有呼吸困难，肺部可闻及渗出及喘鸣音，结合胸部CT和腺病毒核酸阳性可诊断。如同时有嗜睡、烦躁、惊厥等表现应与中枢神经系统疾病相鉴别。此外应与其他病毒或支原体引起的肺炎相鉴别。

（五）治疗及预后

轻症患者多有自限性，避免过度治疗。重症患儿治疗关键以对症治疗、免疫调节治疗和针对并发症的治疗。目前抗病毒药物如利巴韦林、阿昔洛韦、更昔洛韦对腺病毒疗效不确切，不推荐使用。混合感染时，根据可能感染的病原，给予抗感染治疗。免疫球蛋白可通过抑制和中和炎症因子，中和病毒等，重症腺病毒肺炎，推荐 1g/（kg·d），连用2天。糖皮质激素可增加排病毒时间，延长病毒血症期，引起混合感染，临床上需慎重选择，可用于以下情况：①中毒症状明显、有脑炎或脑病等并发症；②脓毒症；③持续喘息，影像学以细支气管炎为主。多选择甲泼尼龙 1～2mg/（kg·d）或等量氢化可的松静脉注射。轻症的腺病毒肺炎多有自限性，预后良好；重症腺病毒肺炎严重危害患儿的健康和生命。当肺炎基本控制，体温正常，咳嗽明显好转时，仍有喘息，运动不耐受或对氧依赖，查体可见胸骨上窝或三凹征阳性，肺部可闻及啰音持续时，应考虑闭塞性细支气管炎可能，目前闭塞性细支气管炎的治疗尚无准则，其预后亦不确定。

（六）预防

目前尚无腺病毒疫苗可预防接种，加强健康教育，使广大群众了解腺病毒感染和传播的特征及预防措施，主要的预防措施包括勤洗手、室内通风，避免不干净的手触摸眼、鼻和口，避免与患者密切接触。

七、专家评述

腺病毒肺炎是儿童社区获得性肺炎中较为严重的类型之一，可引起喘憋性肺炎，部分患儿临床表现重，肺外并发症多，早期诊断和早期干预是治疗关键。同时腺病毒为引起闭塞性细支气管炎的重要病原体，闭塞性细支气管炎可表现为反复咳嗽、气喘及进行性肺功能下降，影响患儿的生活质量，需高度关注，早期识别发展为闭塞性细支气管炎的危险因素，给予早期诊断和治疗，有助于阻断疾病进程，改善预后。

（刘艳芹　马　香）

参考文献

[1] 中华人民共和国国家卫生健康委员会国家中医药管理局．儿童腺病毒肺炎诊疗规范（2019 年版）[J]．中华临床感染病杂志，2019，12（3）：161-166.

[2] 人腺病毒呼吸道感染预防控制技术指南编写审定专家组．人腺病毒呼吸道感染预防控制技术指南（2019 年版）[J]．中华预防医学杂志，2019，53（11）：1088-1093.

[3] 严永东，戴鸽．儿童腺病毒肺炎并闭塞性细支气管炎的诊治进展 [J]．中华实用儿科临床杂志，2020，35（22）：1685-1689.

[4] 胡亚美，江载芳．诸福棠实用儿科学 [M]．第 8 版．北京：人民卫生出版社，2015：1268-1272.

病例 28　肺炎支原体肺炎

一、病情介绍

患儿：男，7 个月龄，因"咳嗽 7 天，气喘 2 天"于 2021 年 3 月 24 日入院。

现病史：患者于 7 天前接触"咳嗽哥哥"后出现咳嗽，阵发性，有痰不易咳出，夜间为著，影响睡眠，病初伴发热 1 天，体温 37.8℃，对症处理可降至正常，病初无气喘，无呕吐及腹泻，无皮疹，给予口服"头孢类药物、止咳药物"2 天，病情无好转。2 天前出现气喘，无异常烦躁及哭闹，无憋闷、气促，1 天前于我院门诊就诊，给予头孢替安 0.35g、氨溴索 7.5mg，治疗 1 次，咳嗽略减轻，仍有气喘，为进一步系统治疗，在门诊拟诊断为肺炎收入院。患病后，患儿精神好，进食好，睡眠情况良好，大小便正常。

既往史：有湿疹史，1 个月龄至此次病程前共有 2 次气喘史，均诊断为肺炎，于当地输液治疗后缓解，发病间期无咳嗽、气喘。

家族史：父母身体健康，4 岁哥哥近期有咳嗽。

个人史：第 2 胎第 2 产，新生儿期无特殊病史。

入院查体：T 36.4℃，P 125 次 / 分，R 42 次 / 分。神志清楚，精神好，反应好，呼吸略促，前囟平软，大小约 1.5cm×1.5cm，咽部黏膜略充血，双侧呼吸动度对称，双肺呼吸音粗糙，可闻及散在中小水泡音及呼气相散在喘鸣音，无呼气相延长。心律齐，心音有力。腹平坦、柔软，无压痛、反跳痛，肝脏未触及，脾脏未触及，肠鸣音正常。

实验室及辅助检查：

CRP 7.62mg/L，PCT 0.040ng/ml，ESR 16mm/h。

血常规：WBC 9.51×10^9/L，RBC 4.6×10^{12}/L，HGB 120g/L，PLT 385×10^9/L，NEUT% 20.8%，LY% 72.9%。

免疫功能：CD3+ 73.70%，CD3+CD8+ 21.84%，CD3+CD4+ 49.22%，CD4/CD8 2.25；免疫球蛋白IgA、IgG、IgM、IgE未见异常。

呼吸道病原抗体谱：肺炎支原体抗体IgM（+），余阴性。痰培养（-）。

呼出气一氧化氮：3ppb。

潮气分析：潮气量10.0ml/kg正常，达峰时间比占预计值24.6%减低，达峰容积比占预计值29.1%正常。结论：患儿潮气功能异常，轻度阻塞性通气功能障碍。

变应原筛查（欧蒙）：树组合1级，艾蒿1级，尘螨组合2级，猫毛皮屑1级，狗毛皮屑3级，鸡蛋白2级。

影像学：2021年3月24日本院胸部正位片（图10-10）：双肺纹理增多、紊乱、模糊，右肺下野伴有絮片状模糊阴影，心影大小及外形可，双膈面光滑，肋膈角锐利。影像学诊断：支气管肺炎X线表现。

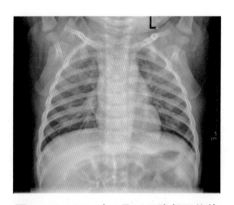

图10-10　2021年3月24日胸部正位片

注：双肺纹理增多、紊乱、模糊，右肺下野伴有絮片状模糊阴影。

二、诊疗经过

患儿有阵发性咳嗽，夜间为著，伴气喘，查体双肺可闻及散在中小水泡音及呼气相散在喘鸣音，X线胸片示右肺下野伴有絮片状模糊阴影，肺炎支原体抗体IgM阳性，诊断肺炎支原体肺炎。给予红霉素联合阿莫西林克拉维酸钾抗感染，甲泼尼龙静脉滴注平喘，布地奈德、沙丁胺醇、吸入用异丙托溴铵雾化吸入治疗，患儿病情逐渐恢复，咳嗽减轻，气喘缓解。

三、最后诊断

肺炎支原体肺炎。

四、治疗及转归

入院后予红霉素、阿莫西林克拉维酸钾抗感染，布地奈德、沙丁胺醇、吸入用异丙托溴铵雾化、祛痰等对症支持治疗，患儿咳嗽逐渐减轻，住院第 3 天气喘即缓解，住院治疗第 7 天复查血常规、血沉正常后出院。

五、重要提示

1. 夜间阵发性咳嗽、喘息，接触 4 岁咳嗽哥哥后发病。
2. 肺炎支原体抗体 IgM 阳性。
3. 胸片提示支气管肺炎。

六、知识拓展

（一）概述

肺炎支原体（*mycoplasma pneumoniae*，MP）是一类有细胞结构而无细胞壁，介于细菌与病毒之间，最小的原核细胞型微生物。该病原体在不依靠活细胞的情况下能在体外生存，可以进行自我复制。MP 致病机制复杂，主要通过以下 3 种方式导致机体损害：①直接毒性作用：MP 侵入呼吸道后，借滑行运动定位于纤毛之间，通过黏附细胞器上的 P1 黏附素等黏附于上皮细胞表面，抵抗黏膜纤毛的清除和吞噬细胞的吞噬；②毒性和炎症反应：MP 黏附于宿主细胞后其合成的过氧化氢可引起呼吸道上皮细胞的氧化应激反应，并分泌社区获得性肺炎呼吸窘迫综合征（CARDS）毒素等对呼吸道上皮造成损伤；③免疫损害 MP 抗原与人体某些组织存在部分相同的抗原，感染后可刺激机体产生相应的自身抗体形成免疫复合物导致多个系统器官的损害。肺炎支原体是儿童社区获得性肺炎的重要病原之一，肺炎支原体肺炎（*mycoplasma pneumoniae* pneumonia，MPP）占主要儿童社区获得性肺炎的 10%～40%。MPP 为呼吸道传播疾病，可通过密切接触和飞沫传播，有地区性流行的特点，常在相对封闭的人员密集的小范围内爆发，每 3～7 年流行一次，流行时长可长达 1 年，北方地区以秋冬季多发，南方地区则是以夏秋季节高发。

（二）临床表现

MP 可引起咽峡炎、支气管炎和肺炎，多为自限性，有时也可引起重症或非典型肺炎及多种肺外并发症，危害严重，尤其是学龄期儿童和青少年。

1. 呼吸系统表现 起病可急可缓，以发热和咳嗽为主要表现。中高度发热多见，也可低热或无热。部分患儿发热时伴畏寒、头痛、胸痛、胸闷等症状。病初大多呈阵发性干咳，少数有黏痰，偶有痰中带血丝，咳嗽会逐渐加剧，个别患儿可出现百日咳样痉挛性咳嗽，病程可持续 2 周甚至更长。多数患儿精神状况良好，多无气促和呼吸困难，而婴幼儿症状相对较重，可出现喘息或呼吸困难。年长儿肺部湿啰音出现相对较晚，可有肺部实变体征。重症病例可合并胸腔积液和肺不张，也可发生纵隔积气和气胸、坏死性肺炎等。少数患儿表现危重，发展迅速，可出现呼吸窘迫，甚至需要呼吸支持或体外膜肺支持，可导致死亡。

2．皮肤、黏膜损伤　常见，皮肤受累的程度不一，表现多样，斑丘疹多见，重者表现为斯－琼综合征；黏膜损伤通常累口腔、结膜和泌尿道，可表现为水泡、糜烂和溃疡。

3．心血管系统受累　亦较常见，多为心肌损害，也可引起心内膜炎及心包炎、血管炎，可出现胸闷、头晕、心悸、面色苍白、出冷汗等症状。

4．血液系统　以自身免疫性溶血性贫血常见，其他还有血小板减少性紫癜及单核细胞增多症、噬血细胞综合征、弥散性血管内凝血等。

5．MP 感染还可导致肺、脑、脾脏等器官及外周动脉的栓塞。

6．神经系统　可有吉兰－巴雷综合征、脑炎、脑膜炎、脑脊髓膜炎和梗阻性脑积水等表现。

7．消化系统　受累可引起肝大和肝功能障碍，少数患儿表现为胰腺炎。

8．其他　还有肾小球肾炎和 IgA 肾病、中耳炎、突发性耳聋、结膜炎、虹膜炎、葡萄膜炎、关节炎及横纹肌溶解等。

（三）辅助检查

1．实验室检查

（1）白细胞计数大多正常或稍低，中性分叶为主。

（2）大部分患者 CRP 升高，血沉增快；重症肺炎支原体肺炎或难治性肺炎支原体肺炎患儿血清乳酸脱氢酶（LDH）可明显升高。

（3）明胶颗粒凝集试验（PA）：PA 检测　是 IgM 和 IgG 的混合抗体，单次 MP 抗体滴度 ≥1：160 可作为诊断 MP 近期感染或急性感染的参考。

（4）酶联免疫吸附试验（ELISA）：恢复期和急性期 MP 抗体滴度呈 4 倍或 4 倍以上增高或减低时，可确诊为 MP 感染。血清的特异抗体 IgM 增高也有诊断意义。IgM 一般于发病的 1 周末滴度开始增高，2～3 周达高峰，2～3 个月滴度下降，持续数月到 1 年。

（5）核酸检测：核酸诊断技术敏感性强、特异、快速，可用于早期诊断。目前实验室常用的方法有 RT-PCR 技术，环介导的等温扩增（LAMP）技术，RNA 恒温扩增实时荧光检测（SAT）技术等。肺炎支原体核酸在 MP 感染早期的检出率最高，但要与 MP 感染后的携带状态区别，有研究显示，MP 感染后的 1 个月时其 DNA 的检出率仍然高达 50%，MP-DNA 持续携带的中位数时间为 7 周，个别长达 7 个月之久。

（6）支原体分离：用患儿痰液或咽拭洗液分离培养支原体是诊断肺炎支原体感染的可靠标准，但由于 MP 生长营养要求高，培养周期长，且培养阳性率低，一般仅限于实验室研究。

2．影像学检查　肺炎支原体肺炎的早期肺部体征往往不明显，因此，临床上如怀疑 MPP，应及时行胸部 X 线检查，常见以下 4 种类型：①与小叶性肺炎相似的点状或小斑片状浸润影；②与病毒性肺炎类似的间质性改变；③与细菌性肺炎相似的阶段性或大叶性实质浸润影；④单纯的肺门淋巴结肿大型。肺炎支原体肺炎的胸部CT可表现为结节状或小斑片状影、磨玻璃影、支气管壁增厚、马赛克征、树芽征、支气管充气征、支气管扩张、淋巴结大、胸腔积液等，部分MPP可表现为坏死性肺炎。

（四）诊断及鉴别诊断

临床表现发热、咳嗽重，肺部体征少，可合并多系统损害，结合胸部影像学检查及血清学抗体或MP-PCR阳性。本病有时需与下列各病鉴别：肺结核、细菌性肺炎或病毒性肺炎、衣原体肺炎、百日咳、传染性单核细胞增多症等。均可根据病史、结核菌素试验、X线随访观察及病原学和血清学反应等予以鉴别。

（五）治疗及预后

MPP一般治疗和对症治疗同儿童社区获得性肺炎。普通MPP首选大环内酯类抗菌药物治疗，目前临床上以阿奇霉素为首选药物，剂量10mg/（kg·d），每日1次，轻症3天为一个疗程，重症可连用5～7天，4天后可重复第2个疗程，但对婴儿，阿奇霉素的使用尤其是静脉制剂的使用要慎重。红霉素用法：10～15mg/（kg·次），每日2次，疗程10～14天，个别严重者可适当延长，停药依据临床症状、影像学表现及炎性指标决定，不宜以肺部实变完全吸收和抗体阴性或MP-DNA转阴性作为停药指征。8岁以上儿童可选用盐酸米诺环素或多西环素口服。重症患儿可适时应用肾上腺糖皮质激素治疗，常用的为甲泼尼龙1～2mg/（kg·d），疗程3～5天。有研究发现，持续高热大于7天、CRP≥110mg/L，白细胞分类中性粒细胞≥0.78，血清LDH≥478U/L，血清铁蛋白≥328g/L及肺CT提示整叶致密影，可能预示常规剂量糖皮质激素治疗效果不佳。对MPP急性期患儿，如有明显咳嗽、喘息，胸部X线显示肺部有明显炎性反应及肺不张，可应用吸入型糖皮质激素，疗程1～3周。丙种球蛋白不常规推荐用于普通MPP的治疗，但如果合并中枢神经系统病变、免疫性溶血性贫血、免疫性血小板减少性紫癜等自身免疫性疾病时，可考虑应用丙种球蛋白，一般采用1g/（kg·d），1～2天。对于MPP，恢复期实变吸收不明显者可采取纤维支气管镜酌情灌洗治疗。

多数MPP患儿预后良好，而重症及难治性患儿可遗留肺结构和（或）功能损害，需进行长期随访。MPP可引起感染后闭塞性细支气管炎、单侧透明肺、闭塞性细支气管炎伴机化性肺炎、肺纤维化等。MPP在急性期后可出现反复呼吸道感染、慢性咳嗽及哮喘。有其他系统累及的MPP患儿可能危及生命或遗留后遗症。MPP遗留后遗症的危险因素研究并不多，有研究发现，热程＞10天、胸腔积液、肺外并发症、病变位于右上肺、病变类型为大片状阴影可增加肺不张的发生概率，其中胸腔积液为较强的危险因素。对于MP感染所致闭塞性细支气管炎的治疗，有成人病例报道，服用5周激素治疗，临床症状、低氧血症、异常的影像学表现均有改善，但阻塞性通气功能障碍没有完全消失。

（六）预防

加强体育锻炼，增强抵抗力；呼吸道感染性疾病流行季节，避免去人多拥挤的公共场所及避免与患急性上呼吸道感染者接触。近年来国外对肺炎支原体疫苗进行了不少研究，制备了灭活疫苗及减毒活疫苗。Wenzel（1977）观察福尔马林灭活的肺炎支原体疫苗，有一定效果。

七、专家评述

MP 广泛存在于全球范围，从密切接触的亲属及社区开始流行，容易在幼儿园、学校等人员密集的环境中发生。MPP 常见症状有发热、类百日咳样咳嗽，重症病例可出现胸腔积液和肺不张，并可合并多系统损害。治疗方面首选大环内酯类抗生素，但近年来在全球范围内大环内酯类抗生素耐药情况时有发生。肺炎支原体肺炎通常预后良好，但部分患儿可发生肺部后遗症，出现闭塞性细支气管炎、支气管扩张、单侧透明肺、肺间质纤维化等。

（王　冰　马　香）

参考文献

[1] 陈志敏,尚云晓,赵顺英,等．儿童肺炎支原体肺炎诊治专家共识（2015 年版）[J]．中华实用儿科临床杂志，2015，30（17）：1304-1308.

[2] 余丽丽，赵德育．肺炎支原体肺炎发病机制研究进展 [J]．中华实用儿科杂志，2017，32（3）：234-238.

[3] 申昆玲,邓力,李云珠,等．糖皮质激素雾化吸入疗法在儿科应用的专家共识（2014年修订版）[J]．临床儿科杂志，2014，32（6）：504-511.

[4] 申昆玲，黄国英，等．儿科学 [M]．北京：人民卫生出版社，2016：368-370.

[5] 江载芳,申昆玲,沈颖,等．诸福棠实用儿科学．第 8 版 [M]．北京：人民卫生出版社，2015：1280-1282.

病例 29　巨细胞病毒肺炎

一、病情介绍

患儿：男，1 个月 4 天，因"咳嗽、气喘 10 余天，加重 2 天"于 2021 年 5 月 25 日入院。

现病史：患儿于 10 余天前无明显诱因出现咳嗽，初为单声咳嗽，少许痰不易咳出，偶有呛奶，伴口吐泡沫，伴气喘，无憋闷、气促，无异常烦躁及哭闹，吃奶尚可，无呛咳、吐奶，病初在家未予处理，2 天前咳嗽较前加重，频次较前增多，喉中少许痰不易咳出，昼夜均有，咳剧伴面色潮红,咳毕无鸡鸣样回声,气喘较前加重,伴气促,点头样呼吸,至当地医院住院治疗,予 CPAP,头孢曲松、甲泼尼龙、氨溴索静脉滴注治疗 1 天,效果欠佳,遂于今晨来我院就诊,测体温 37.8℃,无惊厥及肢体抖动,急诊予"吸氧、心电监护"处理,并拟"支气管肺炎"收入院。患病后,患儿精神一般,进食好,睡眠情况一般,大小便正常。

既往史:有湿疹史,生后双眼有黄色分泌物,就诊于当地医院眼科,予滴眼液治疗后好转。

家族史:父母身体健康;有 1 姐姐,2 岁,近期有感冒。

个人史:第 2 胎第 2 产,新生儿期无特殊病史。

入院查体:T 36.7℃,P 168 次 / 分,R 52 次 / 分。神志清楚,精神一般,反应一般,呼吸急促。前囟平软,鼻通气一般,未见分泌物。咽部黏膜充血。颈部无抵抗感,三凹征阳性,吸气性下胸壁凹陷,双肺呼吸音粗糙,可闻及密集中小水泡音,无呼气相延长。心律齐,心音有力,心前区可闻及 I/6 收缩期杂音,腹略胀、柔软,肝脏、脾脏未触及,肠鸣音正常。

实验室及辅助检查:

CRP、PCT、ESR 均正常。

血 常 规:WBC 13.99×10^9/L, RBC 3.57×10^{12}/L, HGB 119g/L, PLT 374×10^9/L, NEUT% 37.8%, LY% 45.0%。

免 疫 功 能:IgG 10.7g/L, IgM 4.13g/L, IgA 0.314g/L。CD3+ 65.8 %, CD3+CD8+ 22.04%, CD3+CD4+ 40.89%, CD4/CD8 1.86。

病原学:呼吸道病原抗体谱检测示呼吸道合胞病毒、腺病毒、流感病毒 A、流感病毒 B、副流感病毒、肺炎衣原体、肺炎支原体抗体、嗜肺军团菌抗体 IgM 均阴性;呼吸道病原菌核酸检测示肺炎链球菌、金黄色葡萄球菌、耐甲氧西林葡萄球菌、大肠埃希氏菌、肺炎克雷伯菌、铜绿假单胞菌、鲍曼不动杆菌、嗜麦芽窄食单胞菌、流感嗜血杆菌、嗜肺军团菌、肺炎支原体、肺炎衣原体均阴性。入院第 1 天查巨细胞病毒(cytomegalovirus,CMV)抗体 IgM 13.9U/ml,阴性。入院第 9 天查巨细胞病毒抗体 IgM 16.5U/ml,阴性,查 HCMV-DNA(血清)4.70×10^{3}copy/ml, HCMV-DNA(尿液)＜10^{3}copy/ml。入院第 17 天、23 天、29 天监测 HCMV-DNA(血清及尿液)均＜10^{3}copy/ml。

影像学检查:

2021 年 5 月 29 日本院胸部 CT(图 10-11):双肺见多发片絮状密度增高模糊影,少部分呈软组织密度,部分肺组织密度减低,纵隔影内结构分界欠清。气管重建示:左主支气管管腔变窄,部分段、亚段支气管显示欠清。

2021 年 6 月 18 日本院胸部 CT(图 10-12):双肺见片状及片絮状密度增高模糊影,双肺部分肺组织密度减低,部分支气管壁增厚,左主支气管局部管腔稍窄,部分亚段支气管显示欠清,纵隔影内未见明显肿大淋巴结影。

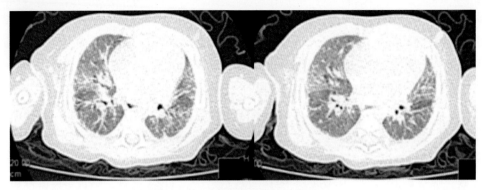

图10-11 2021年5月29日胸部CT

注：双肺见多发片絮状密度增高模糊影，少部分呈软组织密度，部分肺组织密度减低，纵隔影内结构分界欠清。气管重建示：左主支气管管腔变窄，部分段、亚段支气管显示欠清。

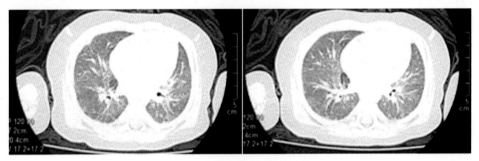

图10-12 2021年6月18日胸部CT

注：双肺见片状及片絮状密度增高模糊影，双肺部分肺组织密度减低，部分支气管壁增厚，左主支气管局部管腔稍窄，部分亚段支气管显示欠清，纵隔影内未见明显肿大淋巴结影。

二、诊疗经过

患儿有反复咳嗽、气喘病史，查体三凹征阳性，吸气性下胸壁凹陷，双肺呼吸音粗糙，可闻及密集中小水泡音，胸部CT示双肺见多发片絮状密度增高模糊影，少部分呈软组织密度，部分肺组织密度减低，给予头孢曲松联合红霉素抗感染治疗，高流量吸氧下血气分析提示氧分压波动在62mmHg以下，转入重症监护室给予CPAP呼吸支持治疗6天，再次转入呼吸科，给予美罗培南抗感染治疗，入院第9天查CMV-DNA（血清）4.70×10^3copy/ml，提示巨细胞病毒处于复制活跃期，加用更昔洛韦抗感染治疗，于2021年6月18日（入院第25天）复查胸部CT：双肺见片状及片絮状密度增高模糊影，双肺部分肺组织密度减低，部分支气管壁增厚，左主支气管局部管腔稍窄，部分亚段支气管显示欠清，纵隔影内未见明显肿大淋巴结影，提示肺部病变较前吸收好转。

三、最后诊断

1. 重症肺炎（巨细胞病毒感染）。
2. 呼吸功能不全。

3. 动脉导管未闭。

4. 卵圆孔未闭。

5. 腹腔积液（少量）。

6. 贫血（中度）。

四、治疗及转归

患儿于住院后给予头孢曲松联合红霉素抗感染、给予甲泼尼龙静脉滴注抗炎平喘、雾化、吸氧、吸痰等治疗，患儿气促仍明显，查体肺部可闻及中小水泡音，完善胸部 CT 提示肺部间质损伤明显，动态监测血气分析提示氧分压波动在 46～62mmHg，遂于住院第 3 天转入重症监护室给予 CPAP 呼吸支持治疗，并给予免疫球蛋白 [500mg/（kg•d），4 天] 治疗，住院第 7 天缺氧状况缓解，仍气促，顺利撤掉 CPAP，继续给予鼻导管吸氧治疗。住院第 9 天转入呼吸科，给予美罗培南抗感染治疗 9 天，给予泼尼松口服 7 天，复查巨细胞病毒抗体 IgM 并完善血清、尿液巨细胞病毒 DNA 检测，明确巨细胞病毒感染后，给予更昔洛韦抗感染治疗 [诱导治疗：5mg/（kg•次），q12h，14 天；维持治疗：5mg/（kg•次），1 次／天，9 天]，住院第 21 天降级抗生素为头孢他啶（1 周后停药）。患儿共住院 34 天，气促缓解，肺部无干湿性啰音，复查胸部 CT 提示肺部病变减轻，病情好转后遵医嘱出院。

五、重要提示

1. 小婴儿，咳嗽时间长，有气喘、气促。

2. 血 CMV 抗体 IgM 逐渐升高，血 CMV-DNA 提示病毒复制。

3. 胸部 CT 提示间质损伤明显。

4. 给予更昔洛韦治疗后患儿气促缓解、胸部 CT 提示病变较前吸收好转，血 CMV-DNA 载量降低。

六、知识拓展

（一）概述

人巨细胞病毒（human cytomegalovirus，HCMV，以下简称 CMV）为双链 DNA 病毒，分属于疱疹病毒科乙组疱疹亚科，又被命名为人类疱疹病毒 5 型。CMV 具有严格种属特异性和潜伏 - 活化特性。初次感染称原发感染；在免疫功能低下时潜伏病毒活化繁殖或再次感染外源性病毒则称为再发感染。

CMV 感染在我国极其广泛，感染者是唯一传染源，CMV 存在于鼻咽分泌物、尿、宫颈及阴道分泌物、乳汁、精液、眼泪和血中。原发感染者可持续排病毒数年之久；再发感染者可间歇排病毒。传播途径主要有两种：①母婴传播：先天感染（经胎盘传播）和围生期感染（产时或母乳）；②水平传播：主要通过密切接触和医源性传播。

（二）临床表现

巨细胞病毒肺炎多见于 6 个月以下原发感染的婴儿。多无发热，可有咳嗽、气促、肋间凹陷，偶可闻及肺部啰音。可伴有肝损害。先天性 CMV 感染的新生儿，出生时就可存在严重的肺炎，可表现为呼吸窘迫，同时常伴有肝脾大、黄疸、紫癜和中枢神经系统损害；生后数月发病者，肺炎可合并肝脾大。免疫抑制患者患 CMV 肺炎时，可表现为干咳、呼吸增快和发热，少数患者肺部可听到啰音，病情严重者出现发绀或急性呼吸窘迫综合征，出现难以纠正的低氧血症，甚至引起死亡。

（三）辅助检查

1. 实验室检查

（1）病毒学检查：①体液或组织中分离出 CMV；②组织细胞中见到巨细胞包涵体；③从组织或细胞中检测到 CMV 抗原如前早期抗原（immediate early antigen，IEA）、早期抗原（early antigen，EA）或 pp65 等，从外周血白细胞中查得 CMV 抗原，均提示产毒性感染；④检出 CMV mRNA，表明产毒性感染；检出 CMV-DNA 特异片段，不能区分为产毒性或潜伏性感染。

（2）血清学检测—抗 CMV-IgM：①阳性结果表明近期感染，如同时抗 CMV-IgG 阴性，则表明为原发性感染；②新生儿和幼小婴儿产生 IgM 的能力较弱，可出现假阴性；③受患儿体内高水平的 IgG 和类风湿因子等干扰，实验结果可出现假阳性。

（3）血清学检测—抗 CMV-IgG：①阳性结果表明 CMV 感染，6 个月内婴儿需除外胎传抗体；②从阴性转为阳性表明原发性感染；③双份血清抗体滴度呈 ≥ 4 倍增高，可以表明产毒性感染；④严重免疫缺陷者可以假阴性。

2. 影像学检查　CMV 肺炎的 X 线征象缺乏特异性。最常见的是双侧间质浸润性病变、磨玻璃、结节样改变及网状改变，结节直径 2 ～ 3.5mm。少数患者可有肺实质改变，常在双侧。原发性 CMV 感染者急性病毒血症也可见粟粒样改变。免疫抑制患儿发生 CMV 肺炎时，可出现磨玻璃样、实变、多发小结节、团块、支气管扩张或支气管壁增厚等表现。

（四）诊断及鉴别诊断

具备活动性感染的病毒学证据，又具有 CMV 肺炎的相关表现，如干咳、气促及缺氧进行性加剧，影像学检查可见弥漫性小结节影及肺间质性浸润时，排除其他常见病原体后可做出临床诊断。从活检肺病变肺组织或肺泡灌洗液内分离到病毒或检出病毒复制标志物（病毒抗原和基因转录产物）是 CMV 肺炎的确诊证据。诊断该病的同时，要注意与其他疾病鉴别，如其他病毒肺炎（副流感病毒、流感病毒、呼吸道合胞病毒和肠道病毒）、卡氏肺孢子菌及衣原体肺炎等。

（五）治疗及预后

对 CMV 性疾病患者是否进行抗病毒治疗仍然存在争议。抗病毒治疗对免疫抑制患者是有益的；而免疫正常个体的无症状感染或轻症疾病无需抗病毒治疗。目前首选抗病毒药物为更昔洛韦。其诱导治疗：5mg/（kg·次）（静脉滴注 > 1 小时），1 次 /12h，共 2 ～ 3 周；

维持治疗：5mg/（kg·次），1次/天，连续5～7天，总疗程为3～4周。用药期间应监测血常规和肝肾功能，若肝功能明显恶化、血小板≤25×10⁹/L和粒细胞下降≤0.5×10⁹/L或至用药前水平的50%应停药。丙种球蛋白可以封闭宿主T细胞对感染细胞上CMV抗原的识别，也可以用于CMV感染的治疗。有研究表明，丙种球蛋白治疗新生儿CMV肺炎疗效与更昔洛韦相近，但在新生儿CMV肺炎合并多种病原体混合感染时，静脉用丙种球蛋白具有较好的疗效和安全性。

先天性CMV感染的新生儿，出生时就可存在严重的肺炎；围生期感染婴儿，也可发生间质性肺炎，多数病情自限，少数重者则迁延难愈；在未成熟儿，可与支气管肺发育不良的发生有关。在免疫缺陷的儿童和成人患CMV肺炎时，病情严重，并常致死亡。

（六）预防

目前巨细胞病毒疫苗仍在研究中。易感孕妇应避免接触已知排病毒儿童的分泌物；带病毒母乳置-20℃数小时或过夜后食用可有效预防母乳传播病毒。使用冰冻去甘油血制品或洗涤细胞可减少输血后感染。

七、专家评述

CMV感染在我国极其广泛，一般人群CMV抗体阳性率为86%～96%，孕妇95%左右，婴幼儿期为60%～80%。在大多数免疫正常个体呈无症状感染，而在免疫抑制个体、胎儿和婴幼儿如果感染则可出现明显病症。其中CMV肺炎多见于6个月以下原发感染的婴儿，多无发热，可有咳嗽、气促、肋间凹陷，偶可闻及肺部啰音。影像学检查多见弥漫性肺间质病变，可有支气管周围浸润伴肺气肿和结节性浸润。预后大多良好，但也可迁延难愈或遗留慢性损伤。加强孕妇及新生儿CMV感染的筛查，早期发现，早期诊断，早期治疗，有助于减轻病情的严重程度，改善预后。

（王 冰 马 香）

参考文献

[1] 中华医学会儿科学分会感染学组，全国儿科临床病毒感染协作组，《中华儿科杂志》编辑委员会. 儿童巨细胞病毒性疾病诊断和防治的建议 [J]. 中华儿科杂志，2012，50（4）：290-292.

[2] 彭芬，姚昌桃，吴华莉，等. 新生儿巨细胞病毒感染的临床特征分析 [J]. 中华医院感染性杂志，2015，25（18）：4257-4259.

[3] 中华医学会器官移植学分会. 器官移植受者巨细胞病毒感染临床诊疗规范（2019版）[J]. 器官移植，2019，（2）：142-148.

[4] 江载芳，申昆玲，沈颖，等．诸福棠实用儿科学第 8 版 [M]．北京：人民卫生出版社，2015：910-916．

[5]Gunkel J, Wolfs TF, de Vries LS, et al.Predictors of severity for postnatal cytomegalovirus infection in preterm infants and implications for treatment[J].Expert Rev Anti Infect Ther, 2014, 12（11）：e1345-e1355.

病例 30　粟粒性肺结核

一、病情介绍

患儿：女，1 月 25 天，因"咳嗽、喘息 9 天"于 2019 年 12 月 24 日入院。

现病史：入院前 9 天患儿出现咳嗽，为单声咳，偶有咳时面红，伴喘息及鼻堵，可闻及喉中"嘶嘶声"，无明显咳后屏气发作，无发热、吐沫，无拒乳、嗜睡，无少哭少动、哭声低哑，无抽搐、尖叫及凝视，无呕吐、腹泻及腹胀等，家长未予治疗。自发病以来，精神稍弱，吃奶尚可，尿便正常。

既往史：患儿因"先天性梅毒"于 2019 年 10 月 29 日（生后第 2 天）至 11 月 11 日在传染病医院住院治疗，予肌内注射青霉素治疗 14 天。生后已接种卡介苗。

个人史：患儿系第 2 胎第 2 产，孕 39^{+4} 周顺产出生，宫内窘迫情况不详，否认生后窒息史，脐带绕颈 2 周，否认羊水及胎盘异常。

家族史：父亲体健，母亲患血行播散型结核、肺炎，于传染病医院住院治疗中，患儿未接触其他肺结核患者。母亲既往曾患梅毒，已接受正规治疗。哥哥 1 岁，曾患先天性梅毒，规律治疗半年后梅毒抗体已转阴。

入院查体：T 36.8℃，R 55 次 / 分，P 175 次 / 分，BP 68/35mmHg。神清，精神反应稍弱，呼吸促，三凹征（+），口周微绀，TcSO$_2$ 85%，前囟平软，张力不高，左眼可见黄色分泌物，鼻略堵，吸痰管可伸入双侧鼻腔，双肺呼吸音粗，可闻及痰鸣音及散在喘鸣音，心音有力，心律齐，心率 175 次 / 分，心前区未闻及明显杂音，腹软不胀，未见肠型，肠鸣音存在，肝脏肋下 1cm，质软边锐，四肢活动自如，四肢肌张力正常，原始反射均可引出，末梢暖，脉搏有力，前臂内侧毛细血管再充盈时间 2 秒。

实验室及辅助检查：

入院前检查：

2019 年 12 月 23 日急诊血常规：WBC 20.06×10^9/L，NEUT 49.6%，LY% 39.3%，单核细胞（monocytes, M）10.7%，HGB 125g/L，PLT 363×10^9/L，CRP 16mg/L。

2019 年 12 月 23 日肺 CT：双肺散在炎性实变，伴弥漫性大小不等高密度结节影，双肺局部小叶间隔增厚，右肺门影增大伴纵隔淋巴结肿大（图 10-13）。

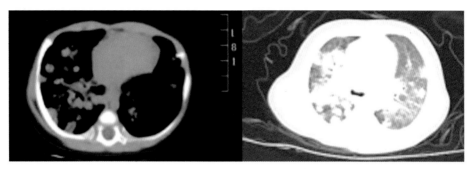

图10-13 2019年12月23日肺CT

入院后检查：

2019年12月25日床旁胸片：双肺感染性病变（图10-14）。

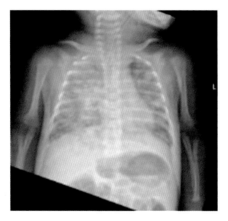

图10-14 2019年12月25日胸部正位片

2019年12月25日头＋脊髓MRI＋强化：双侧额顶叶白质区小片稍长 T_1、稍长 T_2 信号影。脑室、脑外间隙稍增宽，颅脑MRI增强检查未见异常强化，颈段脊髓MR平扫及增强未见异常，双肺多发团片状等 T_1、稍长 T_2 信号影伴明显不均匀强化。

2020年1月6日腹盆腔CT未见异常。

2020年1月14日复查胸片：左肺病变较前好转，右肺病变无好转。

ECG大致正常。心脏彩超提示卵圆孔未闭。

2019年12月28日肝功能：ALT 49U/L，γ-GT 67U/L，AST 68U/L，稍增高。

2019年12月30日血气：PH 7.364，PO_2 82.0mmHg，PCO_2 64.1mmHg，BEb 9.8mmol/L。

2020年1月1日血气：PH 7.336，PO_2 38.6 mmHg，PCO_2 62.5mmHg，BEb 6.4mmol/L。

炎症指标：CRP 3～18.4mg/L，PCT 0.21～0.29ng/ml，IL-6 8.31～31.44pg/ml。

多次血常规：WBC（9.9～16.38）×10^9/L，NEUT% 45%～66%，LY% 26%～45%，M% 8%～15%，HGB 99～141g/L，PLT（329～520）×10^9/L。

病原学：痰甲流、乙流病毒、呼吸道合胞病毒抗原（-），痰肺炎链球菌、金黄色葡萄球菌、肺炎克雷伯菌、铜绿假单胞菌、鲍曼不动杆菌、嗜麦芽窄食单胞菌、流感嗜血杆菌、耐甲氧西林葡萄球菌核酸检测（-）。血 MP-Ab（-），血 MP、EB、CMV、TB-DNA（-），PPD（-）。梅毒抗体 TP：26.767（+）。X-pert：结核分枝杆菌核酸检测：阳性，利福平耐药基因检测：敏感。痰抗酸染色：TB 2+。结核感染 T 细胞（+），IFN-γ 2.15 升高。肺泡灌洗液真菌染色（-），肺泡灌洗液分泌物培养：草绿色链球菌，3 次胃液抗酸染色（-）。

免疫状态：流式细胞：CD3+ 54.27% 略偏低，CD19+ 41.48% 偏高；Ig 大致正常。

脑脊液：2019 年 12 月 28 日 /2020 年 1 月 2 日常规未见异常，2019 年 12 月 28 日生化：Cl 110.7mmol/L（偏低），2020 年 1 月 2 日 Cl 115.9mmol/L（偏低），余正常范围。脑脊液 TB-DNA（-），脑脊液培养（-）。

二、诊疗经过

据患儿咳嗽、喘息病史，查体双肺可闻及痰鸣及喘鸣音，结合肺 CT 结果，诊断肺炎；呼吸促，三凹征（+），头罩吸氧下血氧饱和度不能维持正常，需呼吸机辅助通气，血气：pH 7.336，PO_2 38.6mmHg，PCO_2 62.5mmHg，诊断呼吸衰竭；结核接触史（+），胸 CT 示双肺弥漫性大小不等高密度结节影、右肺门增大伴纵隔淋巴结肿大，痰抗酸染色 TB 2+，肺泡灌洗液 X-pert 结核分枝杆菌核酸检测阳性，NGS 示检出低序列结核分枝杆菌 1 个，诊断肺结核；患儿肺炎重，入院后出现呼吸促、心率快、HR 160～195 次 / 分，肝脏右肋下 2.5cm，质中边钝，临床诊断急性充血性心力衰竭；患儿肺炎重，年龄小，血常规示白细胞、CRP 显著增高，分类以中性粒细胞为主，临床诊断败血症；患儿生后曾因先天性梅毒于传染病院住院治疗，予肌内注射青霉素治疗 14 天，诊断先天性梅毒；2 次腰穿查脑脊液生化均提示氯偏低，不除外结核性脑膜炎。

三、最后诊断

1. 肺炎。
2. 肺结核。
3. 呼吸衰竭。
4. 急性充血性心力衰竭。
5. 败血症（临床）。
6. 先天性梅毒。
7. 结核性脑膜炎？

四、治疗及转归

入院后予头罩吸氧，呼吸道管理，予拉氧头孢联合青霉素败血症量静脉点滴、阿奇霉素口服抗感染、地高辛强心、免疫球蛋白免疫支持治疗，予合理喂养，调节肠道菌群，维持内环境稳定，补充维生素 K_1 及对症支持治疗，入院后 2 天行支气管镜检查，并出现呼吸衰竭，予呼吸机辅助通气，加强呼吸道管理；入院3天予加用利福平、异烟肼、吡嗪酰胺、乙胺丁醇四联抗结核治疗及葡醛内酯保肝，住院10天呼衰纠正，撤离呼吸机，住院14天停用拉氧头孢及青霉素，住院17天停吸氧。共住院23天，精神可，体温正常，呼吸平稳，吃奶可未吐，痰不多，复查胸片左肺炎性实变较前好转、右肺野仍可见弥漫片状及结节状高密度影、右肺病变较前无好转，病情尚未痊愈，签字出院。出院后结核专科门诊继续服药复查，预后良好。

五、重要提示

1. 患儿系1月龄婴儿，因"咳嗽、喘息9天"入院。母亲患血行播散型结核、肺炎，于传染病医院住院治疗中。

2. 查体　呼吸稍促，三凹征（+），口周微绀，$TcSO_2$ 85%，双肺呼吸音粗，可闻及痰鸣音及散在喘鸣音。

3. 肺CT　双肺散在炎性实变，伴弥漫性大小不等高密度结节影，双肺局部小叶间隔增厚，右肺门影增大伴纵隔淋巴结肿大。X-pert结核分枝杆菌核酸检测阳性，利福平耐药基因检测敏感。痰抗酸染色找抗酸杆菌TB 2+。结核感染T细胞（+），IFN-γ 2.15，升高。PPD（−）。脑脊液2次生化氯偏低，Cl 110.7mmol/L、115.9mmol/L。

六、知识拓展

（一）概述

中国为结核病高负担国家之一，全球每年新增结核病患者900多万，<15岁的儿童占新发患者的12.0%，在免疫功能低下的小婴儿死亡率高。先天性结核病是患有结核病的母亲导致胎儿在子宫内或正常分娩过程中的新生儿发生感染而引起的。在妊娠期，结核分枝杆菌可能导致胎盘或母体生殖道感染。先天性结核病在新生儿非常罕见，发病日龄平均为24天（1～84天），缺乏特异性临床表现，易发生误诊和漏诊，病死率高达40%～100%。

（二）临床表现

先天性结核病临床表现不典型，以发热和呼吸道症状为主，表现为咳嗽、喘息、呼吸窘迫、发绀，其他表现包括喂养困难、体重不增、嗜睡和（或）易激惹、肝脾肿大、淋巴结肿大等。早期肺部体征不明显，当病变累及范围较大合并感染时，可闻及喘鸣音或湿性啰音。

（三）辅助检查

1. 胸部影像学　先天性结核病患儿的胸部影像学表现常是非特异性的炎症表现，一部分可表现为粟粒性结节或广泛结节–斑片影，婴幼儿粟粒病灶周围渗出明显，边缘模糊，易于融合。

2. 实验室检查

（1）细菌学检查：①涂片显微镜检查抗酸杆菌阳性；②分枝杆菌培养阳性，菌种鉴定为结核分枝杆菌复合群。

（2）分子生物学检查：结核分枝杆菌核酸检测阳性。

（3）结核病病理学检查：符合结核病组织病理改变。

（4）免疫学检查：①结核菌素皮肤试验，中度阳性或强阳性。需要注意的是新生儿结核菌素试验在生后 3～5 周或更长时间才有阳性反应，即使是严重的结核病患儿，结核菌素试验也可能是阴性的；② γ -干扰素释放试验阳性；③结核分枝杆菌抗体阳性。

（5）支气管镜检查：可直接观察气管和支气管病变，也可以抽吸分泌物、刷检及活检。

（五）诊断及鉴别诊断

1. 临床诊断病例　经鉴别诊断排除其他肺部疾病，同时影像学和实验室检查相关指标部分阳性者。

2. 确诊病例　结合临床症状体征、影像学、PPD 试验、 γ -干扰素释放试验、结核分枝杆菌抗体、病理和宏基因检测结果综合判断。具体诊断标准可参照《中华人民共和国卫生行业标准－肺结核诊断》部分内容。

3. 鉴别诊断　妊娠期间有播散性结核的产妇仅有约 1/3 在分娩前诊断，因此，单纯依据临床表现很难与细菌性肺炎、败血症、化脓性脑膜炎和婴儿肝炎综合征等疾病鉴别。

（六）治疗及预后

1. 治疗原则　早期治疗、剂量适宜、联合用药、规律用药、坚持全程、分段治疗为总原则。尤其注意用药不能随意间断，婴幼儿喂药困难，注意加强宣教。分段治疗中分为强化治疗阶段和巩固阶段，一般疗程根据病情 6～18 个月，具体根据个体病情变化调整。

2. 药物选择　异烟肼（INH 或 H）、利福平（RFP 或 R）、吡嗪酰胺（PZA 或 Z）、乙胺丁醇（EB 或 B）等。对于耐药结核，符合指征和年龄限制的患者在知情同意密切观察副作用的情况下，选择喹诺酮类抗生素以及利奈唑胺。无论应用哪种抗结核药，都应注意药物不良反应的监测，包括肝肾功能、血常规、神经电生理等相关检查，尤其当联合用药时。

3. 对症治疗　针对患儿的发热、喘息及全身多脏器受累的症状体征，给予降温、平喘、营养支持等对症治疗。

4. 免疫治疗　免疫功能低下的肺结核患者合并胸腔积液较多，病灶表现不典型，肺结核只是疾病其中的一个表现，临床应首先明确诊断后给予综合治疗及免疫相关治疗。对于免疫系统疾病治疗过程中出现的肺结核，应首先暂停生物制剂，给予抗结核治疗。

（七）预防

注意家庭居住环境通风，减少聚集，注意手卫生。家中有疑似肺结核患者要及时检查排除。婴幼儿及时接种卡介苗，有文献显示接种疫苗可使儿童患严重肺结核和血行播散性肺结核的概率显著降低。未及时接种卡介苗的新生儿尤其在患呼吸道感染时有必要筛查结核病，以免误诊。5 岁以下儿童与结核病患者密切接触，建议给予预防性治疗。

七、专家评述

先天性肺结核尤其是血行播散型肺结核对婴幼儿健康造成极大威胁，临床表现不典型，易误诊漏诊，病死率高。目前由于分子生物学和免疫学检测方法及支气管镜的应用，进一步提高了结核病诊断阳性率。及时诊断、积极寻找病原和有效的抗结核治疗可以改善患儿预后。

（王　欣　陈晓颖）

参考文献

[1] 江载芳，申昆玲，沈颖 . 实用儿科学 [M]. 北京：人民卫生出版社，2017：616、668.

[2] 中华医学会儿科学分会呼吸学组，《中华儿科杂志》编辑委员会 . 儿童肺结核的临床诊断标准和治疗方案（试行）[J]. 中华儿科杂志，2006，44（4）：249-251.

[3] World Health Organization.Global tubeculosis report 2020. Geneva：World Health Organization，2020.

[4] 李惠民，赵顺英 . 儿童肺结核的诊断进展 . 中国防痨杂志 .2018，40（3）：259-262.

[5] 中华医学会结核病学分会儿童结核病专业委员会 . 儿童结核分枝杆菌潜伏感染筛查和预防性治疗专家共识 . 中华结核和呼吸杂志，2020，43（4）：345-349.

[6] 赵德育，文惯宇 . 儿童粟粒性肺结核诊断及治疗 [J]. 中国实用儿科杂志，2012，27（12）：886-888.

病例 31　气管支气管结核（幼儿）

一、病情介绍

患儿男，2 岁 2 个月，因"反复咳嗽 2 个月"于 2013 年 11 月 29 日入院。

现病史：患儿于 2 个月前无明显诱因出现咳嗽，呈阵发性，干咳为主，无犬吠样及鸡鸣样回声，无鼻塞、流涕，无发热，无呕吐及腹泻，无皮疹。在当地人民医院住院治疗，诊断为支气管肺炎、支原体感染，给予红霉素静脉滴注抗感染 7 天，咳嗽好转出院后先后口服红霉素、阿奇霉素治疗，仍有咳嗽。1 天前患儿咳嗽再次加重，痰多不易咳出，伴喘息，无气促，无发热，否认异物吸入。为进一步诊治来我院就医，门诊拟诊断为肺炎收入院。患病以来，患儿无体重下降，精神好，饮食可，睡眠可，大小便正常。

既往史：否认湿疹史，否认肝炎、结核等传染病史及接触史，否认手术、外伤、输血史，否认食物、药物过敏史，疫苗接种按计划进行。

个人史及家族史：第 1 胎第 1 产，新生儿期无特殊病史。父亲、母亲身体健康。

入院查体：T 36.3℃，P 122 次 / 分，R 30 次 / 分。神志清楚，精神反应可，呼吸不促。未见皮疹及出血点，全身浅表淋巴结未扪及肿大。双肺呼吸音粗糙，对称，可闻及双相喘鸣音，心率 122 次 / 分，律齐，心音有力。腹平坦、柔软，无包块。肝、脾未触及，肠鸣音正常。神经系统查体未见异常。

实验室及辅助检查：

入院前检查：2013 年 11 月 20 日血常规：WBC 5.7×10^9/L，HGB 129g/L，PLT 165×10^9/L，NEUT％ 35.7％，LY％ 58.6％，CRP 0.8mg/L。肺炎支原体抗体 1 ∶ 320，肺炎支原体 DNA 咽拭子阴性。2013 年 11 月 25 日外院胸片提示支气管炎改变。

入院后检查：

炎症指标：ESR 28mm/h，PCT 正常。

肝肾功能、心肌酶、电解质、体液免疫、凝血四项无异常。过敏原：总 IgE、吸入物组合（粉尘螨、屋尘螨、德国小蠊、青霉、牙枝霉、烟曲霉、假丝霉、链格孢霉、隐球菌）和食物组合（鸡蛋白、牛奶、鱼、小麦、花生、大豆）均阴性。

病原学检查：流感 A ＋ B 抗原阴性，咽拭子呼吸道病原免疫荧光三项（呼吸道合胞病毒、腺病毒、流感病毒）阴性。肺炎支原体 DNA 阴性。PPD 皮试（＋＋），痰结核抗酸染色阴性，结核免疫三项（+），肺泡灌洗液结核杆菌 DNA 2.43×10^3 拷贝。

2013 年 12 月 1 日胸部 CT 平扫：右肺中叶外侧段、下叶背段及后基底段见片状高密度影，内见充气支气管影，右肺中叶外侧段、下叶背段及后基底段支气管欠通畅，气管隆突下方及右肺门淋巴结肿大（图 10-15）。2013 年 12 月 02 日气管镜检查提示右主支气管开口前段见干酪样物堵塞，灌洗后仍可见干酪样物堵塞前段（图 10-16）。右肺下叶基底段开口均可见白色干酪样分泌物，触之易出血（图 10-17）。

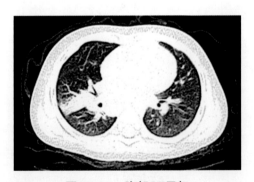

图10-15　胸部CT平扫

注：右肺中叶外侧段、下叶背段及后基底段见片状高密度影。

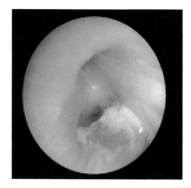

图10-16　气管镜检查

注：右主支气管外侧壁见一肉芽组织增生，表面见白色干酪样分泌物。

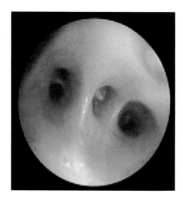

图10-17　右肺下叶基底段开口均可见白色干酪样分泌物

二、诊疗经过

患儿系 2 岁 2 个月龄婴幼儿，临床以反复咳嗽为主要表现。查体：肺部可闻及双相喘鸣音，胸片示双肺纹理增多，外院肺炎支原体抗体 1∶320，给予红霉素及阿奇霉素抗感染后，咳嗽缓解不明显。入院后完善 PPD 皮试提示（++），结核免疫三项阳性，肺泡灌洗液结核杆菌 DNA $2.43×10^3$ 拷贝，支持结核杆菌感染。完善胸部 CT 增强检查及气管镜检查后，明确诊断气管支气管结核。

三、最后诊断

1. 气管支气管结核。
2. 肺结核。

四、治疗及转归

入院后予布地奈德混悬液雾吸入抗炎，口服复方福尔可定、孟鲁司特钠止咳、平喘对症治疗。由于患儿咳嗽时间长，抗支原体治疗效果不佳，完善结核免疫三项、PPD 皮试以及气管镜下典型干酪样分泌物，诊断基本明确，后联系传染病医院转院治疗。

五、重要提示

1. 患儿 2 岁 2 个月，咳嗽时间长。

2. 抗感染、止咳平喘效果不佳。

3. PPD（++），结核免疫三项（+），胸部 CT 右肺中叶外侧段、下叶背段及后基底段支气管欠通畅，右肺门淋巴结肿大。

4. 气管镜检查　提示气管内可见干酪样分泌物堵塞。

六、知识拓展

（一）概述

儿童气管支气管结核（tracheobronchial tuberculosis，TBTB）是原发性肺结核的常见并发症，主要指结核分枝杆菌侵入气管、支气管的黏膜和黏膜下层、平滑肌、软骨及外膜而发生的管壁结核病变。绝大多数儿童 TBTB 的发生是由于气管支气管旁淋巴结结核长期侵蚀气管支气管，经过一定时间后发生淋巴结-气管支气管瘘，淋巴结内含结核分枝杆菌的干酪样物质经支气管外壁破溃入支气管腔内所致，结核病变涉及气管支气管外壁到内膜全层。TBTB 起病隐匿、症状、体征、影像学不典型，容易被漏诊、误诊。如果 TBTB 治疗不及时，则容易造成气管支气管狭窄、闭塞、扩张等后遗症。

（二）临床表现

TBTB 的临床表现大多缺乏特异性，常常表现为咳嗽、发热、喘息，伴或不伴盗汗、体重减低等结核中毒症状，咯血、胸痛症状在儿童少见。咳嗽、喘息和呼吸困难多由肿大淋巴结压迫气管支气管或干酪样物破溃阻塞气道引起。有的直到支气管镜检查时才被发现，其临床症状取决于病变部位、受累程度和疾病的阶段。当气管支气管内肉芽增生、瘢痕挛缩等导致中心气道狭窄时，上述症状更为明显，甚至危及生命。

（三）辅助检查

1. 胸部影像学　胸部 X 线检查结果对儿童 TBTB 的诊断不具有特异性，若出现斑片状阴影、肺不张征象、肺门处阴影增大、局限性肺气肿，提示可能有 TBTB。胸部 CT 及气道重建技术在诊断 TBTB 方面具有重要意义，有助于发现隐蔽的肺部及纵隔淋巴结病变，全面了解气管支气管的形态和受累程度，特别是气道局灶性狭窄的评估。

2. 实验室检查

（1）细菌学检查：是诊断 TBTB 的第一步。涂片抗酸杆菌染色和结核分枝杆菌培养是诊断 TBTB 最重要和常用的检查方法。其局限性在于检查阳性率低，阳性结果不能区分是肺结核还是 TBTB，阴性结果也不能除外 TBTB。由于儿童 TBTB 可能无痰或咳痰困难，除痰细菌学检查外，常联合应用胃液和支气管肺泡灌洗液进行细菌学检查。

（2）核酸检测：对儿童结核病具有较高诊断应用价值，是一种快速、简便、阳性率高的检测方法。

（3）结核菌素试验（TST）和 γ 干扰素释放试验（IGRAs）：也是儿童 TBTB 常用的诊断方法。TST 遇到免疫缺陷患者可能出现假阴性，非结核分枝杆菌感染患者可能出现假阳性。IGRAs 不受卡介苗接种的影响，与 TST 相比特异性更高。与 TST 一样，IGRAs 阳性结果仅提示结核分枝杆菌感染的存在，无法明确诊断活动性结核病。IGRAs 阴性结果也无法除外活动性结核病。

（四）诊断及鉴别诊断

目前，TBTB 的诊断主要依靠临床表现、实验室检查、影像学检查、支气管镜检查及组织病理学分型。TBTB 诊断标准：①有结核病临床表现及抗结核治疗有效；②痰涂片、集菌涂片抗酸杆菌阳性，最好是培养结核分枝杆菌阳性；③影像学检查阳性改变；④结核菌素试验（TST）阳性；⑤支气管镜下可见直视的气管、支气管典型病变；⑥经支气管镜刷片或支气管冲洗液涂片抗酸杆菌阳性；⑦经支气管镜活检进行病理检查提示结核性病理改变。具备上述 5＋6、5＋7、5＋2 为确诊标准，1＋2＋3、1＋3＋4、2＋3、3＋4、5、6、7 为高度疑诊标准。需要和支气管炎、支气管哮喘、咳嗽变异性哮喘、支气管异物等鉴别。

（五）治疗及预后

1. 治疗　儿童 TBTB 的治疗目标为控制结核分枝杆菌感染，避免耐药结核的产生，改善气道的通气和引流，预防和减轻气管支气管狭窄等后遗症。

（1）全身抗结核化疗：WHO 目前推荐用于儿童的一线抗结核药物有异烟肼、吡嗪酰胺、乙胺丁醇。在儿童，目前缺乏针对活动性和非活动性 TBTB 的具体化疗方案及相关研究。

（2）气道内局部给药：在支气管镜直视下将抗结核药物直接喷洒或注入结核病灶部位，达到病灶局部药物浓度高于全身化疗浓度，起有效的杀菌、抑菌效果，加快痰结核分枝杆菌转阴，促进病灶吸收。

（3）糖皮质激素的应用：口服糖皮质激素对儿童 TBTB 的病变无显著改善，还需要进一步系统的大样本研究。局部应用糖皮质激素的研究较少，有学者提出糖皮质激素局部喷洒治疗溃疡型 TBTB 疗效显著，可预防和减轻气道狭窄。

（4）经支气管镜介入治疗：儿童 TBTB 介入治疗的目的为改善气道狭窄及阻塞，最大限度地保留肺功能。儿童 TBTB 介入治疗方法包括：冷冻术、热消融疗法、球囊扩张术、气道内支架置入术等。根据患者支气管镜下 TBTB 的组织病理类型选择适合的介入治疗方法更有利于精准治疗，实现治疗目的。

2. 预后　经早期诊断、并接受正规抗结核治疗的患者，多可痊愈。少数耐药患者或服用免疫抑制剂等导致免疫力低下的患者，治疗难度大，病情迁延不愈。对预后不明确的儿童 TBTB 需长期临床和支气管镜的监测与随访，及时治疗，以有效提高 TBTB 儿童的远期生活质量。

七、专家评述

儿童 TBTB 不是少见病和罕见病，应予以足够重视，治疗不及时结核分枝杆菌会在邻近的气道内播散，造成严重的气管、支气管管腔狭窄、扩张甚至闭塞。早诊断、防范误诊是关键，对于儿童结核尤其注意询问家庭内结核接触史，对于长期咳嗽、咳痰、发热、喘息的患儿应重视胸部 CT 的检查，若胸部 CT 发现有支气管阻塞、肺门淋巴结肿大或者纵隔淋巴结肿大应高度考虑 TBTB，积极完善 TST 和 IGRAs 检查、病原体检测、支气管镜检查、病理检查等。经支气管镜介入治疗可得到较好的疗效。支气管狭窄是 TBTB 最常见的远期后遗症。

（卢志威　鲍燕敏）

参考文献

[1] 刘芳，申晨，孙琳，等. 儿童气管支气管结核临床和支气管镜下的表现特征 [J]. 中国防痨杂志，2018，40（9）：917-923.

[2] 宾松涛，胡晓琴，杨炳艳，等. 儿童气管支气管结核九例临床特征及误诊分析 [J]. 临床误诊误治，2021，34（4）：19-23.

[3] 刘芳，焦安夏. 儿童气管支气管结核诊疗现状 [J]. 中华实用儿科临床杂志，2020，35（10）：743-748.

[4] 丁卫民，唐神结，傅瑜. 重视气管支气管结核的综合规范治疗 [J]. 中华结核和呼吸杂志，2021，44（4）：288-291.

[5] 丁卫民，唐神结，傅瑜. 重视气管支气管结核的早期正确分型分期诊断 [J]. 中华结核和呼吸杂志，2021，44（3）：167-169.

病例 32　气管支气管结核合并肺结核（学龄期儿童）

一、病情介绍

患儿：男，9 岁 3 个月，以"咳嗽 1 个月余，喘息 20 天"为主诉于 2021 年 4 月 7 日入院。

现病史：1 个月余前患儿无明显诱因出现咳嗽，不剧，初为干咳，后渐有痰，不易咳出，晨起为著，可闻及明显喉间痰响，伴鼻塞、流涕，就诊于外院门诊，予雾化、止咳、化痰、抗过敏等对症治疗，咳嗽无明显好转。20 天前患儿出现喘息，无气促，于外院住院治疗一周，完善相关检查，予雾化、抗感染等治疗，患儿喘息好转，但仍有咳嗽。病程中患儿无发热、胸闷，否认异物吸入病史，今为进一步诊治来我院就诊，门诊以"支气管哮喘"收入院。自发病来，患儿精神状况一般，体力情况一般，食欲食量一般，睡眠情况良好，大小便正常。

既往史：既往体质弱，易反复上呼吸道感染，每年大于 3 次，既往无喘息，平素挑食，食欲食量一般，易腹泻。否认肝炎、结核等传染病史，否认手术、外伤史，否认输血史。

个人史：第4胎第2产，足月，顺产，出生情况无特殊。食谱正常，生长发育同正常同龄儿。预防接种按计划进行。

家族史：父亲2004年确诊有肺结核，规律服药，复查好转后停药，近期无咳嗽，父亲有特应性皮炎。母亲2019年行胸片检查提示有结节，未治疗。有一个15岁哥哥，身体健康。

入院查体：T 36.6℃，P 115次/分，R 25次/分，WT 25kg，BP 102/65mmHg，SPO₂ 95%。神志清楚，精神一般，呼吸不促，双下肢可见藓样皮肤改变，可见抓痕，浅表淋巴结未触及肿大。双侧结膜无充血，巩膜无黄染，双侧额窦有压痛，右侧为著，双侧上颌窦有压痛，咽充血，扁桃体无肿大，未见脓性分泌物。颈软，双肺呼吸音粗，可闻及双相喘鸣音，心音有力，节律齐，未闻及杂音。腹平软，肝脾肋下未及肿大，无压痛及反跳痛，神经系统查体未见异常。

实验室及辅助检查：

入院前检查：

外院：

2021年4月1日胸片：肺纹理增多。

呼吸道病原八项抗体：阴性。

入院后检查：

血常规：WBC $10.69×10^9$/L，RBC $4.94×10^{12}$/L，HGB 122g/L，PLT $478×10^9$/L，NEUT% 49.4%，EO $0.87×10^9$/L，LY% 35.1%。炎症指标：CRP 1.09mg/L；PCT 0.04ng/ml。凝血功能、肝功能、肾功能、心肌酶：正常。免疫功能：IgG、IgA、IgM均在正常范围。

病原学检查：结核免疫分析：阴性；PPD（－）。A群链球菌快速检测：阴性；肺炎链球菌抗原快速检测：阴性。呼吸道病原体PCR13项：阴性。痰液涂片：真菌菌丝及孢子：阴性；一般细菌涂片：革兰阴性球菌（＋），未见白细胞吞噬。痰培养：阴性。

肺泡灌洗液：细胞学检查，有核细胞总数1044个/μl，巨噬细胞30%，中性粒细胞57%，淋巴细胞8%，嗜酸粒细胞5%。

肺泡灌洗液：真菌涂片：孢子（－），一般细菌涂片：革兰阳性球菌（偶见），未见白细胞吞噬；抗酸染色：可见抗酸杆菌2+（1～9/10视野）；结核杆菌DNA：$3.24×10^5$升高。肺泡灌洗液培养：阴性。过敏原：总IgE（酶免荧光法）：869KU/ml，蟑螂：26.4KIU/L，余均为阴性。FeNO 10ppb，FnNO 585ppb。

心电图：正常范围。

胸部CT（图10-18）：左肺上叶透过度增高，左上叶尖段见斑片状实变，内见点状钙化，周围见散在条索影及小囊变；下叶背段见模糊片絮影。左肺门处见多发斑点状钙化影，右肺门区未见异常。纵隔未见异常肿大淋巴结影。左主支气管较对侧狭窄，管壁凹凸不平，上叶支气管内见软组织影堵塞管腔，余右主支气管、左下叶支气管、右下叶、中间段、中叶及下叶支气管通畅，未见狭窄及占位性病变。诊断意见：①肺炎；左肺门淋巴结钙化；

②左主支气管狭窄，左上叶支气管软组织影，痰栓可能。

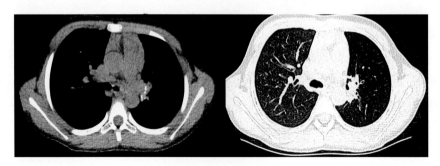

图10-18　胸部CT

注：左肺上叶透过度增高，左上叶尖段见斑片状实变，内见点状钙化。

支气管镜检查（图10-19）：气管黏膜充血，气管上段及左侧壁可见大量白色干酪样分泌物，左主支气管管腔狭窄，可见肉芽组织增生，触之易出血，黏膜充血水肿，可见大量黄白色干酪样分泌物黏附，右肺各叶段基本正常，于左肺上叶、左肺下叶开口予温 NS 40ml 灌洗，可吸出大量黄白色絮状分泌物，灌洗液呈黄色间少许淡红色。镜下诊断：①气管支气管结核；②支气管内膜炎症。

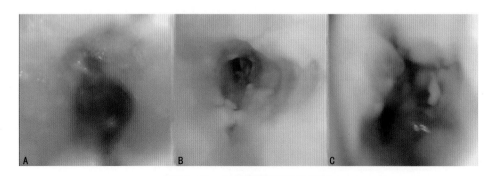

图10-19　支气管镜下检查所见

注：A. 气管隆突；B. 左主支气管；C. 左主支气管远端。

二、诊疗经过

患儿为学龄期儿童，病程1个月余，以咳嗽及喘息为主要症状，给予雾化及抗感染治疗不能完全缓解，查体肺部听诊可闻及双相喘鸣音，入院后肺部 CT 可见左肺门淋巴结钙化、左主支气管狭窄，左上叶支气管软组织影，左上叶及下叶可见斑片影。气管镜：可见大量黄白色干酪样分泌物，肉芽组织增生，左主支气管管腔狭窄。肺泡灌洗液：抗酸染色，可见抗酸杆菌 2+；肺泡灌洗液结核杆菌 DNA 阳性，诊断浸润性肺结核、气管、左侧支气管结核、肺部感染明确。患儿有鼻塞及流黄涕，额窦及上颌窦有压痛，诊断急性鼻窦炎。根据皮肤病变，诊断特应性皮炎。

三、最后诊断

1. 浸润性肺结核，痰镜检（＋），左肺，初治。
2. 气管、左侧支气管结核（溃疡坏死型＋瘢痕狭窄型）。
3. 肺部感染。
4. 急性鼻窦炎。
5. 特应性皮炎。

四、治疗及预后

　　入院后予阿莫西林克拉维酸钾口服抗感染治疗，完善肺部 CT、气管镜检查及肺泡灌洗液检查，明确浸润性肺结核及气管支气管结核后，转至专科医院进一步治疗。外院专科医院诊治经过：结核分枝杆菌基因检测阳性，气管镜下诊断气管、左侧支气管结核，溃疡坏死型。给予异烟肼＋利福平＋乙胺丁醇＋吡嗪酰胺口服、异烟肼雾化、支气管镜介入治疗。治疗 3 个月后复诊肺部 CT：左肺下叶体积小，左肺下叶片状密度增高影，局部似堵塞支气管致肺组织膨胀不全，远端多发斑片影及索条影。复查电子支气管镜：气管、左侧支气管溃疡坏死型及瘢痕狭窄，给予球囊扩张术＋冲洗术＋给药术，患儿咳嗽及喘息症状缓解，继续口服抗结核药物及异烟肼雾化，专科医院定期随诊。

五、重要提示

1. 学龄期儿童，以咳嗽及喘息为主要症状，有可疑肺结核病人接触史。
2. 肺部听诊可闻及双相喘鸣音。
3. 肺部 CT 提示左肺门淋巴结钙化、左主支气管狭窄。
4. 支气管镜可见干酪样分泌物、肉芽组织，左主支气管管腔狭窄。
5. 肺泡灌洗液涂片抗酸染色阳性，结核杆菌 DNA 阳性。

六、知识拓展

（一）概述

　　结核病目前仍然是危害人类健康的重要传染病。据世界卫生组织最新数据统计，2018年全球约 1000 万人患结核病，其中儿童占 11％。我国是结核病的高负担国家。儿童结核病常见原发性肺结核、血行播散性肺结核和继发性肺结核。

（二）临床表现

　　与成年人不同，儿童肺结核早期不易被发现。婴儿可以表现为不活泼、精神不振、脾气急躁，或无故哭闹，也可有盗汗、脸部潮红、消瘦、无力、食欲减退和消化不良。另外，小儿患肺结核大多为首次感染结核杆菌，而且对结核杆菌具有高度敏感性，一旦感染此病，结核病灶周围常有广泛的炎性反应，结核菌素试验呈强阳性反应，并会反复出现疱疹性结膜炎，全身淋巴结肿大，这在成人结核病中是没有的。小儿患了肺结核以后，症状轻重不一。若在孩子的颈部、颌下摸到孤立或成串肿大的淋巴结，特别是家庭中有开放性肺结核病人，且孩子又没有接种过卡介苗时，更应高度警惕，及时就医，以便及早诊断治疗。

（三）辅助检查

1. 实验室检查

（1）细菌学检查：细菌学检查是诊断肺结核的重要一步，痰涂片抗酸杆菌染色和培养是最重要和常用的检查方法，局限性在于阳性率低。由于儿童可能无痰或不会主动咳出痰液，常需联合应用胃液和支气管肺泡灌洗液进行细菌学检查，研究证实支气管肺泡灌洗液涂片可提高抗酸杆菌染色阳性率。

（2）核酸检测：如结核分枝杆菌／利福平耐药实时荧光定量核酸扩增检测技术对儿童结核病具有较高诊断应用价值。

（3）结核菌素试验和 γ 干扰素释放试验：免疫缺陷患者可能出现假阴性，非结核分枝杆菌感染患者可能出现假阳性。γ 干扰素释放试验不受卡介苗接种的影响，特异性更高，但两者都仅能提示结核分枝杆菌感染的存在，无法明确诊断活动性结核病。

2. 影像学表现

（1）胸部 X 线检查：对于诊断结核非常重要，能检查出结核病的范围、性质、类型和病灶活动及进展情况。但初始病灶比较小，吸收较快可能会被肋骨、胸骨或心脏等阴影遮盖。CT 可以提高分辨度。

（2）胸部 CT 及气道重建技术：分辨度及灵敏性更强，气道重建还可以协助发现气管或支气管内病变，发现其狭窄部位，为气管镜检查及治疗提供依据。

3. 支气管镜检查　支气管镜检查可以直接观察气管支气管典型病变，还可通过留取支气管肺泡灌洗液、刷片等标本进行结核分枝杆菌相关检查；可以通过黏膜活检、针吸活检获取组织标本进行组织病理学等检查，以协助诊断。

（四）诊断

需要根据病史、临床表现、影像学检查、PPD 试验等资料进行具体分析。病史中还需要注意家族史，肯定的结核病接触史对诊断有帮助。还要注意急性传染病，如麻疹、百日咳等常常是导致发病的诱因。主要的诊断要点有：①有结核中毒症状，如低热、食欲不振、盗汗等；②未接种卡介苗，结核菌素试验呈阳性反应；③ X 线检查，发现原发病灶及周围絮状密度增高影，边缘模糊，肺门淋巴结阴影增大；④痰液、胃液、胸腔积液能找到抗酸菌；⑤血沉增快。

（五）儿童肺结核的治疗

在确定治疗原则及选择治疗方法之前，应确定结核病的类型和现阶段病灶进展及活动情况，并检查肺以外其他部位有无活动性结核存在。治疗原则是：早期治疗、剂量适宜、联合用药、规律用药、坚持全程、分段治疗。

七、专家评述

儿童肺结核由于其临床表现在早期多不典型，非常容易漏诊或误诊，对于有迁延性或慢性咳嗽，尤其是伴有低热、盗汗、消瘦等症状的儿童要早期进行结核病筛查。确诊结核的病人需要给予积极抗结核治疗。

（刘春艳　鲍燕敏）

参考文献

[1]Global tuberculosis report 2019. Geneva：World Health Organization；2019. Licence：CC BY-NC-SA 3.0 IGO[EB/OL].（2019-10-17）[2020-5-11].https：/www.who.int/tb/publications/global_report/en/.

[2] 刘芳，焦安夏. 儿童气管支气管结核诊疗现状 [J]. 中华实用儿科临床杂志，2020，35（10）：743-748.

[3]Cevizci MN，Kara SS，Dokucu A.Endobronchial tuberculosis mimicking foreign body aspiration [J].Pediatr Neonatol，2016，57（2）：158-159.

[4]Jiao AX，Sun L，Liu F，et al.Characteristics and clinical role of bronchoscopy in diagnosis of childhood endobronchial tuberculosis[J].World J Pediatr，2017，13（6）：599-603.

[5]Zhang Q，Zhang Q，Sun BQ，et al.GeneXpert MTB/RIF for rapid diagnosis and rifampin resistance detection of endobronchial tuberculosis[J].Respirology，2018，23（10）：950-955.

[6] 中华医学会结核病学分会，《中华结核和呼吸杂志》编辑委员会. 气管支气管结核诊断和治疗指南（试行）[J]. 中华结核和呼吸杂志，2012，35（8）：581-587.

病例 33　闭塞性细支气管炎

一、病情介绍

患儿：女，5 岁，因"咳嗽伴气喘 1 周"于 2020 年 10 月 3 日第 16 次住院。

现病史：患者于 1 周前无明显诱因出现咳嗽，呈阵发性咳嗽，有时能咳出黄色痰液，咳嗽以夜间为著，能咳醒，无咯血，伴气喘，无阵发性加重，活动后明显，体温正常，无寒战、惊厥及皮疹，无恶心、呕吐，无腹痛及腹泻。口服孟鲁司特及雾化布地奈德、特布他林等治疗，效果欠佳。为进一步诊治来我院就医，在门诊拟诊断为肺炎、闭塞性细支气管收入院。患病后，患儿精神好，进食好，睡眠情况良好，大小便正常。

既往史：平素体弱，7个月龄患肺炎1次，2岁8个月患高热惊厥。3岁患药物超敏反应综合征、多脏器功能障碍（消化道出血、胰腺炎、肺间质病变并感染、急性肾间质病变、贫血、结膜炎、皮肤黏膜坏死合并感染）、脓毒血症于本院风湿免疫科住院治疗15天，因患儿体温控制不理想转至国家医学中心进一步治疗，期间诊断"闭塞性细支气管炎"，住院16天好转出院。近2年因"肺炎、闭塞性细支气管炎"分别于我院住院治疗13次，末次住院为3个月前，出院后给予布地奈德1ml雾化吸入2次/天及孟鲁司特钠口服。平素剧烈活动后仍有气促气喘、易疲劳，疲劳情况较既往减轻，否认肝炎、结核等传染病史及接触史，否认手术、外伤史，有输血史，对青霉素类药物及海产品、西红柿过敏。曾有长期口服激素及孟鲁司特钠史，预防接种按当地有计划进行无漏种，无不良反应。

个人史：患儿生于并长于原籍，智力发育正常，与同龄儿相若。现上幼儿园大班，经常因病休假。

家族史：父母身体健康，2个姐姐，分别为17岁、9岁，1个弟弟，2岁，均身体健康。

入院查体：T 36.0℃，P 86次/分，R 26次/分，WT 15.0kg，BP 107/63mmHg，身高96cm。发育落后，营养一般，神志清楚，精神反应好，呼吸平稳。全身皮肤正常，未见皮疹及出血点。面部较多红血丝，口周毛发重，鼻通气良好。咽部黏膜充血，扁桃体无肿大。三凹征阴性，双侧乳腺略肿大，可触及2.0cm×2.0cm结节，无触痛。双肺呼吸音粗糙，可闻及散在呼气性喘鸣音，呼气相略延长，心率86次/分，律齐，心音有力，腹平坦、柔软，无压痛、反跳痛，无包块。肝脾未触及，肠鸣音正常。神经系统查体未见异常。手指末端轻度膨大。

实验室及辅助检查：

入院后检查：

炎症指标：血常规：WBC 10.19×10^9/L，HGB 120.00g/L，PLT 369.00×10^9/L，LY％41.00％，NEUT％ 52.30％。ESR、PCT、CRP正常。

免疫功能：IgG 8.65g/L，IgA 0.945g/L，IgM 1.59g/L；T淋巴细胞亚群正常范围。

病原学检查：肺炎支原体衣原体组合：肺炎支原体IgM（发光）2.28COI（阳性），肺炎衣原体IgM（发光）0.47COI。痰培养示呼吸道正常菌群。

肺功能：脉冲振荡检查示：R5kap/（L·s）占预计值100.28％正常，R20kap/（L·s）占预计值75.31％正常，X5 -0.75kap/（L·s）＜预计值-0.63kap/（L·s）异常，Fres 24.16L/s正常。结论：患儿气道阻力正常，呼吸系统顺应性异常，Fres正常。

乳腺及子宫、附件超声示：右乳腺腺体大小约1.6cm×1.6cm×0.5cm，左乳腺腺体大小约1.4cm×1.3cm×0.4cm。双乳腺腺体结构规则，内见点状及条状回声。超声提示：双侧乳腺发育。子宫、附件声像图未见明显异常。

胸部 CT 示双肺部分肺组织密度减低，部分肺组织呈磨玻璃样密度改变，右肺中叶见索条、条片影，双肺部分段及以下支气管壁增厚。纵隔内未见明显肿大淋巴结，双侧胸腔内未见明显异常密度影。影像学诊断：符合闭塞性毛细支气管炎 CT 表现（图 10-20）。

垂体 MRI 未见明显异常，副鼻窦炎，右侧乳突炎。

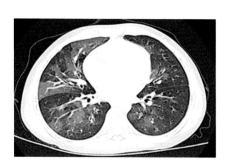

图10-20　2020年12月5日胸部CT

二、诊疗经过

患儿系学龄前儿童，2 年前确诊为闭塞性细支气管炎，有全身激素应用史，现长期使用布地奈德雾化及口服孟鲁司特治疗。本次因咳嗽伴气喘入院，入院查体：双侧乳腺略肿大，可触及 2.0cm×2.0cm 结节，无触痛，双肺呼吸音粗糙，可闻及散在呼气性喘鸣音，呼气相略延长。入院查肺炎支原体抗体阳性，胸部 CT 符合闭塞性毛细支气管炎 CT 表现。乳腺超声示双侧乳腺发育。垂体 MRI 未见明显异常，副鼻窦炎，右侧乳突炎。

三、最后诊断

1. 肺炎（肺炎支原体感染）。
2. 闭塞性细支气管炎。
3. 乳突炎（右侧）。
4. 双侧乳腺发育。

四、治疗及转归

患儿系学龄前儿童，本次咳嗽、气喘入院，考虑肺炎支原体诱发，且患儿肺部基础较差，咳黄色痰，考虑合并细菌感染，且耐药菌感染不能排除，故入院后给予头孢曲松联合阿奇霉素抗感染，甲泼尼龙抗炎、减少炎症介质渗出，布地奈德、特布他林喷雾吸入抗炎、解痉平喘，孟鲁司特口服拮抗白三烯受体，氨溴索静脉滴注促进大环内酯类抗生素肺内沉积，碳酸钙 D_3 颗粒口服补充钙流失，中药、经皮肺部理疗、机械辅助排痰等综合治疗。经治疗，患儿临床症状减轻，肺部偶及少许低调喘鸣音，病情恢复，办理出院。

该患儿历次住院体重与同龄儿童平均体重对比，见图 10-21。

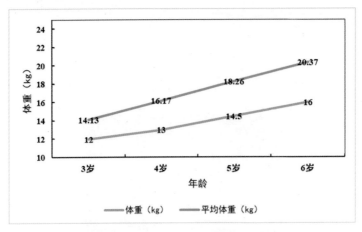

图10-21　该患儿历次住院体重与同龄儿童平均体重对比

该患儿历次住院及复查期间的胸部CT改变，见图10-22。

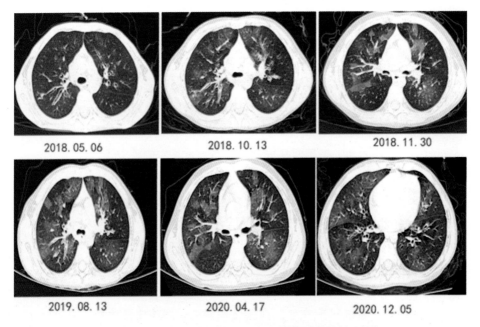

图10-22　该患儿历次住院及复查期间的胸部CT改变

五、重要提示

1. 患儿5岁，有肺炎、药物超敏反应综合征病史，其后出现反复咳喘，体征时有闻及啰音及喘鸣音，胸部CT提示马赛克征表现，平素有易疲劳和运动耐受下降；

2. 查体　营养一般，发育落后，面部红血丝较多，口周毛发重，双侧乳腺略肿大，可触及2.0cm×2.0cm结节，无触痛。双肺呼吸音粗糙，可闻及散在呼气性喘鸣音，呼气相略延长，手指末端轻度膨大。

3. 肺炎支原体IgM（发光）2.28COI，阳性。

六、知识拓展

（一）概述

闭塞性细支气管炎（bronchiolitis obliterans，BO）是以进行性呼吸困难及气流受阻为表现的肺细支气管闭塞性疾病，是许多肺损伤的最终过程。其病理特征为由于炎症和免疫反应损伤细支气管上皮以及上皮下组织，机体异常的上皮再生和组织修复导致管腔闭塞。病变部位累及直径＜2mm的细支气管和肺泡小管，肺实质几乎不受累。病因多样，包括感染（呼吸道病毒、肺炎支原体）、器官或骨髓移植、严重的皮肤黏膜过敏性疾病，如Steven-Johnson综合征、结缔组织病、吸入有毒物质、胃食管反流、药物副作用等。其中感染是引起儿童BO最常见的原因，但异常免疫功能与某些药物的叠加可进一步促进BO的形成或缩短其发生时间，对于有过敏体质并合并下气道感染的儿童，特别是伴有喘息和支原体肺炎的儿童，应考虑为BO的高危人群。

（二）临床表现

1. **诱因** 有感染或其他原因引起肺损伤的前驱病史。

2. **症状** 轻重不一，多表现为持续的咳嗽、喘息、呼吸急促、呼吸困难、运动耐受力差。易患呼吸道感染，使症状进一步加重。

3. **体征** 呼吸增快，呼吸动度大，有鼻翼翕动、三凹征。肺部可闻及喘鸣音和湿啰音。杵状指趾不多见。

4. **病程** 持续6周以上。

5. **治疗反应** 未合并感染时抗感染治疗不能使症状缓解，对支气管舒张剂反应差。

（三）辅助检查

1. **肺功能** 特异性地表现为不可逆的阻塞性通气功能障碍，随病情进展可表现为限制性或混合性通气功能障碍。

2. **血气分析** 低氧血症和氧饱和度降低。

3. **影像学改变**

（1）胸部X线片：两肺过度充气，血管纹理变细，磨玻璃样改变，可有弥漫的结节状或网状结节状阴影，无浸润阴影。合并感染时可出现斑片状阴影。

（2）高分辨CT（HRCT）：具有特征性改变，更清楚地显示小气道病变。直接征象：外周细支气管壁增厚，细支气管扩张伴分泌物滞留，表现为小叶中心性支气管结节影。间接征象：外周细支气管扩张、肺膨胀不全、肺密度明显不均匀，高通气与低通气区混合（马赛克灌注）、空气潴留征。呼气相CT较吸气相CT对诊断小气道阻塞更加敏感，马赛克灌注出现率更高。

4. **实验室检查** 白细胞总数可增加，分类多正常。血沉可升高。

（四）诊断及鉴别诊断

肺活检是诊断BO的金标准，但此方法不一定能取到病变部位且有危险，因此受限。目前认为：发病前有感染或其他原因所致的细支气管损伤史，临床表现为持续或反复喘息或咳嗽、呼吸急促、呼吸困难、运动不耐受。肺部查体可闻及喘鸣音、湿啰音，并持续存在，病程 6 周以上，对支气管舒张剂反应性差。胸部 HRCT 示马赛克灌注征、支气管扩张、支气管壁增厚。肺功能显示小气道阻塞性通气功能障碍或混合性通气功能障碍，支气管舒张试验多为阴性。可临床诊断。需与其他引起咳喘的疾病相鉴别，如感染后气道高反应性、闭塞性细支气管炎伴机化性肺炎、弥漫性泛细支气管炎、支气管哮喘、肺结核、先天性气管、支气管、肺以及心血管发育畸形等。

（五）治疗

BO 的治疗尚无有效方法。动物实验显示早期诊断、早期治疗能够阻断 BO 进程，而不可逆的气道阻塞一旦形成，则无特效治疗。目前常用治疗有糖皮质激素、小剂量大环内酯类抗生素等。建议对 BO 患儿定期随访观察，择期复查肺部 HRCT、肺功能，每 3～6 个月进行 1 次评估，依据病情变化及治疗效果调整治疗方案。治疗方法如下。

1. 抗炎治疗

（1）糖皮质激素：能抑制炎症反应和纤维化形成，并减少继发于病毒感染和过敏原触发的气道高反应性和支气管狭窄。包括吸入治疗和全身应用：①吸入治疗：临床症状轻微、病情平稳的可直接吸入糖皮质激素，或作为全身应用激素的维持治疗。布地奈德雾化液 0.5～1mg/ 次，每日 2 次（各年龄段儿童）；或根据年龄选择合适的吸入装置，包括丙酸氟替卡松气雾剂(125μg/ 揿)＋储雾罐 1 揿，每日 2 次；布地奈德 / 福莫特罗(80μg/4.5μg) 吸入剂、沙美特罗替卡松吸入剂（50μg/100μg）1 揿，每日 2 次。②全身应用：病情较重者或在病程早期应用，可与吸入激素联合使用。治疗无效或持续明显副作用（免疫抑制、骨质疏松、生长迟缓等）时及时停用。包括：口服泼尼松片或甲泼尼龙片 1～2mg（kg•d），1 个月后逐渐减量，总疗程不超过 3 个月；静脉（对感染后有 BO 迹象或症状急重者、SJS 有 BO 迹象、移植后 BO 患儿使用）甲泼尼龙 1～2mg/（kg•次），1～4 次 / 天，病情平稳后改口服。

（2）大环内酯类抗生素：有抗炎特性，疗程 6 个月至 2 年。建议儿童口服阿奇霉素 5mg/（kg•d），每周连服 3 天；或红霉素 3～5mg/（kg•d），每日口服。定期监测肝肾功能。

（3）孟鲁司特：白三烯受体拮抗剂，有抑制气道炎症的作用。按常规剂量使用。

2. 对症治疗

（1）氧疗及呼吸支持：对持续存在低氧血症的患儿应提供氧疗，使血氧饱和度达 94% 以上。病情危重症可给予持续呼气末正压通气或使用呼吸机进行呼吸支持。

（2）肺部理疗：可有效改善呼吸道分泌物潴留，使痰量减少，痰性质好转及辅助肺不张复张、帮助呼吸机康复等。

（3）支气管舒张剂：短效 β_2 肾上腺素能受体激动剂短期吸入可能部分改善喘息症状。长效 β_2 肾上腺素能受体激动剂不单独使用，与吸入或全身激素联合使用可减少激素用量。

（4）抗生素：BO 患儿易反复呼吸道感染。当有感染征象时建议使用抗生素，一般疗程

2～3周。

（5）营养支持：BO患儿的能力消耗增加，需给予足够热卡和能量支持，以保证机体正常的生长发育及免疫功能，减少反复感染。

3. 其他治疗

（1）肺移植：为药物治疗无效，持续存在严重气流受限、伴有肺功能进行性降低和越来越依赖氧气支持的BO患儿提供了长期存活机会。但肺移植本身也有引起BO的风险，此法采用少。

（2）中药：可试用清肺化痰平喘的中药制剂。

4. 预后　BO的预后不确定，可能与病因和疾病发展速度有关，但感染后BO总体预后不良，可能是由于诊断过晚，不可逆的纤维化改变和气道阻塞已经存在，为治疗带来困难。

七、专家评述

BO是由小气道的炎症病变引起的慢性气流受阻的临床综合征，严重威胁儿童健康。目前尚无有效的治疗方法，国内外文献研究显示糖皮质激素、小剂量大环内酯类抗生素治疗，可使临床症状消失，稳定肺功能，因此早期临床诊断，及时有效治疗对于延缓患儿病情恶化，提高生活质量，挽救患儿生命有着重要意义。但也应注意长期药物治疗的副作用。该患儿长期口服激素治疗曾有库欣综合征表现，现身高及体重发育落后，乳房已经发育，因此，临床医生治疗时也需要个性化、谨慎评估。

（祁　雪　马　香）

参考文献

[1] 中华医学会儿科学分会呼吸学组. 儿童闭塞性细支气管炎的诊断与治疗建议[J]. 中华儿科杂志, 2012, 50（10）：743-745.

[2] 赵顺英. 闭塞性细支气管炎的诊治[J]. 中国实用儿科杂志, 2006, 21（4）：241-243.

[3]Colom1 A, Teper A, Vollmer W, et al.Risk factors for the development of bronchiolitis obliterans in children with bronchiolitis.Thorax, 2006, 61（6）：503-506.

[4]Yanchun Li, Huanji Cheng, Hongbo Wang, et al.Composite factors, including *mycoplasmal pneumonia*, hypersensitivity syndrome, and medicine, leading to bronchiolitis obliterans in a school-age child.Clin Pediatr（Phila）Actions Search in PubMed Search in NLM Catalog Add to Search, 2014, 53（14）：1409-1412.

[5]konen E, Gutierrez C, Chaparro C, et al.Bronchiolitis obliterans syndrome in lung transplant recipients:can thin-section CT findings predict disease before its clinical appearance? Radiology, 2004, 231(2):467-473.

病例 34　急性塑型性支气管炎

一、病情介绍

患儿：男，3 岁 5 月，以"咳嗽 8 天，发热 6 天"为主诉于 2017 年 7 月 23 日入院。

现病史：8 天前接触有咳嗽的表哥后出现咳嗽，呈阵发性连声咳，有痰，不易咳出。6 天前出现发热，热峰 39℃，无寒战抽搐，予退热药后体温可降至正常，至当地医院就诊，用药不详，仍反复发热，热峰升至 40℃，且发热间隔时间较前缩短，咳嗽较前加重，稍气促，无发绀，无鼻塞、流涕。再次至当地医院复诊，先后予头孢替唑（1 天）静脉滴注及口服阿奇霉素（1 天）治疗，咳嗽及发热未见好转，遂至我院就诊，门诊以"急性支气管肺炎"收入院。患儿自起病以来，精神反应可，饮食及睡眠欠佳，大小便正常。

既往史：否认湿疹史，否认肝炎、结核等传染病史及接触史，否认手术、外伤、输血史，否认食物、药物过敏史，疫苗接种按计划进行。

个人史：第 4 胎第 2 产。

家族史：父母亲身体健康。

入院查体：T 36.6℃，P 132 次 / 分，R 35 次 / 分。神志清，精神反应可。全身未见皮疹及出血点，浅表淋巴结未扪及肿大。呼吸稍促，三凹征阴性，双肺呼吸音粗糙，左下肺呼吸音低，可闻及湿啰音及少许呼气相哮鸣音。心率 132 次 / 分，律齐，心音有力。腹平坦、柔软，触诊无哭闹，无包块。肝、脾未触及，肠鸣音正常。神经系统查体未见异常。

实验室及辅助检查：

入院前检查：2017 年 7 月 21 日血常规：WBC $7.22×10^9$/L，HGB 125g/L，PLT $156×10^9$/L，NEUT% 47.4%，LY% 48.8%，CRP 10.6mg/L。胸片提示支气管炎。

入院后检查：2017 年 07 月 23 日血常规：WBC $2.7×10^9$/L，HGB 91g/L，PLT $69×10^9$/L，NEUT% 51.7%，LY% 46.2%，CRP 5.4mg/L。ESR、PCT 正常

肝肾功能、心肌酶、电解质、体液免疫、凝血四项无异常，铁蛋白 896ng/ml。病原学检查：甲型流感病毒核酸阴性，乙型流感病毒核酸阴性，呼吸道病原免疫荧光三项（呼吸道合胞病毒、腺病毒、流感病毒）咽拭子阴性。肺炎支原体、肺炎衣原体核酸均阴性。肺泡灌洗液送检呼吸道病原免疫荧光三项，提示腺病毒（+），并同时将肺泡灌洗液进行高通量测序，提示腺病毒，7 型。肺泡灌洗液培养阴性。

2017 年 7 月 24 日胸部 CT 提示肺炎并左下肺不张可能，左肺下叶支气管痰栓可能，左

侧少许胸腔积液（图10-23）。

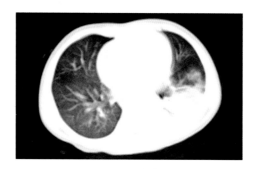

图10-23　胸部CT

注：肺炎并左下叶不张，左侧少许积液。

2017年7月25日行电子气管镜检查，吸出树枝样分泌物，提示塑型性支气管炎（图10-24）。

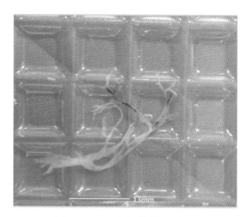

图10-24　支气管镜取出物

注：树枝状，血性灰白、分支管型。

2017年7月28日复查胸片提示左侧肺实变较前吸收（图10-25）。

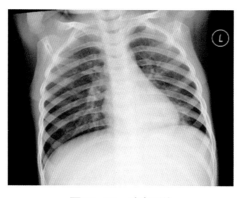

图10-25　胸部X线

注：左侧肺炎较前明显吸收。

二、诊疗经过

患儿系 3 岁 5 个月，临床有咳嗽、发热，气促伴喘息。查体：双肺呼吸音粗糙，左下肺呼吸音低，可闻及湿啰音及少许呼气相哮鸣音。外院胸片示支气管炎。入院后考虑到患儿临床表现与影像学不一致，完善胸部 CT 检查，提示左侧肺炎并肺不张，痰栓堵塞不除外，有气管镜检查指征，遂完善气管镜检查，吸出血性灰白色树枝状管型，提示塑型性支气管炎。将肺泡灌洗液分别送检呼吸道病原免疫荧光三项及高通量测序。根据 2019 版儿童社区获得性肺炎的诊疗规范，患儿合并胸腔积液及肺不张，发热大于 5 天，病情评估为重度。

三、最后诊断

1. 急性塑型性支气管炎。
2. 重症腺病毒肺炎。
3. 肺不张（左肺下叶）。
4. 胸腔积液（左侧少量）。

四、治疗及转归

入院后考虑患儿年龄小，病情重，反复高热不退，不除外细菌感染可能，给予头孢曲松静脉滴注抗感染。布地奈德、特布他林雾吸入止咳平喘，补液退热支持治疗。电子气管镜检查及肺泡灌洗吸除内生异物，经气管镜检查后患儿第 2 天发热好转，临床症状减轻，肺部异常体征逐渐消失，复查胸片提示肺部感染较前好转，病情恢复可，办理出院。

五、重要提示

1. 患儿，3 岁 5 个月，以"咳嗽、发热"为主要表现。
2. 查体　双肺呼吸音粗，左肺呼吸音低，可闻及湿啰音及少许呼气相哮鸣音。
3. 肺部影像学　左下肺叶节段性不张，痰栓堵塞可能。
4. 呼吸道病原免疫荧光三项及高通量测序（肺泡灌洗液）　腺病毒。
5. 电子气管镜检查　吸除内生异物后病情缓解。

六、知识拓展

1. 概述　塑型性支气管炎（plastic bronchitis，PB）是一种少见的呼吸道疾病，其特征性改变为支气管内管型形成及造成支气管堵塞，导致呼吸困难乃至呼吸衰竭。PB 的病因及发病机制尚未阐明，好发年龄为 2 ～ 12 岁。

2. 临床表现　临床表现轻重不一，可从轻症到危及生命的重症。临床特异性表现为患者咳出或经支气管镜取出具有支气管分支形状的气管管型。常见的症状包括咳嗽、喘息、呼吸困难。体征包括气促、鼻翼翕动、三凹征、发绀、血氧不能维持，患侧呼吸动度减弱、叩诊呈浊音、呼吸音减低等。

3. 辅助检查

（1）胸部影像学 PB为内源性支气管异物，因此其影像学特征与支气管异物类似，多显示为肺实变、肺不张或膨胀不全，并伴代偿性肺气肿，此外可伴肺炎、纵隔或皮下积气等。胸部CT与支气管三维重建可见特征性影像学表现，即局部大气道内阻塞管型。

（2）实验室检查：感染相关的PB病原学可通过咽拭子或肺泡灌洗液核酸、抗原检测及血清抗体测定和病毒分离等协助诊断。病理检查：Ⅰ型为炎症型，病理切片见大量炎性细胞，特别是中性和嗜酸性粒细胞浸润，与呼吸道疾病有关，如哮喘、支气管肺炎、肺不张等。Ⅱ型为非细胞型，病理组织学多见黏液和纤维素，主要与先天性心脏病有关。

4. 诊断及鉴别诊断 PB特征性表现为咳出，或支气管镜下吸出支气管树状塑型物质，无特异性临床表现，其诊断主要依靠支气管镜检及支气管腔内塑型性异物病理组织学检查。需要与急性纤维蛋白性喉气管支气管炎、外源性压迫气道所致狭窄、支气管异物等鉴别。

5. 治疗及预后 PB的治疗原则主要是取出内生性异物，包括以下方面。

（1）支气管镜取出术：通过支气管镜下取出支气管阻塞物或内生性异物是本病唯一有效的治疗方法，可迅速改善肺通气功能，提高血氧分压及氧饱和度。

（2）雾化疗法：主要采用肾上腺素、糖皮质激素雾化，每天2次或每天3次，或者尿激酶、肝素等。

（3）肺部理疗和吸痰：有助于深部的分泌物排出。

（4）根据相应的病原学采取对应的抗菌药物治疗。

（5）其他：如黏液溶解剂，纤维溶解剂，疗效尚不是十分清楚。

（6）预后：由于PB形成的原因不同，临床表现差异较大，其预后多取决于原发疾病的严重程度及治疗是否及时有效有关，早期诊断及治疗显得非常重要。感染相关性的PB经过积极支气管镜治疗及控制感染后预后良好。

七、专家评述

儿童PB起病较隐匿，发病机制尚不清楚，其临床表现和胸部X线片均无特异性，诊断比较困难，主要依靠支气管镜检查和病理组织学检查。PB不但起病较急，而且病情危重。如果医务人员对PB认识不足，不能及时、有效地处理，往往会危及患者生命。因此对于短时间内出现较严重的呼吸道梗阻和顽固性低氧血症者，胸片或CT提示有肺不张征象，应及时行支气管镜检查，减少死亡率及后遗症的发生。

（卢志威 鲍燕敏）

参考文献

[1] 郑跃杰，邓继岿，卢志威，等. 甲型 H1N1 流感引致塑型支气管炎八例分析 [J]. 中华儿科杂志，2012，50（7）：521-524.

[2] 卢志威，邓继岿，郑跃杰，等. 儿童塑型性支气管炎 24 例临床分析 [J]. 中华实用儿科临床杂志，2013，28（4）：265-267.

[3] Madsen P, Shah SA, Rubin BK. Plastic bronchitis：new insights and a classification scheme[J]. Paediatr Respir Rev, 2005, 6（4）：292-300.

[4] Bruce, K, Rubin. Plastic Bronchitis[J]. Clinics in Chest Medicine, 2016, 37（3）：405-408.

[5] 胡晓光，张海邻. 儿童塑型性支气管炎的常见病因及致病机制 [J]. 中华实用儿科临床杂志，2021，36（04）：244-247.

病例 35   肺孢子菌肺炎并急性呼吸窘迫综合征

一、病情介绍

患儿：男，13 岁，主因"咳嗽 8 天，发热伴喘息 6 天"于 2021 年 9 月 26 日入院。

现病史：患儿于入院前 8 天出现咳嗽，为单声干咳，入院前 6 天出现发热，体温最高 39.6℃，伴喘息、口唇略发绀，就诊于当地医院，予吸氧、雾化及抗生素（不详）治疗，仍有发热、喘息伴血氧饱和度下降，为进一步诊治收入院。自发病来无头痛、胸痛，无呕吐、腹泻，精神反应可，食欲欠佳，尿量不少，大便可。

既往史：2019 年 6 月确诊为急性 T 淋巴细胞白血病，目前已完全缓解，维持化疗中，本次发病前规律口服巯嘌呤 40mg/d，甲氨蝶呤 36.25mg 1 次 / 周，近 1 年未应用复方磺胺甲噁唑预防治疗。

家族史：父母体健，否认家族遗传病史。

入院查体：T 37℃，HR 145 次 / 分，RR 64 次 / 分，BP 94/65mmHg，SPO_2 80％。神清，烦躁，呼吸促，口唇发绀，三凹征（+），皮肤弹性可，无皮疹、出血点。咽充血，口腔黏膜光滑。双肺呼吸音粗，可闻及喘鸣音及少许痰鸣音。心音有力，律齐，心率 145 次 / 分。腹软不胀，未及包块，肝脾肋下未及，四肢活动自如，末梢暖，CRT ＜ 2s。

辅助检查：

2021 年 9 月 23 日胸部 CT（图 10-26）：双肺多发炎性实变，以下叶为著；双侧胸膜增厚。

2021 年 9 月 25 日血常规：HGB 114g/L，WBC $1.91×10^9$/L，NEUT 70％，LY 26％，M 4％，

PLT $195×10^9$/L，ALB 28g/L。CRP 148.52mg/L。

2021年9月26日痰病理：六胺银染色弱阳性。

2021年10月1日胸片（图10-27）：双肺透光度减低，内中带可见支气管充气影，考虑急性呼吸窘迫综合征（ARDS）。

2021年10月2日动脉血气分析：PH 7.448，PCO_2 47.7mmHg，PO_2 68.7mmHg，SpO_2 92%，BEb 7.7mmol/L，A-a DO2 600.8mmHg（FiO_2 100%）。

2021年10月11日胸片（图10-28）：双肺可见片状高密度影，边缘欠清，双肺门影模糊。

2021年10月12日胸部CT（图10-29）：双肺散在炎性实变伴条索，双肺上叶间质性改变，双肺透光度弥漫性减低。

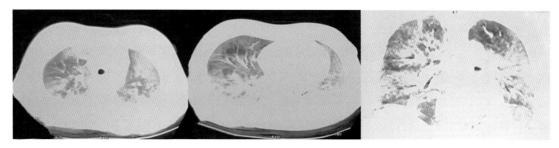

图10-26　2021年9月23日胸部CT

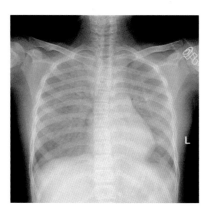

图10-27　2021年10月1日胸片

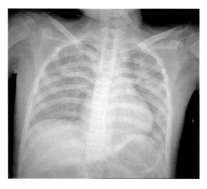

图10-28 2021年10月11日胸片

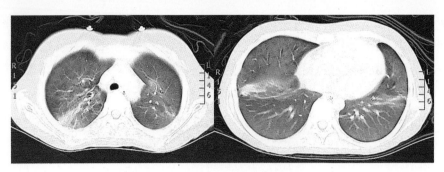

图10-29　　2021年10月12日胸部CT

二、诊疗经过

入院后依据咳嗽发热病史，查体呼吸促，口唇发绀，三凹征（+），结合胸部CT双肺多发炎性实变及低氧血症诊断重症肺炎；患儿无创呼吸机使用下持续呼吸促，间断憋气烦躁，CPAP逐渐上调至9cmH₂O，FiO₂最高100％，低氧血症不能缓解，呼吸困难加重，复查胸片示肺部影像学进展呈磨玻璃样，内中带可见支气管充气影，结合血气分析诊断急性呼吸窘迫综合征（acute respiratory distress syndrome，ARDS）；依据患儿白血病病史，未规律应用复方磺胺甲噁唑预防治疗，化疗维持期出现发热、喘息、呼吸促表现，痰六胺银染色弱阳性，临床考虑肺孢子菌肺炎。入院后给予呼吸机辅助通气，予复方磺胺甲噁唑（TMP-SMZ）、卡泊芬净、美罗培南、利奈唑胺联合抗感染治疗。给予小剂量甲强龙抗炎，人血白蛋白及免疫球蛋白等支持治疗。

三、最后诊断

1. 重症肺炎（肺孢子菌）。
2. 呼吸衰竭。
3. 急性呼吸窘迫综合征（重度）。
4. 急性T淋巴细胞白血病（缓解期）。

四、治疗及转归

患儿由急诊入住ICU，入院后予无创呼吸机辅助通气，PS/CPAP模式，予复方磺胺甲噁唑（TMP-SMZ）治疗量［TMP 20mg/（kg•d），SMZ 100mg/（kg•d）］、卡泊芬净（首剂70mg/d，维持50mg/d）、美罗培南2g 1次/8h、利奈唑胺600mg 1次/12h联合抗感染。小剂量甲强龙［2mg/（kg•d）］，人血清蛋白纠正低蛋白血症，予人免疫球蛋白500mg/（kg•d）3天。患儿入院后间断发热，体温最高38.8℃，予退热处理可降至正常，无创呼吸机使用下持续呼吸促，患儿间断憋气烦躁，CPAP逐渐上调至9cmH₂O，FiO₂最高100％，住院6天患儿低氧血症不能缓解，呼吸困难加重，复查胸片示肺部影像学进展，予停用无创呼吸机，改予气管插管有创通气，模式IPPV＋PEEP，PEEP 10cmH₂O，FiO₂最高100％，予镇静镇痛并予俯卧位通气对症治疗。住院 8 天，体温正常。患儿予有创呼吸机通气后血氧饱和度可维持正常，呼吸平稳，监测血气分析示低氧血症逐渐好转，胸部影像学示病变减轻，逐步下调呼吸机参数，于住院 15 天停有创通气，改为面罩吸氧（吸氧浓度 30％），住院 16 天，体温正常，无明显胸闷、憋气情况，血氧维持可，转出 ICU 病房，陪护病房继续治疗。

五、重要提示

1. 白血病患儿，未规律应用复方磺胺甲噁唑预防治疗，化疗维持期出现发热、喘息、呼吸促表现。

2. 查体　呼吸促，三凹征（+），低氧血症。

3. 影像学　双肺弥漫性透过度减低，X 线胸片示双肺透过度降低，呈磨玻璃样，内中带可见支气管充气影。

六、知识拓展

（一）概述

急性呼吸窘迫综合征是临床上常见的危重症之一，严重威胁患者生命。我国儿童 ARDS 的发病率为 2.7％，病死率高达 44.8％。ARDS 发病机制为炎症反应失衡加重肺上皮或内皮损伤，肺泡上皮微血管通透性增加最终导致 ARDS。ARDS 可由各种肺内、肺外致病因素导致，如感染、有害物质吸入、放化疗的医源性肺损害、创伤、休克等。肺部感染是导致儿童 ARDS 最常见的病因。肺孢子菌是一种机会性致病真菌，可导致免疫抑制患者发生肺孢子菌肺炎。急性淋巴细胞白血病患儿，化疗维持期需给予甲氧苄啶 - 磺胺甲噁唑（TMP -SMZ）预防肺孢子菌肺炎。肺孢子菌肺炎可急剧进展出现严重低氧血症、ARDS。

（二）临床表现

急性呼吸窘迫综合征患者常以喘息就诊，临床表现为呼吸急促、口唇及指（趾）端发绀、顽固性低氧血症及难治性急性呼吸衰竭，可伴有胸闷、咳嗽、血痰等症状。危重者可出现意识障碍，甚至死亡等。体格检查为呼吸急促，鼻翼翕动，三凹征，听诊双肺早期可无啰音，偶闻及哮鸣音，后期可闻及细湿啰音，叩诊可及浊音，合并肺不张叩诊可及实音，合并气胸则出现皮下气肿、叩诊鼓音。

（三）辅助检查

1. 影像学

（1）胸部 X 线：潜伏期：发病 12h 以内，胸部 X 线可无异常改变。早期：发病 12～24h，主要为间质性肺水肿表现，肺纹理增强、模糊，可有小片状模糊阴影。中期：发病 1～3 天，两肺斑片状融合及大片状模糊阴影位于内、中、外带，外带病变常较重，也可位于两侧肺门呈蝶翼状改变，此阶段主要为肺泡性肺水肿。后期：在发病 2～3 天后，两肺几乎完全实变，双肺野普遍变白，称之为白肺，X 线两肺野密度增高，心影轮廓消失，仅肋膈角残留少量透亮阴影。恢复期：发病 1 周后 X 线阴影逐渐消失，少数患者残留纤维化。

（2）CT：可清晰地显示 ARDS 多种不同病变的组合，ARDS 的肺部阴影形态随病因、病程、机械通气及患者体位不同而存在差别。病程＜1 周左右的典型肺部 CT 病变由三部分组成，为正常或接近正常的肺野，位于仰卧位的腹侧；磨玻璃阴影位于中间；实变影位于最下面（如仰卧位的背侧）。斑片影、均匀一致的实变影及磨玻璃影，这三类征象可在不同部位同时出现，病变范围也不相同。

2．实验室检查　血气分析，病原学检查、外周血炎症指标检查有助于明确病原。

（四）诊断及鉴别诊断

1．诊断　病程 1 周内出现的呼吸症状，包括呼吸急促、鼻翼翕动、三凹征，口唇及指（趾）端发绀、听诊双肺可闻及哮鸣音、细湿啰音，叩诊可为浊音，顽固性低氧血症及难治性急性呼吸衰竭。结合血气分析、通气压力指标及影像学表现进行诊断。ARDS 诊断标准为 2012 年提出的 ARDS 柏林标准，2015 年儿童急性肺损伤诊疗专家组更新了儿童 ARDS（PARDS）的诊断标准（表 10-4）。

表 10-4　儿童急性呼吸窘迫综合征定义

项目	定义		
年龄			排除早产相关肺疾病的患儿
时间			7d 内出现已知的临床损害
肺水肿原因			呼吸衰竭不能完全以心力衰竭或液体超负荷解释
胸部影像			胸部影像出现符合急性间质性肺炎表现的新发浸润性改变
氧合程度	无创机械通气	无严重度分级	全面罩双相气道通气或 CPAP ≥ 5cmH$_2$O[a]：pa（O$_2$）/FiO$_2$ 比值 ≤ 300，SpO$_2$/FiO$_2$ 比值 ≤ 264[b]
	有创机械通气	轻度	4 ≤ OI < 8，5 ≤ OSI < 7.5[b]
		中度	8 ≤ OI < 16，7.5 ≤ OSI < 12.3[b]
		重度	OI ≥ 16，OSI ≥ 12.3[b]
特殊人群	发绀型心脏病		年龄、时间、肺水肿原因和胸部影像达到上述诊断标准时，氧合水平的急性恶化不能以原有的心脏疾病解释
	慢性肺疾病		年龄、时间、肺水肿原因达到上述诊断标准时，胸部影像出现新发浸润性改变以及氧合水平从基线水平的急性恶化也满足上述氧合水平标准[c]
	左心功能不全		年龄、时间、肺水肿原因达到上述诊断标准时，胸部影像出现新发浸润性改变以及氧合水平的急性恶化满足上述氧合水平标准且不能以左心室功能不全解释

注：引自 2015 年儿童急性肺损伤共识会议专家推荐。CPAP：持续气道正压通气；pa（O$_2$）：动脉血氧分压；FiO$_2$：吸入氧体积分数；SpO$_2$：动脉血氧饱和度；OI：氧合指数，OI：FiO$_2$× 平均气道压 ×100/pa（O$_2$）；OSI：血氧饱和度指数，OSI ＝ FiO$_2$× 平均气道压 ×100/SpO$_2$；[a]：对于使用无插管辅助通气或鼻导管吸氧的患者；[b]：当 pa（O$_2$）可被获取时，优先使用基于 pa（O$_2$）的氧合参数；当 pa（O$_2$）不能被获取时，暂停 FiO$_2$ 维持 SpO$_2$ ≤ 97% 并计算出 OSI 或血氧饱和度 /FiO$_2$ 比值；[c]：急性呼吸窘迫综合征根据 OI 或 OSI 的严重程度分级不适用于常规接受有创机械通气的慢性肺疾病儿童或者发绀型先天性心脏病的儿童。

2. 鉴别诊断 注意与大片肺不张、气胸、上气道阻塞、急性肺栓塞和心源性肺水肿等鉴别。

（五）治疗及预后

1. 针对原发病治疗。

2. 通气疗法

（1）包括小潮气量（6～8ml/kg）通气及呼气末正压通气（PEEP），其主要目的是通过降低气道压防止肺泡过度膨胀，从而改善肺功能。

（2）俯卧位通气。

3. 药物治疗 糖皮质激素可在缩短机械通气时间上获益，但在降低患者病死率及预后上无明显效果。神经肌肉阻滞剂：可抑制骨骼肌提高患者呼吸同步性，同时能降低气道压力，改善胸壁顺应性。尽管对 ARDS 药物治疗进行了很多研究，但至今为止对 ARDS 有效治疗药物的开发研究收效甚微。

七、专家评述

ARDS 是临床上常见的危重症之一，病死率高。肺部感染是导致儿童 ARDS 最常见的病因。对于免疫功能低下患儿，肺孢子菌肺炎可能是致命性疾病，易并发 ARDS，甚至多脏器功能衰竭。积极进行病原学检查，早期给予呼吸支持治疗，应用保护性肺通气策略，可改善预后。

（王 喆 张文双）

参考文献

[1]Hu X, Qian S, Xu F, et al.Incidence, management and mortality of acute hypoxemic respiratory failure and acute respiratory distress syndrome from a prospective study of Chinese paediatric intensive care network[J].Acta Paediatr, 2010, 99（5）：715-721.

[2]Pierrakos C, Karanikolas M, Scolletta S, et al.Acute respiratory distress syndrome：pathophysiology and therapeutic options[J].J Clin Med Res, 2012, 4（1）：7-16.

[3]Petrucci N, De Feo C.Lung protective ventilation strategy for the acute respiratory distress syndrome[J].Cochrane Database Syst Rev, 2013, 2：CD003844.

[4]王昭妮，郭予雄，陈壮桂.儿童急性呼吸窘迫综合征研究进展[J].中华实用儿科临床杂志，2016，31（18）：1437-1440.

[5]The Pediatric Acute Lung Injury Consensus Conference Group.Pediatric

acute respiratory distress syndrome：consensus recommendations from the Pediatric Acute Lung Injury Consensus Conference.[J].Pediatr Crit Care Med, 2015，16（5）：428-439.

[6] 刘霜，任晓旭，郭琳瑛，等．非人类免疫缺陷病毒感染患儿重症肺孢子菌肺炎的临床特点 [J]．中华实用儿科临床杂志，2015（18）：1379-1382.

病例 36　支气管哮喘急性发作

一、病情介绍

患儿：男，12 岁 10 个月，以"反复咳嗽、喘息 6 年，再发 4 天"为主诉于 2020 年 8 月 6 日入院。

现病史：6 年前患儿感冒后出现咳嗽、喘息，在当地医院按急性支气管炎治疗后好转。好转后每年反复发作，1 ～ 2 次 / 年，发作诱因多为接触粉尘或呼吸道感染，每次发作时口服孟鲁司特、氯雷他定及布地奈德福莫特罗吸入或雾化吸入，可于 1 ～ 3 天缓解，缓解后未用药。4 天前患儿食用"仔公鸡"后再次出现咳嗽及喘息，频繁干咳，上楼梯时感觉呼吸费力，至当地医院予沙丁胺醇雾化及布地奈德福莫特罗吸入，无明显缓解，为进一步治疗来我院，门诊诊断为哮喘发作，给予甲泼尼龙静脉滴注及布地奈德、特布他林、异丙托溴铵雾化吸入治疗后收入院。自发病来，患儿精神尚可，饮食及睡眠可，大小便未见异常。否认异物吸入史。

既往史：患儿于 3 岁龄时开始出现鼻塞、喷嚏、喜揉鼻及揉眼睛症状，外院诊断为过敏性鼻炎，常于接触粉尘或收拾家中毛毯或吸入冷空气时出现，间断应用治疗鼻炎及抗过敏药物。平素有反复皮肤瘙痒，既往外院过敏原检查提示尘螨过敏。11 岁时行包皮环切术。否认食物及药物过敏史。

个人史：第 2 胎第 1 产，足月，顺产，出生情况无特殊。食谱正常，生长发育同正常同龄儿。预防接种按计划进行。

家族史：父母体健，奶奶及叔叔有"哮喘"病史。姑姑有"肺结核"，目前正在治疗中，与患儿无密切接触史。

入院查体：T 36.8℃，P 98 次 / 分，R 22 次 / 分，WT 45kg，BP 106/64mmHg。经皮血氧饱和度（SPO_2）95％。营养良好，神志清楚，精神一般，无发绀，说话时气短，不能说长句。四肢关节屈侧及颈部可见湿疹、皮肤增厚及抓痕，双手皮肤粗糙，手指末端可见脱皮，浅表淋巴结未触及肿大。鼻腔下鼻甲肥大，咽充血，扁桃体无肿大，咽后壁可见淋巴滤泡，颈软，胸廓无畸形，无三凹征，两侧呼吸音对称，可闻及呼气相哮鸣音，伴呼气相延长，叩诊呈清音。心率 98 次 / 分，律齐，心音有力，未闻及病理性杂音。腹软，无包块，肝、脾肋下未触及肿大，肠鸣音正常。神经系统查体未见异常。

实验室及辅助检查：

入院前检查：

2020 年 6 月 28 日：过敏原检测（免疫印迹法）：户尘螨 92.70U/ml，粉尘螨＞100U/ml，热带五爪螨＞100U/ml，猫毛皮屑 12U/ml，混合霉菌 12.40U/ml。

2020 年 8 月 3 日：血常规：WBC 11.3×10⁹/L，RBC 5.13×10¹²/L，HGB 144g/L，PLT 407×10⁹/L，NEUT% 84.7%，EO 0.01×10⁹/L，LY 1.81×10⁹/L，LY% 12.7%，CRP 31.1mg/L。

肺炎支原体抗体：阴性。

2020 年 8 月 3 日：外院胸部 CT：右上肺少许条索高密度影伴局部胸膜肥厚粘连。

2020 年 8 月 6 日：常规肺通气功能：混合性通气功能障碍（FVC 1.48L，FVC/ 预计值% 50.75%，FEV1 1L，FEV1/ 预计值% 41.15%，FEV1%/FVC% 80.11%）（图 11-1）。

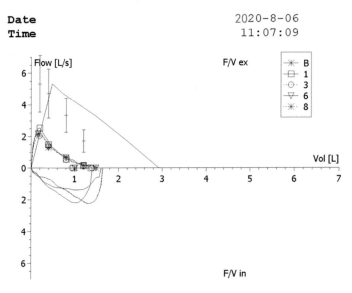

图11-1　2020年8月6日入院前肺功能

入院后检查：

血常规：WBC 11.3×10⁹/L，RBC 4.97×10¹²/L，HGB 149g/L，PLT 283×10⁹/L，NEUT% 50.9%，EO 1.59×10⁹/L，LY% 29.2%。

炎症指标：血沉、CRP、降钙素原均正常。

免疫功能：IgG、IgA、IgM 均在正常范围。

病原学：呼吸道病原 PCR13 项：均阴性；结核免疫分析：阴性；痰培养：化脓链球菌；PPD ＋。

过敏原：皮肤点刺试验：屋尘螨 ++++，粉尘螨 ++++。总 IgE（化学发光法）：398.2U/ml，户尘螨（酶免荧光法）：34.5KIU/L，4 级，粉尘螨：62.6KIU/L，5 级，混合皮屑：2.04KIU/L，2 级，混合霉菌：0 级，杂草类花粉混合：0 级。

口呼出气一氧化氮（FeNO）45ppb，鼻呼出气一氧化氮（FnNO）758ppb。

肺通气功能＋舒张试验：轻度阻塞性通气功能障碍，舒张试验阴性（FVC 2.37L，FVC/预计值％ 81％，FEV1 1.58L，FEV1/预计值％ 65％，FEV1％/FVC％ 79.2％）（图 11-2）。

鼻咽喉镜检查：声带小结，鼻炎。

胸部 CT：两肺上叶散在磨玻璃影，考虑感染（图 11-3）。

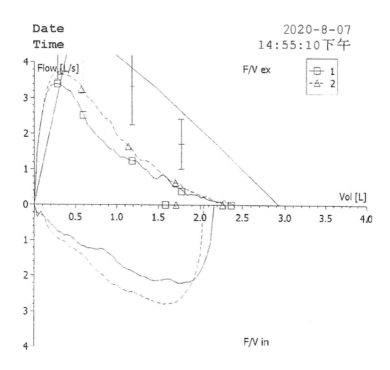

图11-2　2020年8月7日入院后肺功能

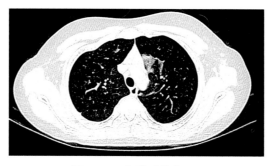

图11-3　入院后胸部CT

二、诊疗经过

患儿为学龄期儿童，临床症状有反复咳嗽及喘息，多为接触粉尘或呼吸道感染后发作，雾化或布地奈德福莫特罗吸入治疗可缓解。发作时体征：两侧肺部可闻及呼气相哮鸣音伴呼气相延长。肺功能提示阻塞性通气功能障碍，治疗后 FEV1 改善率为 44％，提示抗炎治疗后肺通气功能改善，证实存在可逆性气流受限，支气管哮喘可诊断。患儿突然出现咳嗽及喘息症状,支气管哮喘急性发作可诊断。根据2016年版《儿童支气管哮喘诊断与防治指南》中6岁以上儿童哮喘急性发作严重度分级标准,患儿说话时气短,不能说长句,诊断为中度。患儿平素有鼻塞、流涕及鼻痒,接触过敏原后症状出现,变应性鼻炎可诊断。根据典型皮损样改变,诊断特应性皮炎。根据鼻咽喉镜结果,诊断声带小结。

三、最后诊断

1. 支气管哮喘,急性发作(中度)。
2. 变应性鼻炎。
3. 特应性皮炎。
4. 声带小结。

四、治疗及预后

入院后予三联雾化抗炎平喘、泼尼松口服抗炎、糠酸莫米松喷鼻腔、孟鲁司特钠口服,建立哮喘专科病例,制定个人哮喘行动计划。治疗4天后患儿临床症状好转,肺部体征消失,好转出院。出院后泼尼松继续口服3天;布地奈德福莫特罗(80μg/4.5μg)吸入,1揿/每次,2次/天;糠酸莫米松,喷鼻腔2周;孟鲁司特钠口服2周,平素注意皮肤保湿及局部激素应用,定期皮肤科复诊。患儿出院1个月后复诊,无咳嗽及喘息发作,复查肺功能及FeNO提示:FeNO 21ppb,肺通气功能正常(FVC 3.26L,FVC/预计值% 107.35%,FEV1 2.66L,FEV1/预计值% 105.31%,FEV1%/FVC% 96.94%)(图11-4)。

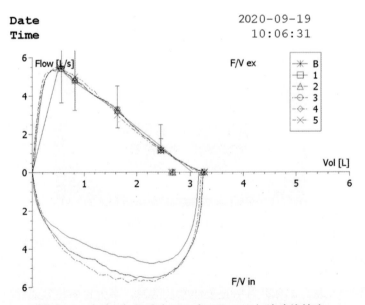

图11-4　出院1个月后(2020年9月19日)肺功能检查

五、重要提示

1. 学龄期儿童，反复咳嗽及喘息发作，接触变应原或呼吸道感染诱发，雾化或吸入支气管舒张剂可缓解。

2. 发作时肺部可闻及呼气相哮鸣音。

3. 有证实存在可逆性气流受限的证据。

4. 吸入变应原致敏，外周血嗜酸粒细胞升高，FeNO 升高。

5. 排除其他引起反复咳嗽及喘息的疾病。

六、知识拓展

1. **概述**　支气管哮喘是儿童时期最常见的慢性气道疾病。2010 年全国城市 14 岁以下儿童哮喘的累积患病率为 3.02%，近期国内成人哮喘问卷调查显示，我国 20 岁及以上人群哮喘现患率已达 4.2%，据此推测，我国儿童哮喘的患病情况有可能高于目前的预测水平。当前我国儿科哮喘的诊治虽已取得较大进展，但仍有约 30% 的城市儿童哮喘未能得到及时诊断。如何提高哮喘诊断和规范化管理水平，成为广大医师关注的重点。

2. **临床表现**　哮喘是一种以慢性气道炎症和气道高反应性为特征的异质性疾病，以反复发作的喘息、咳嗽、气促、胸闷为主要临床表现，常在夜间和（或）凌晨发作或加剧。其中喘息、咳嗽、气促和胸闷具有诱因多样性、反复发作性、时间节律性、季节性和可逆性的特征。常合并湿疹、变应性鼻炎等其他过敏性疾病史。哮喘急性发作是指喘息、气促、咳嗽、胸闷等突然发生，或原有症状急剧加重，常伴有呼气流量的降低。

3. **辅助检查**

（1）肺通气功能检测：是诊断哮喘的重要手段，也是评估哮喘病情严重程度和控制水平的重要依据。不同患儿肺功能变异度很大，同一患儿的肺功能随时间变化亦不同，主要表现为阻塞性通气功能障碍，且为可逆性。

（2）过敏状态检测：吸入变应原致敏是儿童发展为持续性哮喘的主要危险因素，儿童早期食物致敏可增加吸入变应原致敏的危险性。过敏状态检测阴性不能作为排除哮喘诊断的依据。外周血嗜酸粒细胞分类计数对过敏状态的评估有一定价值。

（3）气道炎症指标检测：嗜酸性粒细胞性气道炎症可通过诱导痰嗜酸性粒细胞分类计数和 FeNO 水平进行评估。诱导痰嗜酸性粒细胞水平增高程度与气道阻塞程度及其可逆程度、哮喘严重程度以及过敏状态相关。FeNO 是非特异性的哮喘诊断指标。这些指标的连续监测有助于评估哮喘的控制水平和指导优化哮喘治疗方案的制定。

4. **诊断及鉴别诊断**　诊断主要依据呼吸道症状、体征及肺功能检查，证实存在可变的呼气气流受限，并排除可引起相关症状的其他疾病。要与引起儿童反复咳嗽和喘息的疾病鉴别，如迁延性细菌性支气管炎、闭塞性细支气管炎、异物吸入、血管环、先天性气道狭窄等疾病，可选择胸部 CT、气管镜、心脏超声等检查进行鉴别。

5. 治疗　治疗目标：①达到并维持症状的控制；②维持正常活动水平，包括运动能力；③维持肺功能水平尽量接近正常；④预防哮喘急性发作；⑤避免因哮喘药物治疗导致的不良反应；⑥预防哮喘导致的死亡。儿童哮喘的治疗包括急性发作期的治疗和慢性持续期及临床缓解期的治疗。

急性发作期的治疗需根据患儿年龄、发作严重度分级及诊疗条件选择合适的初始治疗方案，并连续评估对治疗的反应。需在第一时间内予以及时恰当的治疗，以迅速缓解气道阻塞症状。

（1）氧疗：有低氧血症者，采用鼻导管或面罩吸氧，维持血氧饱和度＞94％。

（2）吸入速效 β_2 受体激动剂：氧驱动（氧气流量 6～8L/min）或空气压缩泵雾化吸入，药物及剂量：雾化吸入沙丁胺醇或特布他林，体重＜20kg，每次 2.5mg；体重＞20kg，每次 5mg，第 1 小时可每 20 分钟 1 次，以后根据治疗反应逐渐延长给药间隔，根据病情每 1～4h 重复吸入治疗。不具备雾化吸入条件时，可使用压力型定量气雾剂（pMDI）经储雾罐吸药，每次单剂喷药，连用 4～10 喷（＜6 岁 3～6 喷），用药间隔与雾化吸入方法相同。快速起效的长效 β_2 受体激动剂（如福莫特罗）也可在≥6 岁哮喘儿童作为缓解药物使用，但需要和吸入糖皮质激素（ICS）联合使用。

（3）糖皮质激素：全身应用糖皮质激素是治疗儿童哮喘重度发作的一线药物，早期使用可以减轻疾病的严重度，给药后 3～4h 即可显效，可根据病情选择口服或静脉途径给药。药物及剂量：①口服：泼尼松或泼尼松龙 1～2mg/（kg·d），疗程 3～5d；②静脉：甲泼尼龙 1～2mg/（kg·次）或氢化可的松 5～10mg/（kg·次），间隔 4～8h 重复使用。若疗程不足 10d，无需减量，可直接停药；③吸入：早期大剂量 ICS 可能有助于控制急性发作：雾化吸入布地奈德悬液 1mg/次，每 6～8 小时 1 次。病情严重时不能以吸入治疗替代全身糖皮质激素治疗，以免延误病情。

（4）抗胆碱能药物：短效抗胆碱能药物（SAMA）是儿童哮喘急性发作联合治疗的组成部分，可以增加支气管舒张效应，尤其是对 β_2 受体激动剂治疗反应不佳的中重度患儿应尽早联合使用。药物剂量：体重≤20kg，异丙托溴铵每次 250μg；体重＞20kg，异丙托溴铵每次 500μg，加入 β_2 受体激动剂溶液做雾化吸入，间隔时间同吸入 β_2 受体激动剂。如果无雾化条件，也可给予 SAMA 气雾剂吸入治疗。

（5）硫酸镁：有助于危重哮喘症状的缓解，安全性良好。药物及剂量：硫酸镁 25～40mg/（kg·d）（≤2g/d），分 1～2 次，加入 10％葡萄糖溶液 20ml 缓慢静脉滴注（20 分钟以上），酌情使用 1～3d。

（6）辅助通气：经合理联合治疗，但症状持续加重，出现呼吸衰竭征象时，应及时给予辅助机械通气治疗。在应用辅助机械通气治疗前禁用镇静剂。

七、专家评述

支气管哮喘诊断主要依据呼吸道症状、体征及肺功能检查，证实存在可变的呼气气流受限，并排除可引起相关症状的其他疾病。哮喘急性发作常表现为进行性加重的过程，以呼气流量降低为其特征，常因接触变应原、刺激物或呼吸道感染诱发。应及时对病情做出正确评估，即刻给予有效的紧急治疗，吸入型速效 β_2 受体激动剂是目前最有效的缓解药物，是所有年龄儿童哮喘急性发作的首选治疗药物。

（刘春艳　鲍燕敏）

参考文献

[1] 全国儿科哮喘防治协作组.第三次中国城市儿童哮喘流行病学调查 [J]. 中华儿科杂志，2013，51（10）：729-735.

[2]Huang K，Yang T，Xu J，et al.Prevalence，risk factors，and management of asthma in China：a national cross-sectional study[J].Lancet，2019，394（10196）：407-418.

[3] 沙莉，刘传合，邵明军，等.中国城市儿童哮喘诊治状况十年对比 [J]. 中华儿科杂志，2016，54（3）：182-186.

[4] 洪建国，鲍一笑.重视儿童支气管哮喘的规范化诊治 [J]. 中华儿科杂志，2016，54（3）：161-162.

[5] 中华医学会儿科学分会呼吸学组，《中华儿科杂志》编辑委员会.儿童支气管哮喘诊断与防治指南（2016 年版）[J].中华儿科杂志，2016，54：167-181.

[6] 洪建国.重视儿童难治/重症哮喘的诊治 [J]. 中华临床免疫和变态反应杂志，2019，13（4）：267-270.

[7]Global Initiative for Asthma.Global strategy for asthma management and prevention[J].2020[EB/OL].（2020-04-06）[2020-04-20].https://ginasthma.org/wp-content/uploads/2020/06/GINA-2020-report_20_06_04-1-wms.pdf.

病例 37　支气管哮喘慢性持续期

一、病情介绍

患儿：男，11 岁，以"反复咳嗽、喘息 10 年，加重半年"为主诉于 2021 年 6 月 27 日入院。

现病史：患儿自 1 岁龄时出现第 1 次咳嗽及喘息，按喘息性支气管炎治疗好转。每年反复发作，3 岁前每年发作 4～6 次，多为呼吸道感染诱发，在当地按支气管炎或肺炎雾化治疗 3～5 天，可缓解，发作间期无活动受限。3 岁后发作频度减少，每年 2～3 次。半年前加重，每月发作 1～2 次，每次 1～3 天，夜间症状较重，有因咳嗽醒来，发作时需应用布地奈德、特布他林雾化或沙丁胺醇气雾剂治疗 2～3 天。进入封闭空间、收拾物品有灰尘时、剧烈运动可出现咳嗽及喘息，半小时内可自行缓解，近半年有运动受限，不愿上体育课，自觉疲乏。平素易鼻塞、喷嚏及流涕，接触粉尘时症状加剧。1 天前再次出现咳嗽及喘息，伴低热，夜间诉胸闷，影响睡眠，到我院急诊就诊，给予甲泼尼龙琥珀酸钠静脉滴注及三联雾化治疗后收住院。自发病来，患儿精神及食欲一般，睡眠有打鼾及张口呼吸，大小便无异常。否认异物吸入史。

既往史：既往进食海鲜、芒果后出现口周红肿瘙痒，外院诊断有过敏性鼻炎及特应性皮炎、荨麻疹，多次在我院就诊，给予全身激素及局部激素应用，否认新型冠状病毒病人接触史，否认新型冠状病毒疫区旅居史，否认肝炎、结核等传染病史及接触史，否认手术、外伤、输血史，否认药物过敏史。无重症肺炎病史。

个人史：第 1 胎第 1 产，足月顺产，无窒息及抢救史，生长发育同正常同龄儿，饮食习惯正常，按计划接种疫苗。

家族史：父母体健，有一个弟弟，体健，否认遗传病、传染病及过敏性疾病病史。

入院查体：T 36.5℃，P 102 次／分，R 21 次／分，WT 48.6kg，BP 130/60mmHg，SPO$_2$ 95％。营养良好，神志清楚，精神一般，无发绀，喜坐位，呼吸稍促，说话连续，可正常对答。四肢关节屈面、颈部可见湿疹样皮疹，皮肤粗糙，有抓痕，下肢皮肤部分有破溃、结痂，全身浅表淋巴结未扪及肿大。鼻腔下鼻甲肿大，阻塞鼻腔 3/4，咽充血，扁桃体Ⅰ度肿大，咽后壁可见大量淋巴滤泡，颈软，胸廓无畸形，三凹征阴性，双肺呼吸音对称，可闻及呼气相哮鸣音，伴呼气相延长，叩诊呈清音。心率 102 次／分，律齐，心音有力，未闻及病理性杂音。腹平坦、柔软，无包块，肝、脾肋下未触及肿大，肠鸣音正常。神经系统查体未见异常。

实验室及辅助检查：

入院前检查：

2021 年 6 月 28 日：过敏原检测（免疫印迹法）：户尘螨 92.70U/ml，粉尘螨＞100U/ml，热带五爪螨＞100U/ml，猫毛皮屑 12U/ml，混合霉菌 12.40U/ml。

入院后检查：

炎症指标：血常规：WBC 14.25×10^9/L，RBC 5.13×10^{12}/L，HGB 144g/L，PLT 407×10^9/L，NEUT% 84.7%，EO 0.01×10^9/L，LY% 12.7%；CRP 31.1mg/L；PCT：0.01ng/ml。

肝功能、肾功能、电解质、心肌酶：正常。

病原学：呼吸道病原 PCR 13 项：鼻病毒阳性，余阴性；痰涂片、痰培养：阴性；结核免疫分析：阴性。

过敏原（酶免荧光法）：总 IgE 1626KU/ml，户尘螨 128KIU/L，粉尘螨 112KIU/L，猫皮屑 94.6KIU/L，狗皮屑 5.84KIU/L。

影像学：胸部 CT 平扫＋气道重建：右肺中叶纤维条索影，考虑陈旧性炎性病变（图 11-5）。

心电图：窦性心动过速。

常规通气＋舒张试验：混合性通气功能障碍（中度阻塞、轻度限制：FVC 1.77L，FVC/预计值％ 62.9％，FEV1 1.04L，FEV1/预计值％ 44.3％，FEV1/FVC％ 69.6％），舒张试验阳性（FEV1 改善率 16.71％）（图 11-6）。

口呼出气一氧化氮（FeNO）：6ppb，鼻呼出气一氧化氮（FnNO）：9ppb。

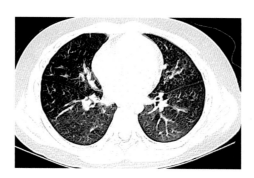

图11-5　胸部CT提示右肺中叶纤维条索影

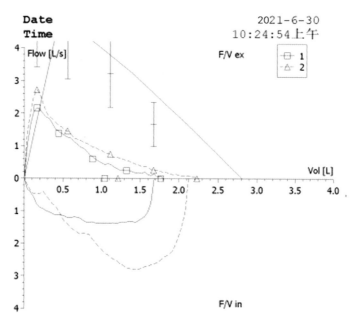

图11-6　2021年6月30日肺功能

二、诊疗经过

患儿为学龄期儿童，反复咳嗽及喘息，具有多诱因性、节律性、可逆性特点，发作时肺部体征为呼气相哮鸣音，有证实存在的气流可逆性证据，排除其他引起反复咳嗽及喘息的疾病，诊断支气管哮喘成立。近3个月内不同程度地出现咳嗽、喘息及胸闷症状，评估为支气管哮喘慢性持续期。患儿平素有鼻塞、流涕及喷嚏症状，接触粉尘时可出现上述症状，过敏原检测提示多种吸入变应原过敏，诊断变应性鼻炎成立。根据典型皮损形态及既往就诊过程，诊断特应性皮炎成立。

三、最后诊断

1. 支气管哮喘，慢性持续期。
2. 变应性鼻炎。
3. 特应性皮炎。

四、治疗及预后

入院后给予泼尼松序贯口服、三联雾化抗炎平喘、补液，布地奈德鼻喷雾剂喷鼻腔、白三烯受体拮抗剂口服，治疗后患儿临床症状好转，胸闷缓解。肺部体征消失。出院医嘱：①环境控制，规避吸入过敏原，哮喘专科门诊建档，制订个人哮喘行动计划；②患儿肺功能 PEF 值显著下降，考虑吸入用药的可行性，给予丙酸氟替卡松气雾剂 125μg ＋储雾罐，2 次／天，吸入；沙丁胺醇气雾剂备用；孟鲁司特钠片 5mg，口服 2 周；③控制鼻炎症状：布地奈德鼻喷雾剂，喷鼻腔，2 次／天，4 周；④控制特应性皮炎：注意皮肤保湿、局部激素应用，皮肤科定期随诊；⑤1 个月后复查肺功能；⑥哮喘控制后可考虑免疫治疗。患儿出院 1 周后呼吸科门诊随访，无咳嗽及喘息，夜间睡眠可，鼻塞及流涕症状有缓解。

五、重要提示

1. 学龄期儿童，反复咳嗽及喘息，严重时诉胸闷，运动受限，雾化吸入或应用 β_2 受体激动剂可缓解。
2. 发作时肺部可闻及呼气相哮鸣音。
3. 有证实存在的可逆性呼气气流受限（支气管舒张试验阳性）。
4. 多种吸入变应原致敏。
5. 排除其他反复咳嗽及喘息的疾病。

六、知识拓展

1. **概述**　支气管哮喘的分期根据临床表现可分为急性发作期、慢性持续期和临床缓解期。慢性持续期是指近3个月内不同频度和（或）不同程度地出现过喘息、咳嗽、气促、胸闷等症状。通过有效的哮喘防治教育与管理，建立医患之间的伙伴关系，可以实现哮喘临床控制。

2. **哮喘管理**

（1）建立医生与患儿及家属间的伙伴关系：以医院专科门诊为基础，建立哮喘之家、哮喘联谊会等组织，与患儿及家属建立伙伴关系，让哮喘患儿及其亲属对哮喘防治有一个正确、全面的认识和良好的依从性，坚持治疗，有问题及时沟通。

（2）确定并减少与危险因素接触：许多危险因素可引起哮喘急性加重，被称为触发因素，包括变应原、病毒感染、污染物、烟草烟雾及药物等。通过变应原测定及家长的日常生活观察寻找变应原，尽可能避免或减少接触危险因素，以预防哮喘发病和症状加重。

（3）建立哮喘专科病历：建立哮喘患儿档案、制订长期防治计划，定期（1～3个月）随访。随访内容包括检查哮喘日记，检查吸药技术是否正确，监测肺功能。评估哮喘控制情况，维持用药情况，指导治疗。

（4）评估、治疗和监测哮喘：哮喘管理中通过评估、治疗和监测来达到并维持哮喘控制。大多数患儿通过医患共同制定的药物干预策略，能够达到此目标。儿童哮喘的长期药物治疗方案包括以 β_2 受体激动剂为代表的缓解药物和以 ICS 及白三烯调节剂为代表的抗炎药物。缓解药物依据症状按需使用，抗炎药物作为控制治疗需持续使用，并适时调整剂量。

3. 防治教育

（1）了解哮喘的本质、发病机制。

（2）避免触发、诱发哮喘发作的各种因素的方法。

（3）了解哮喘加重的先兆、发作规律及相应家庭自我处理方法，制订哮喘行动计划。哮喘行动计划以症状或峰流速或两者结合作为判断病情的标准。哮喘行动计划应用3个区带描述哮喘的控制水平，采用交通信号灯的颜色：绿色、黄色和红色，分别提示在不同情况下需要应用的药物和采取的行动。

（4）自我监测，掌握 PEF 的测定方法，记哮喘日记。应用儿童哮喘控制问卷判定哮喘控制水平，选择合适的治疗方案。

（5）了解各种长期控制及快速缓解药物的作用特点、药物吸入装置使用方法（特别是吸入技术）及不良反应的预防和处理对策。

（6）了解哮喘发作的征象、应急措施和急诊指征。

（7）了解心理因素在儿童哮喘发病中的作用。

七、专家评述

哮喘对患儿及其家庭、社会有很大的影响。虽然目前哮喘尚不能根治，通过有效的哮喘防治教育与管理，建立医患之间的伙伴关系，可以实现哮喘临床控制。慢性持续期防治原则为防止症状加重和预防复发，如避免触发因素、抗炎、降低气道高反应性、防止气道重塑，并做好自我管理。做好哮喘管理与防治教育是达到哮喘良好控制目标最基本的环节。

（刘春艳　鲍燕敏）

参考文献

[1] 中华医学会儿科学分会呼吸学组，《中华儿科杂志》编辑委员会. 儿童支气管哮喘诊断与防治指南（2016 年版）[J]. 中华儿科杂志，2016，54：167-181.

[2]Global Initiative for Asthma.Global strategy for asthma management and prevention[J].2020[EB/OL]. （2020-04-06）[2020-04-20].https：//ginasthma.org/wp-content/uploads/2020/06/GINA-2020-report_20_06_04-1-wms.pdf.

病例 38　支气管哮喘未控制

一、病情介绍

患儿：女，8 岁 7 个月，以"反复咳嗽、喘息 6 年余，再发 3 个月"于 2020 年 5 月 13 日入院。

现病史：6 年余前（2 岁龄时）患儿在换季或感冒后反复出现咳嗽、喘息，严重时伴气促，雾化治疗可缓解，严重时需到医院急诊静脉用药（甲泼尼龙），每年发作 3～5 次，每次 3～5 天，经常鼻塞、流涕及喷嚏。4 年前在我院诊断支气管哮喘、变应性鼻炎，给予丙酸氟替卡松气雾剂 125μg 2 次/天吸入治疗半年余逐渐停药，咳嗽及喘息发作次数减少，但到换季时仍有发作，无呼吸困难及住院病史。2 年前发作次数频繁，每月均有发作，夜间症状明显，曾行肺功能检查提示阻塞性通气功能障碍，吸入沙美特罗替卡松（50/100μg）1 揿 2 次/天治疗 1 年余，症状控制良好后停药，复查肺功能正常。3 个月前患儿再次出现咳嗽及喘息，再次吸入沙美特罗替卡松（50/100μg）1 揿 2 次/天 1 个月无缓解，改为沙美特罗替卡松（50/100μg）2 揿 2 次/天吸入及口服孟鲁司特 2 个月，仍有阵发性咳嗽，伴喉中痰响，可咳出少许黄色黏痰，晨起、夜间及活动后喘息、气促，伴鼻塞、喷嚏及眼痒，到我院门诊给予雾化、西替利嗪及丙卡特罗口服治疗，效果欠佳，近 3 天患儿夜间喘息、气促明显，不能平卧入睡，门诊以支气管哮喘伴感染收入院。自发病来，患儿精神状态一般，体力情况欠佳，食欲一般，睡眠欠佳，大小便无异常。否认异物吸入史。

既往史：幼时有重度湿疹，平素经常鼻塞、流涕及喷嚏，喜揉鼻，揉眼睛。否认新型冠状病毒病人接触史，否认新型冠状病毒疫区旅居史，否认肝炎、结核等传染病史及接触史，否认手术、外伤、输血史，否认食物、药物过敏史。否认重症肺炎病史。

个人史：第 4 胎第 1 产，足月，顺产，出生体重 3600g，无窒息及抢救史。母孕期体健。饮食习惯正常，生长发育同正常同龄儿。

预防接种史：按计划进行接种。

家族史：父亲有过敏性鼻炎，兄弟姐妹均体健。

入院查体：T 36.9℃，P 121 次/分，R 34 次/分，WT 38kg，BP 102/82mmHg。面罩吸氧下 SPO_2 95%。神志清楚，稍烦躁，无发绀，呼吸急促，说话不连续，喜坐位。皮肤黏膜未见皮疹及出血点。鼻腔黏膜苍白水肿，下鼻甲肿大，阻塞 1/2，咽充血，扁桃体未见肿大，咽后壁可见淋巴滤泡，颈软，可见三凹征，胸廓饱满，无畸形，双肺呼吸音对称，可闻及弥漫哮鸣音及痰鸣音，伴呼气相延长，叩诊呈清音。心率 121 次/分，律齐，心音有力，未闻及病理性杂音。腹平软，无包块，肝、脾肋下未触及肿大，肠鸣音正常。神经系统查体无异常。

实验室及辅助检查：

入院前检查：

2020 年 4 月 12 日血常规：WBC $13.68×10^9/L$，RBC $5.31×10^{12}/L$，HGB 153g/L，PLT $482×10^9/L$，NEUT% 52.9%，EO $1.83×10^9/L$，LY% 26%，CRP 6.2mg/L。

2020 年 5 月 05 日血常规：WBC $11.15×10^9/L$，RBC $4.96×10^{12}/L$，HGB 128g/L，PLT $383×10^9/L$，NEUT% 50.6%，EO $1.56×10^9/L$，LY% 30.3%。

2020 年 5 月 05 日肺炎支原体 IgM（金标法）：阴性。

2020 年 1 月 23 日肺功能：通气功能正常（FVC 2.12L，FVC/预计值% 106.17%，FEV1 1.72L，FEV1/预计值% 100.54%，FEV1/FVC% 95.86%）。

入院后检查：

炎症指标：血常规：WBC $15.44×10^9/L$，RBC $5.25×10^{12}/L$，HGB 151g/L，PLT $470×10^9/L$，NEUT% 65%，EO $1.44×10^9/L$，LY% 18.7%。

治疗后复查血常规：WBC $16.13×10^9/L$，RBC $4.8×10^{12}/L$，HGB 137g/L，PLT $150×10^9/L$，NEUT% 63.8%，EO $0.09×10^9/L$，LY% 29%。

血气分析（静脉血）：PH 7.367，PO_2 76mmHg，PCO_2 31.2mmHg，BE −6.8mmol/L，乳酸 2.4mmol/L。

凝血四项、肝功能、肾功能、心肌酶、电解质、体液免疫：基本正常。

病原学：咽拭子呼吸道病原 PCR13 项：阴性；肺炎支原体 IgM（金标法）：阴性；肺泡灌洗液：曲霉菌抗原：正常；肺泡灌洗液病原：呼吸道合胞病毒抗原、腺病毒抗原、流感病毒抗原均阴性；肺炎支原体 DNA、结核杆菌 DNA 均阴性；肺泡灌洗液细菌培养：阴性。

过敏原：总 IgE（化学发光法）1302U/ml，户尘螨（酶免荧光法）306KIU/L，粉尘螨（酶免荧光法）297KIU/L，混合动物皮屑（酶免荧光法）1.21KIU/L，烟曲霉（酶免荧光法）：阴性；皮肤点刺试验：屋尘螨 +++，粉尘螨 +++。

气道炎症指标：肺泡灌洗液细胞学检查：巨噬细胞 54%、中性粒细胞 26%、嗜酸粒细胞 1%；口呼出气一氧化氮（FeNO）5ppb，鼻呼出气一氧化氮（FnNO）423ppb。

电子气管镜：鼻腔可见脓涕，气管隆突可见大量黄白色黏稠分泌物，左右肺各叶段开口均可见大量黄白色分泌物及黏液栓，灌洗时可吸出大量条索状分泌物。镜下诊断：①塑型性支气管炎；②气管内膜炎症（图 11-7）。

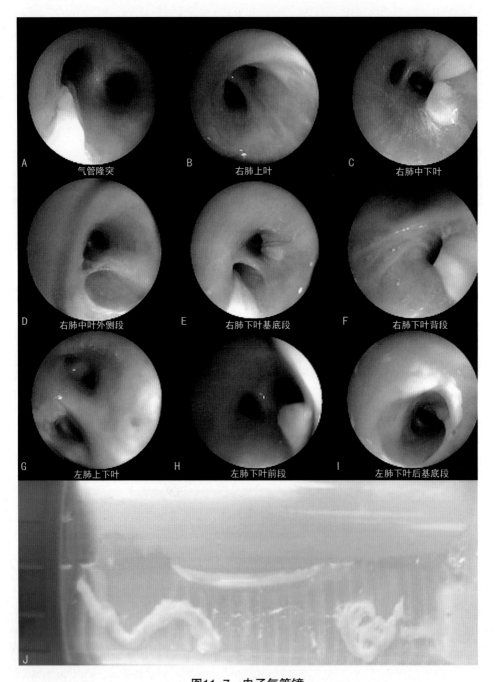

图11-7　电子气管镜

注：电子气管镜下可见病变：①塑型性支气管炎；②气管内膜炎症。

　　复查电子气管镜：气管、左右肺各叶段开口分泌物较前明显减少。镜下诊断：气管内膜炎症。

　　肺功能：轻度阻塞性通气功能障碍。（FVC 1.91L，FVC/ 预计值% 91.80%，FEV1 1.41，

FEV1/ 预计值％ 78.8％，FEV1/FVC％ 95.86％）（图 11-8）。

胸部 CT：肺炎，局部支气管稍扩张（图 11-9）。

副鼻窦 CT：双侧上颌窦、右侧额窦炎症，左侧下鼻甲黏膜增厚。

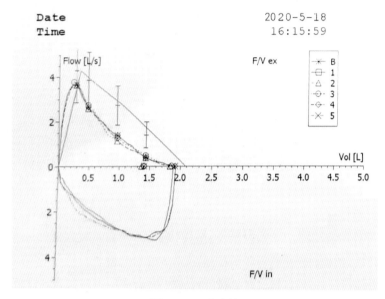

图11-8 肺功能

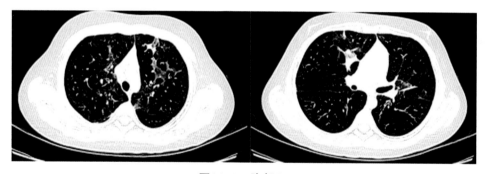

图11-9 胸部CT

二、诊疗经过

患儿，为学龄期儿童，反复咳嗽、喘息 6 年余，多在换季或呼吸道感染后发作，雾化能缓解，诊断"支气管哮喘"后规范抗哮喘治疗，中剂量 ICS 治疗可控制症状，但停药后复发。3 个月前再发咳嗽及喘息，有夜间症状及活动受限，吸入中剂量 ICS/LABA 联合白三烯受体拮抗剂治疗，效果欠佳，根据 2016 年版儿童支气管哮喘诊断与防治指南，诊断支气管哮喘急性发作明确，根据急性发作严重度判断为中度，根据症状控制水平评估为未控制；该患儿平素有鼻塞、流涕、鼻痒、眼痒症状，过敏原检测吸入过敏原阳性，诊断变应性鼻 - 结膜炎明确；根据入院后电子支气管镜结果，诊断塑型性支气管炎。

三、最后诊断

1. 支气管哮喘，急性发作（重度），未控制。
2. 塑型性支气管炎。
3. 变应性鼻-结膜炎。
4. 慢性鼻窦炎。

四、治疗及预后

入院后予心电监护、中流量面罩吸氧、甲泼尼龙抗炎、布地奈德＋特布他林＋异丙托溴铵三联雾化抗炎平喘、补液、布地奈德喷鼻腔治疗，患儿呼吸困难仍较明显，完善肺部CT提示支气管扩张及黏液栓可能，入院第3天完善电子支气管镜检查，可见大量黄白色黏稠分泌物及黏液栓，加用阿莫西林舒巴坦抗感染。经治疗后患儿气促及呼吸困难缓解，肺部体征消失，复查电子支气管镜，分泌物较前明显减少。患儿入院前经过规范的中剂量ICS/LABA联合孟鲁司特治疗，哮喘控制不佳，且总IgE升高及吸入变应原阳性，外周血嗜酸性粒细胞明显升高，具有应用奥马珠单抗适应证，按照剂量表，给予奥马珠单抗450mg皮下注射1次，出院后门诊继续奥马珠单抗450mg/2周治疗。出院带药：①抗哮喘治疗：布地奈德福莫特罗160/4.5μg，2次/天，吸入，并建立哮喘专科病历，制订哮喘行动计划，定期哮喘门诊随诊；②鼻-鼻窦炎治疗：阿莫西林克拉维酸钾抗感染2周，布地奈德鼻喷剂4～8周；③门诊按剂量表继续应用奥马珠单抗；④家庭环境控制，注意除螨，待哮喘症状控制、肺功能改善后建议行螨变应原免疫治疗。出院后门诊持续随访该患儿，患儿应用奥马珠单抗一年、吸入药物减量为低剂量ICS/LABA，未再有哮喘急性发作，并顺利进行螨变应原免疫治疗。复查胸部CT（图11-9）和肺功能（图11-10）均较前改善。

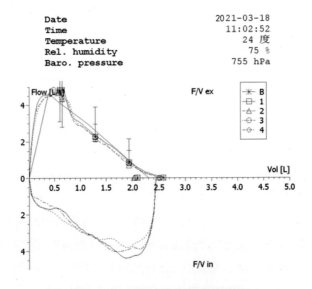

图11-10　出院近1年复查肺功能

五、重要提示

1. 学龄期儿童，反复咳嗽及喘息发作，明确诊断支气管哮喘后规范药物治疗，初始症状控制可，但停药后复发，应用中剂量 ICS/LABA 联合白三烯受体拮抗剂治疗，症状控制欠佳，仍有急性发作。

2. 外周血嗜酸粒细胞升高，总 IgE 升高及吸入变应原阳性；电子支气管镜检查可见大量黏稠分泌物及黏液栓。

3. 给予中剂量 ICS/LABA 联合抗 IgE 治疗、变应原免疫治疗等综合治疗后，无哮喘急性发作，肺功能改善。

六、知识拓展

当前我国儿科哮喘的诊治虽已取得较大进展，但仍有 20％以上的儿童哮喘未达到良好控制。哮喘控制水平的评估包括对目前哮喘症状控制水平的评估和未来危险因素评估。依据哮喘症状控制水平，分为良好控制、部分控制和未控制 3 个等级。临床常用的评估工具有哮喘控制测试（asthma control test，ACT）、儿童哮喘控制测试（childhood asthma control test，C-ACT）和儿童呼吸和哮喘控制测试（test for respiratory and asthma control in kids，TRACK）。应根据适用年龄和条件，合理选用评估工具。通过评估近 4 周的哮喘症状，确定目前的控制状况。

GINA2019 对于哮喘控制水平的评估做出了明确的定义：未控制哮喘（uncontrolled asthma）是指哮喘患者频繁出现症状和（或）急性发作，其中大部分患者可能是轻度哮喘。难治性哮喘是指患者虽然应用了高强度的哮喘控制药物，但是哮喘症状仍未能得到控制。相关的因素包括：哮喘诊断有误、药物吸入技术不准确、依从性差、共患疾病等。重症哮喘是指患者虽然使用了最佳治疗方案，并关注到与难以控制的相关因素，但是哮喘仍未能得到控制，或者高剂量药物治疗降级后哮喘症状加重。

我国儿童哮喘防治指南明确指出，在临床实践中要注意识别导致儿童哮喘难以控制的不利因素。具体诊断思路是：首先判断是否诊断有误，与其他具有咳嗽、呼吸困难和喘息等症状的疾病鉴别诊断；判断药物治疗是否充分，用药的依从性和吸入技术的掌握情况；判断是否存在诱发哮喘加重的危险因素；进行相关检查判断是否存在未控制的并存疾病如胃食管反流、肥胖、睡眠阻塞障碍、过敏性鼻炎或鼻窦病变、心理焦虑等。除外上述因素后再评估患儿的控制水平和对治疗的反应，确定是否为重症哮喘。

支气管哮喘患者痰液黏稠，与黏蛋白聚合物交联增加相关，但临床医师很少关注气道黏液高分泌对哮喘的影响。研究表明，哮喘患者黏液分泌增加，且更黏稠，气道更易被黏液堵塞，引起气流受限、通气功能障碍，长期的气道黏液分泌增加更会引起气道内细菌定植，这些都是哮喘症状控制不佳的重要原因之一。

儿童重症哮喘在大多数情况下与空气变应原致敏、过敏性鼻炎、食物过敏、嗜酸性气道炎症等有关。奥马珠单抗是治疗过敏性哮喘的第一种生物制剂，在 6 岁以上中重度过敏性哮喘儿童中，奥马珠单抗能够减少哮喘急性发作次数，减少 ICS 的使用、改善哮喘控制以及提高生活质量，在长达 10 年的安全性数据中被证实具有良好的安全性。

七、专家评述

依据哮喘症状控制水平，分为良好控制、部分控制和未控制 3 个等级，未控制哮喘是指哮喘患者频繁出现症状和（或）急性发作，在临床实践中要注意识别导致儿童哮喘难以控制的不利因素。长期的气道黏液分泌是哮喘症状控制不佳的重要原因之一。联合奥马珠单抗能够减少哮喘急性发作次数，减少 ICS 的使用、改善哮喘控制以及提高生活质量，在 6 岁以上儿童中被证实具有良好的安全性。

（刘春艳　鲍燕敏）

参考文献

[1] 沙莉，刘传合，邵明军，等. 中国城市儿童哮喘诊治状况十年对比 [J]. 中华儿科杂志，2016，54（3）：182-186.

[2]Xiang L, Zhao J, Zheng Y, et al.Uncontrolled asthma and its risk factors in Chinese children：Across-sectional observational study [J].J Asthma, 2016, 53（7）：699-706.

[3]Zhang J, Zhao LB, Zhao DY, et al.Reliability and validity of the Chinese version of the Test for Respiratory and Asthma Control in Kids（TRACK）in preschool children with asthma aprospective validation study[J].BMJ Open, 2019, 9（8）：1-9.

[4] 洪建国. 重视儿童难治／重症哮喘的诊治 [J]. 中华临床免疫和变态反应杂志，2019，13（4）：267-270.

[5] 中华医学会儿科学分会呼吸学组，《中华儿科杂志》编辑委员会. 儿童支气管哮喘诊断与防治指南（2016 年版）[J]. 中华儿科杂志，2016，54：167-181.

[6] 张海邻，吕芳芳. 儿童气道黏液高分泌疾病 [J]. 中国实用儿科杂志，2018，33（3）：184-188.

[7]Agache I, Akdis CA, Akdis M, et al.EAACI Biologicals Guidelines Recommendations for severe asthma[J].Allergy, 2021, 76（1）：1444.

第十二章 其他原因引起的喘息

病例 39 声门异物

一、病情介绍

患儿：男，11 个月龄，因"声音嘶哑、喘憋 1 天"入院。

现病史：患儿于入院前 1 天前因进食花生时不慎误吸，当时出现哭闹、声音嘶哑，无面色发红、呼吸困难及剧烈呛咳，持续约数分钟。哭闹缓解后，患儿声音嘶哑持续存在，伴喘憋、呼吸费力，活动及哭闹后加重，无鼻塞、流涕，无吐泻，体温正常。就诊于我院门诊，完善胸部 CT 检查后建议住院治疗，家长拒绝，要求回当地诊治。遂返回当地医院，诊断为急性喉炎、喉气管异物？，给予吸氧、布地奈德雾化、甲泼尼龙、美洛西林静脉滴注，地塞米松静脉推注等治疗 1 次，患儿喘憋仍明显，呼吸急促，由 120 救护车转运至我院，急诊以"气道内异物"收入院。自发病以来，患儿精神反应差，进食睡眠差，大便正常，小便量少。

既往史：既往湿疹史，否认揉鼻子、揉眼睛病史。

家族史：父亲身体健康，母亲有过敏性鼻炎病史，哥哥 13 岁，体健。

个人史：第 2 胎第 2 产，新生儿期无特殊病史。

入院查体：T 36.9℃，P 170 次 / 分，R 49 次 / 分，BP 96/62mmHg。嗜睡，精神反应差，呼吸急促，咽部黏膜充血，双侧扁桃体 II 度肿大。三凹征阳性，吸气性呼吸困难，呼吸动度对称。双肺呼吸音粗糙，未闻及明显干湿性啰音。心前区无隆起，心率 170 次 / 分，律齐，心音有力，各瓣膜听诊区未闻及杂音。腹平坦，腹部柔软，无包块。肝脏、脾脏未触及，肠鸣音正常。四肢末梢暖。

实验室及辅助检查：

炎症指标：2021 年 3 月 4 日血细胞分析：WBC 11.29×10^9/L，RBC 3.83×10^{12}/L，HGB 104.00g/L，HCT 31.50%，LY% 16.90%，NEUT% 81.10%。2021 年 3 月 5 日：CRP 15.20mg/L；PCT 0.116ng/ml；细胞形态：部分粒细胞颗粒粗大，偶见异型淋巴细胞（反应性淋巴细胞），部分红细胞中心淡染区扩大较明显。

2021 年 3 月 9 日复查血细胞分析：WBC 14.14×10^9/L，RBC 4.11×10^{12}/L，HGB 110.00g/L，PLT 394.00×10^9/L，LY% 72.50%，NEUT% 20.30%；CRP＜3.13mg/L。

生化指标：2021 年 3 月 4 日生化：酶学及离子监测大致正常。

免疫功能：2021 年 3 月 5 日免疫球蛋白（Ig）：IgM 0.564g/L，余未见明显异常；T 淋巴细胞亚群：总 T 细胞 34.16%，辅助性 T 细胞 15.66%，余未见异常。

病原学：2021 年 3 月 4 日输血前检查：乙肝表面抗体＞1000.00（反应性）mIU/ml，余未见异常；肺泡灌洗液常规：有核细胞计数 1.0×10^9/L，巨噬细胞百分比 60%，嗜酸性细胞百分比 0%，淋巴细胞百分比 35%，中性粒细胞百分比 5%；2021 年 3 月 6 日肺泡灌洗液涂片检菌阴性；肺泡灌洗液细菌培养及鉴定：金黄色葡萄球菌。

影像学：

2021 年 3 月 5 日胸部 CT（图 12-1）影像所见：右肺上叶见条索状密度影，纵隔内未见肿大淋巴结，双侧胸膜无增厚，胸腔未见积液。气管重建示：气管及左右主支气管、叶及段支气管通畅。

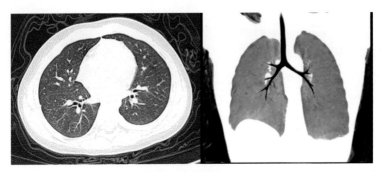

图 12-1　胸部 CT

注：右肺上叶见条索状密度影，纵隔内未见肿大淋巴结，双侧胸膜无增厚，胸腔未见积液。气管重建示：气管及左右主支气管、叶及段支气管通畅。

电子支气管镜检查（图 12-2）：患儿存在食物误吸史，考虑呼吸道异物可能，具有支气管镜检查指征，2021 年 3 月 4 日第 1 次支气管镜检查结论：①声门异物（声门见坚果壳样异物嵌顿，钳夹取出，建议复查支气管镜）；②喉梗阻（会厌、后联合、双侧声带充血水肿）；③气管支气管内膜炎症（双侧）。治疗后 2021 年 3 月 9 日第 2 次支气管镜检查结论：①声门异物取出术后；②声带损伤（左侧声带见少许坏死物及肉芽组织附着，吸引清除，前联合黏膜损伤，建议 2 周复查支气管镜）；③气管支气管内膜炎症（双侧）。

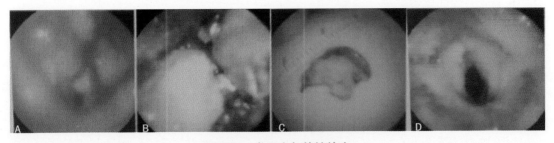

图 12-2　电子支气管镜检查

注：A. 声门异物；B. 钳夹取出异物；C. 坚果壳样异物；D. 声门。

二、诊疗经过

患儿存在进食花生误吸史，突然出现声音嘶哑、喘憋、呼吸费力，活动及哭闹后加重，查体精神反应差，呼吸急促，三凹征阳性，吸气性呼吸困难，呼吸动度对称。双肺呼吸音粗糙，未闻及明显干湿性啰音。行胸部 CT 及气道重建未见明显异常。诊断：①喉梗阻III度；②喉气管异物可能性大。入院后给予吸氧等对症支持治疗同时，积极完善电子支气管镜检查，并行异物取出术，患儿气道梗阻解除，呼吸困难明显缓解，因合并喉部炎症，继续予抗感染及减轻喉头水肿等对症支持治疗，5 天后复查支气管镜检查，提示异物取出术后声带损伤，继续给予布地奈德雾化吸入等治疗，病情恢复良好。

三、最后诊断

1. 声门异物。
2. 喉梗阻（III度）。
3. 声带损伤。
4. 急性喉炎。

四、治疗及转归

患儿发病前有食物误吸史，入院时咳嗽、喘憋、呼吸困难，于 2021 年 3 月 4 日行电子支气管镜检查示：声门异物，并给予钳夹取出，术后以头孢类抗感染（3 月 4 日至 3 月 10 日）、甲泼尼龙抗炎减轻喉头水肿（3 月 4 日至 3 月 10 日）；雾化吸入布地奈德、肾上腺素抗炎平喘，患儿声嘶减轻，无明显咳嗽，无气喘，肺部未闻及啰音，具备出院指征，准予出院。

五、重要提示

1. 年幼儿，突发起病，病情极其危重，严重者可导致窒息死亡。
2. 有进食坚果等食物史，嬉笑、哭闹、跌倒时易误吸，突发急性吸气性呼吸困难，喉梗阻，可伴声音嘶哑，严重者出现青紫等缺氧表现。
3. 影像学检查多无异常表现。
4. 客观评估病情，尽早完善电子支气管镜检查取出异物是治疗首选。

六、知识拓展

（一）概述

声门异物发病率虽然较低，但往往比气管支气管异物更危急，儿童因无法叙述发病情况易误诊，且易引起窒息死亡，所以需要医生迅速诊断立即解除呼吸困难并取出异物。

声门裂位于喉腔中部，呈三角形裂隙，成人平静吸气时声门裂的最宽处仅 8mm，是上呼吸道最狭窄的部位，尤其是儿童，因其解剖生理特点，喉腔狭小，喉软骨软弱，喉保护性反射功能不健全，容易阻塞导致严重的呼吸困难，甚至窒息死亡。喉异物是引起喉阻塞很常见的原因，多见于 5 岁以下儿童，是儿童死亡的主要原因之一。

（二）临床表现

喉异物多见于如下两类：一类是体积较大的异物，常堵塞声门裂，导致严重喉梗阻，引起患者窒息死亡；另一类是扁而尖锐的物体嵌入喉黏膜内，由于异物多细长或扁平，较少引起严重的呼吸困难，往往有声嘶、喉痛和咳嗽等症状，易被误诊。喉异物多发生在进食时，突然发生剧烈的咳嗽、明显的吸气性喉鸣、憋气、呼吸困难及发绀等，如异物较大，可在数分钟内窒息死亡，皆因时间过长，耽误了抢救时机。声门异物另一个主要的来源是气管异物，气管吸入异物的患儿常在活动或咳嗽时异物上升，卡入声门引起窒息，此种情况在气管异物住院患者中多见，应引起临床医生的注意。

（三）实验室检查

影像学检查有时会因异物的位置及性质出现假阴性的结果，胸部 X 线检查多数正常，应根据病史及临床表现尽早行内窥镜检查明确诊断。

（四）诊断及鉴别诊断

喉部异物很易被误诊，诊断主要根据异物吸入史和症状，对于有异物吸入史伴有声嘶、失声及突发呼吸困难的患儿，需警惕异物吸入，影像学检查有时会因异物的位置及性质出现假阴性的结果，多数正常。初诊为喉炎或呼吸道炎症的患者，经相应的治疗效果不佳，应考虑到喉异物的可能，尽早行内窥镜检查明确诊断，延误治疗将导致严重的并发症。另外，注意鉴别喉痉挛及喉软化。

（五）治疗及预后

声门异物的处理应根据患者的病情轻重区别对待，如患者出现严重的呼吸困难，应首先开通气道，恢复患者的呼吸功能，在抢救过程中取出异物，如不能快速取出，可在复苏后再取异物。患者出现窒息后可在无麻下快速下入直接喉镜，暴露声门，看到异物后，异物钳夹取，如异物嵌顿紧，钳夹困难，可将异物推入较宽敞的气管内，然后插管复苏，呼吸平稳后再行手术将异物取出，钳夹异物防止滑脱及断裂，同时避免力度过大造成大面积黏膜损伤而引起术后喉腔黏膜肿胀，发生呼吸困难等。儿童也可在全麻下用直接喉镜取出异物，同时要备好抢救设备，如气管插管和气管切开器械，一旦出现意外情况可快速抢救处理。术后密切监测患儿各项生命体征及患儿病情变化，同时积极应用减轻喉部水肿类药物，注意有无并发症如肺炎等出现。气管异物患者如出现活动性异物的征兆，如阵发性咳嗽，或闻及"嘭，嘭"的拍击音，同样需要立即手术，以免异物卡入声门，引起窒息。如果条件有限，没有异物取出设备，应快速建立呼吸通道，辅助呼吸，然后转院治疗。可采用环甲膜切开、快速气管切开术或气管插管。临床诊疗需避免不经处理盲目转院，盲目转院只能导致患者死亡，所以需提高呼吸道异物的应急处理能力及应变能力，以挽救更多的生命。

（六）预防

1. 预防宣教

（1）家庭教育：教育儿童不要养成口内含物的习惯；当含食物时，不要引逗儿童哭笑；发生呕吐时，应把头偏向一侧，避免误吸；咽部有异物时设法诱导其吐出，不可用手指挖取；＜3岁儿童应尽量少吃干果、豆类等食物。

（2）家庭物品的安全摆放：小件物品应放在儿童拿不到的地方，年幼儿童需在监护下玩耍。

2. 院前紧急处理　气管异物的院前急救，对挽救患儿生命，缓解窒息，为异物取出赢得时间，具有重要意义。

（1）徒手急救：适用于误吸异物出现呼吸困难、窒息时。

1）上腹部拍挤法（又称海姆立克式法，图12-3）：适用于1岁以上的儿童，注意操作的力度，可反复5～10次。用力过猛或操作不当有导致腹腔和胸腔脏器损伤的风险。

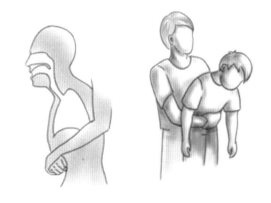

图12-3　上腹部拍挤法（海姆立克式法）

2）拍背法（图12-4）：适用于1岁以下的婴儿，注意头低于躯干，可重复多次。

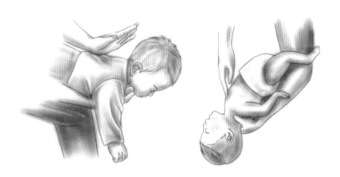

图12-4　拍背法

注：图12-3和图12-4均引自《中国儿童气管支气管异物诊断与治疗专家共识》（2018）。

（2）转运：一旦发生异物吸入则应迅速将患儿送至有条件取气管异物的医院。途中注意尽量减少各种刺激，避免患儿哭闹、咳嗽，保持安静。若患儿出现严重吸气性呼吸困难、发绀、意识障碍，可用 16 号针头环甲膜穿刺，暂时缓解窒息状态。

七、专家评述

声门异物是引起喉梗阻的常见原因，多见于 5 岁以下儿童，是引起儿童死亡的主要原因之一，需要引起临床医生的重视，故一旦发现应立即手术，同时需准备好紧急行气管切开的器械。声门异物病情危急，容易阻塞导致严重的呼吸困难，甚至窒息死亡。所以早期识别并及时诊断，及时完善支气管镜检查，迅速解除呼吸困难并取出异物是治疗及预后的关键。

（张　赟　马　香）

病例 40　气管异物

一、病情介绍

患儿：男，1 岁，因"咳嗽、气喘 3 天，加重 1 天"入院。

现病史：患儿于 3 天前因不慎摔倒后出现咳嗽、气喘，咳嗽不剧，无明显呼吸费力，不伴面色涨红、口唇青紫，哭时无声，持续 20 分钟后，可哭出声音，发病时未进食，异物吸入史不详，无发热、惊厥，无犬吠样咳嗽及咳毕鸡鸣样回声，遂至本院行胸片、颅脑 CT 检查，未见明显异常，仍有咳嗽及气喘，于当地县人民医院住院诊治，给予"头孢类药物、雾化吸入"治疗 2 天，1 天前行胸部 CT 检查提示异物可能，患儿咳嗽、喘息加重，伴呼吸费力，建议上级医院诊治，今为进一步治疗来我院就诊，门诊以"支气管异物？"收入院。自发病以来，患儿精神反应一般，进食欠佳，睡眠增多，大、小便正常。

既往史：蚊虫叮咬后皮疹史，无湿疹史。

家族史：父母身体健康。

个人史：第 2 胎，第 2 产，新生儿期无特殊病史。

入院查体：T 36.0℃，P 110 次 / 分，R 45 次 / 分，BP 72/46mmHg。神志清楚，精神欠佳，反应一般，呼吸急促。咽部黏膜充血。颈部无抵抗感，气管居中。三凹征阳性，双侧呼吸动度对称，肋间隙正常。双肺呼吸音粗糙，可闻及双相喘鸣音，无呼气相延长。心率 110 次 / 分，律齐，心音有力，各瓣膜听诊区未闻及杂音，未闻及心包摩擦音。腹平坦，未见腹壁静脉曲张、腹壁水肿，腹部柔软，按压无异常哭闹，无包块。肝脾未触及肿大，肠鸣音存在，4 次 / 分。四肢末梢暖。

实验室及辅助检查：

炎症指标：2020 年 8 月 27 日血细胞分析：WBC 21.69×10^9/L，RBC 4.23×10^{12}/L，HGB 113.00g/L，HCT 35.80%，平均血红蛋白量 26.70pg，PLT 358.00×10^9/L，LY 9.91×10^9/L，NEUT 9.84×10^9/L。2020 年 8 月 30 日血常规 CRP 组合：WBC 11.15×10^9/L，RBC 4.39×10^{12}/L，HGB 119.00g/L，HCT 37.50%，PLT 394.00×10^9/L，LY% 55.70%，NEUT% 39.10%，EO% 0.20%。CRP < 0.50mg/L。

生化指标：2020 年 8 月 28 日生化：酶学及离子监测大致正常。

免疫功能：2020 年 8 月 28 日免疫球蛋白：未见明显异常；T 淋巴细胞亚群：总 T 细胞 41.62%，辅助性 T 细胞 30.54%，余未见异常。

其他：2020 年 8 月 27 日肺泡灌洗液常规：有核细胞计数 4.10×10^9/L，巨噬细胞百分比 20%，嗜酸性细胞百分比 0%，淋巴细胞百分比 17%，中性粒细胞百分比 63%。

影像学：

2020 年 8 月 26 日胸部 CT（图 12-5）：双侧胸廓对称，气管居中，双肺纹理增多，左肺上叶见斑片状高密度影，双侧肺门无增大。气管下段见高密度影，横径约 0.5cm，上下径约 1.1cm，邻近气管无明显狭窄，纵隔内未见明显肿大淋巴结影，双侧胸腔及胸膜未见异常。①气管内高密度影，考虑异物；②左肺上叶局限性炎症 CT 表现。（当地医院）。

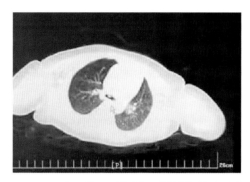

图12-5　2020年8月26日胸部CT可见气管内高密度影

2020 年 8 月 24 日头颅 CT 平扫：未见明显异常，请结合临床。

2020 年 8 月 24 日胸部正位：双肺纹理增多；胸部透视：深呼吸时未见明显纵隔摆动。

2020 年 8 月 30 日胸部 CT：符合支气管炎 CT 表现，符合双肺部分肺组织空气潴留 CT 表现。

电子支气管镜诊疗：依据患儿病史及胸部 CT 表现，提示气管异物，于 8 月 27 日当日行电子支气管镜检查及介入治疗，镜下示：①气管异物（气管下段，西瓜子壳异物，钳夹取出）；②气管支气管内膜炎症。2020 年 8 月 31 日复查支气管镜：①气管异物取出术后（气管下段黏膜糜烂较前明显好转）；②气管支气管内膜炎症。

二、诊疗经过

患儿虽无异物吸入史，但跌倒后突然出现咳嗽伴气喘，查体未见明显异常，行胸部 CT

提示气管异物,入院后完善电子支气管镜检查,考虑:①气管异物(气管下段,西瓜子壳异物,钳夹取出);②气管支气管内膜炎症。因合并肺炎,予以抗感染及对症支持治疗。4 天后复查支气管镜检查提示:①气管异物取出术后;②气管支气管内膜炎症。复查胸部 CT 提示异物征消失。经上述治疗后患儿病情恢复,顺利出院。

三、最后诊断

1. 气管异物(气管下段,西瓜子壳)。
2. 肺炎。

四、治疗及转归

入院后紧急完善电子支气管镜检查,取出气管异物,患儿呼吸困难缓解,因合并肺炎,予以头孢类抗感染;甲泼尼龙静脉滴注,雾化吸入布地奈德减轻气道黏膜水肿。经上述治疗后患儿病情恢复。

五、重要提示

1. 好发年龄 1～3 岁,多突发起病,进食中跌倒、哭闹等造成误吸史,突然出现咳嗽、气喘、呼吸困难,严重者可造成窒息等,甚至可危及生命。

2. 气管异物时 X 线透视下可无异常表现。胸部 CT 检查见气管内异物影、高密度影、肺气肿、肺不张等。三维重建能显示异物所在位置表现为气管连续性中断。

3. 早期识别,行电子支气管镜检查及异物取出术是治疗的首选。

六、知识拓展

1. 概述 气管异物是儿童常见的呼吸系统急重症之一,学龄前期,尤其是 1～3 岁多见,男性多于女性,也是造成低龄儿童意外伤害和死亡主要原因之一,严重者也可发生窒息、重症肺炎、心肺衰竭等严重并发症。婴幼儿异物高发,主要因该年龄段儿童磨牙未萌出,咀嚼功能不完善,吞咽功能不协调,而且进食过程中易跌倒、哭闹等均可能造成误吸。多数患儿异物吸入时缺乏目击者,容易造成漏诊。早期识别、选择合理异物取出手术方式,是避免患儿窒息死亡及减少肺炎、气胸、气管黏膜肉芽形成等并发症的关键。

小儿气管异物诊断主要依据病史及临床表现。年龄较大儿童可根据主诉、胸部 CT 及三维影像确诊,年龄较小幼儿只要有异物吸入史、阵发性呛咳、喉鸣、气急、听诊颈部拍击音、双肺呼吸音异常即可初步诊断为气管异物,必要时胸部 X 片或 CT 三维影像检查。值得提醒的是伴咽喉痛、拒饮拒食、唾液增多者一定要排除食管异物,以免误诊误治。

2. 临床表现 异物进入期,症状剧烈,突然发生剧烈呛咳、憋气、作呕、呼吸困难甚至窒息;特征性症状有撞击声、拍击感,喘鸣音。常有持续性或阵发性咳嗽。查体:活动性异物于颈部气管可听到异物拍击音和反复发作的喘鸣音;肺部听诊双侧呼吸音对称、减弱，可闻及干湿啰音及双相喘鸣音；颈部触诊，可有异物碰撞振动感（拍击感）。异物位于气道中未发生气道梗阻时进入无症状期或仅有轻微咳嗽及喘鸣，特别是异物较小且停留在小支气管内时，可无任何症状。无症状期时间长短不一，与异物性质、感染程度有关，此时由于症状不典型易漏诊、误诊。异物刺激和感染引起炎性反应，气道异物症状可再次发生，分泌物增多，咳嗽加重，出现呼吸道炎性反应如咳喘、痰多或高热症状。部分患儿可出现并发症，表现为肺炎、肺不张、哮喘、支气管扩张、肺脓肿等。

3. 辅助检查

（1）胸部透视：气管异物时 X 线透视下可无纵隔摆动和心影反常大小。

（2）胸部 X 线片：可使气管中不透 X 线的异物本身显影，如金属、鱼刺、骨块等异物，但非金属异物容易缺乏直接征象，需要仔细查体及问诊。肺不张及阻塞性肺气肿等间接征象不常见。

（3）CT 扫描：可见气管内异物影、高密度影。三维重建能显示支气管树的连贯性，异物所在位置表现为连续性中断。CT 仿真模拟成像可显示异物轮廓、大小、部位。多层螺旋 CT 对气管支气管异物诊断的准确率高达 99.8%。

（4）可弯曲支气管镜检查：可弯曲支气管镜检查为诊断气管异物的金标准之一，可直接明确诊断并了解异物大小、形态、性状及所处位置。也可以了解气管黏膜表现，如不同程度的充血肿胀、糜烂、肉芽增生等表现。

4. 治疗及预后

（1）紧急处理：Ⅲ度和Ⅳ度喉梗阻的患儿应立即给予镇静、吸氧、心电监护（必要时气管插管辅助机械通气），开放静脉通路，建立绿色通道，急诊手术。

（2）支气管异物活动变位引起呼吸困难的患儿应立即将患儿头位向上竖抱叩背，促使异物落于一侧支气管，立即准备急诊手术。

（3）出现皮下气肿、纵隔气肿或气胸等并发症的患儿麻醉术前评估存在影响麻醉安全风险的，需先治疗肺气肿或气胸，实施胸腔闭式引流或皮下穿刺排气，待积气消失或明显缓解后，再行异物取出术；如果气肿继续加重且患儿出现呼吸衰竭，应在矫正呼吸、循环衰竭的同时，立即实施手术取出异物。

（4）伴发高热、脱水、酸中毒或处于衰竭状态的患儿评估异物尚未引起明显阻塞性呼吸困难者，应先改善全身情况，待病情好转后再实施手术。

（5）意识丧失、呼吸心搏骤停患儿应立即就地实施心肺复苏，开放静脉通路，复苏成功后立即行异物取出术。

（6）处理围术期并发症，如喉、支气管痉挛、气胸或皮下、纵隔气肿、肺炎等。

5. 预防 同声门异物。

七、专家评述

气管异物是儿童常见的急重症之一。该病起病急、病情重，甚至可危及生命。尽早诊断和取出异物是减少并发症和降低病死率的关键。虽然近年由于防范意识逐渐增强，气管支气管异物发病率有所下降，但由于该病临床表现的多样性，在诊断和鉴别诊断上仍有一定的难度，因此漏诊、误诊时有发生，并可导致严重后果。

（张　赟　马　香）

病例 41　支气管异物

一、病情介绍

患儿：男，1 岁，因"咳嗽伴气喘 8 天"入院。

现病史：患者于 8 天前进食杏仁后出现咳嗽，呈阵发性，有少许痰不易咳出，咳嗽以日间为著，无咳醒、咯血，伴气喘，以日间为著，无异常烦躁及哭闹，体温正常，无寒战、惊厥及皮疹，无恶心、呕吐，无腹痛及腹泻，病初口服治疗，效果欠佳。为进一步诊治来我院就医，给予阿奇霉素 0.13g、甲泼尼龙 15mg、氨溴索 15mg 静脉滴注，以及布地奈德、特布他林喷雾吸入治疗 1 天，咳嗽及气喘无好转，门诊拟诊断为肺炎收入院。患病后，患儿精神好，进食好，睡眠情况良好，大小便正常。

既往史：生后因"新生儿肺炎、新生儿黄疸"住院治疗 4 天。无湿疹史，无气喘病史。

家族史：父母身体健康，非近亲婚配。

个人史：第 2 胎，第 2 产，新生儿期无特殊病史。

入院查体：T 36.5℃，P 122 次 / 分，R　36 次 / 分，BP 71/42mmHg。神志清楚，精神好，反应好，呼吸略促。口唇无发绀。咽部黏膜充血。颈部无抵抗感，气管居中。三凹征阴性，双肺呼吸音粗糙，右肺呼吸音减低，可闻及双相喘鸣音。心率 122 次 / 分，律齐，心音有力，各瓣膜听诊区未闻及杂音，未闻及心包摩擦音。腹平坦、柔软，无压痛、反跳痛，无包块。肝脾未触及肿大，肠鸣音存在，4 次 / 分。

实验室及辅助检查：

炎症指标：2020 年 2 月 12 日血常规：WBC 7.07×10^9/L，RBC 4.15×10^{12}/L，HGB120g/L，HCT 35.4%，PLT 341×10^9/L，NEUT% 23.9%，EO 0.09×10^9/L，LY 4.78×10^9/L，LY% 67.6%；CRP 0.5mg/L；PCT 0.109ng/ml。

生化指标：2020 年 2 月 12 日生化：酶学及离子监测大致正常。

免疫功能：2020 年 2 月 12 日总 IgE < 18.3U/ml；免疫球蛋白正常；T 淋巴细胞亚群：辅助性 T 细胞 34.87%，余未见异常。

病原学：2020 年 2 月 12 日肺炎支原体及肺炎衣原体抗体 IgM 阴性；查肺炎支原体核酸阴性。腺病毒核酸阴性。2020 年 2 月 15 日痰培养及鉴定：金黄色葡萄球菌；2020 年 2

月 16 日痰培养及鉴定：金黄色葡萄球菌，大肠埃希菌 ESBL（+）。

影像学：

2020 年 2 月 12 日胸片：双肺纹理增多、紊乱、模糊，右肺下野见絮片状模糊影，左侧膈面较对侧高，影像诊断：支气管肺炎。

2020 年 2 月 14 日胸部 CT 及支气管树重建：符合右主支气管及右肺上叶支气管起始处支气管异物 CT 表现；考虑左肺下叶坠积效应所致可能大（图 12-6）。

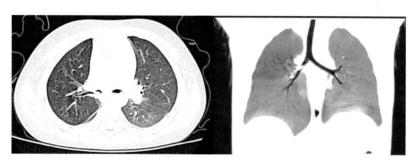

图12-6　2020年2月14日胸部CT及支气管树重建

注：右主支气管及右肺上叶支气管起始处可见支气管断续。

2020 年 2 月 16 日胸部 CT：支气管异物术后；肺内小结节影；双侧局限性胸膜炎（图 12-7）。

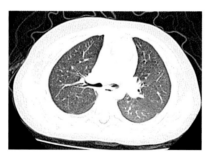

图12-7　2020年2月16日胸部CT

注：气道异物取出术后。

电子支气管镜诊疗：患儿有异物吸入史，结合胸部 CT 表现，诊断支气管异物，于 2020 年 2 月 13 日行电子支气管镜检查结论：①支气管异物（右中间支气管开口，坚果碎块样异物，钳夹取出）；②气管支气管内膜炎症（双侧）。于 2 月 15 日再次行电子支气管镜检查，镜下诊断提示：①支气管异物取出术后；②气管支气管内膜炎症（双侧）。

二、诊疗经过

患儿有异物吸入史，突然出现咳嗽伴气喘，查体：右肺呼吸音减低，可闻及双相喘鸣音，入院后完善胸部 CT 及支气管树重建：符合右主支气管及右肺上叶支气管起始处支气管异物 CT 表现；考虑左肺下叶坠积效应所致可能大。急行电子支气管镜镜下诊断：①支气管异物

（右中间支气管开口，坚果碎块样异物）；②气管支气管内膜炎症（双侧）。继续予抗感染对症支持治疗，2 天后再次复查电子支气管镜检查，镜下诊断提示：①支气管异物取出术后；②气管支气管内膜炎症（双侧）。经上述诊疗后现患儿体温正常，咳嗽好转，无气喘，肺部无啰音，复查胸部影像学肺部阴影较前吸收好转，出院。

三、最后诊断

1. 支气管异物（右中间支气管开口，坚果碎块样异物）。
2. 支气管肺炎。

四、治疗及转归

完善胸部 CT 及支气管树重建，立即行电子支气管镜检查，取出异物，复查胸部 CT 及支气管镜，异物取出，因合并支气管肺炎，予阿奇霉素、甲泼尼龙、氨溴索静脉滴注抗感染及对症支持治疗，经上述诊疗后患儿病情恢复，准予出院。

五、重要提示

1. 异物吸入史是支气管异物重要诊断依据，应详细询问病史，结合临床表现及 X 线检查。诊断多不困难。
2. 少数病例异物吸入史不明确，若有突然发生又久治不愈的咳喘，伴或不伴发热、憋气，或反复发生支气管肺炎，尤其是儿童，应考虑异物可能。
3. 应及时尽早行异物取出术，避免出现反复感染，引起支气管扩张和慢性化脓性炎症。

六、知识拓展

（一）概述

支气管异物多发生于 5 岁以下儿童，3 岁以下最多，占 60%～70%。右主支气管较粗短长，故异物易落入右主支气管，当病人处于侧卧位时，则异物可进入中叶、舌叶甚至上叶，但这种情况少见。轻者可以导致支气管和肺部损害，重者亦可导致窒息和死亡。支气管异物可分为气体能进能出的部分阻塞型，该型症状不明显；气体只进不出的活瓣阻塞型，该型可出现肺气肿；气体只出不进的活瓣阻塞型，该型可早期出现肺不张；气体不能进出的完全阻塞型，该型可出现阻塞性肺不张（图 12-8、图 12-9）。异物移位可突然出现呼吸困难加重。异物的类型不同所致的病理反应不同，植物性异物刺激性强，早期全身症状重，局部炎性反应渗出明显；尖锐异物可导致出血、气肿或气胸；化学腐蚀性异物容易导致气管食管瘘及全身中毒症状等。异物存留时间长可引起肉芽增生、肺炎、肺不张、呼吸窘迫、心力衰竭等。

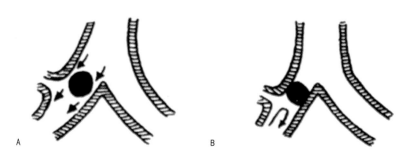

图12-8　不完全阻塞型支气管异物

注：A. 吸入（口径增宽）；B. 呼出（口径缩小）。

（该图引自《实用头颈耳鼻咽喉头颈外科学》（2018））

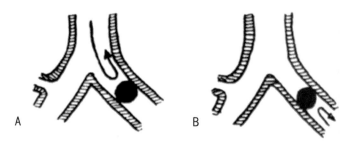

图12-9　完全阻塞型支气管异物

注：A. 吸入；B. 呼出。

（该图引自《实用头颈耳鼻咽喉头颈外科学》（2018））

（二）临床表现

早期与气管异物相似。异物停留于支气管内，刺激减少，咳嗽减轻，或伴轻度气喘。

植物性异物引起的支气管黏膜炎症，可引起咳嗽、痰多、喘鸣，并发炎症可出现发热等全身症状。

双侧支气管异物可有呼吸困难，伴明显喘鸣音。

听诊：肺气肿、肺不张表现为患侧呼吸音减低或消失，部分可闻及双相喘鸣音；肺炎可闻及湿啰音。

并发症：①异物阻塞气道影响通气。可出现呼吸衰竭及心力衰竭表现，出现呼吸困难加重，烦躁不安、面色苍白或发绀、心率加快等；②阻塞性肺气肿明显或剧烈咳嗽时，可并发气胸、纵隔或皮下气肿；③合并感染可出现肺炎或肺气肿；④如异物停留气管内时间较长，容易合并管腔闭塞及狭窄，出现反复感染，引起支气管扩张和慢性化脓性炎症，需引起重视。

（三）辅助检查

1. 胸部透视　可观察到纵隔摆动和心影反常大小，如右支气管异物可以出现吸气时纵隔右摆表现，这是支气管异物的间接证据。

2. 胸部 X 线片　可将不透 X 线的异物本身显影,如金属、鱼刺、骨块等异物。间接征象：透 X 线的异物可通过间接征象来确定,如阻塞性肺气肿、肺不张、肺部片状影等。X 线片对气管支气管异物的检出率为 73.9%,是气管支气管异物诊断的间接证据。

3. CT 扫描　可见气管内异物影、高密度影、肺气肿、肺不张等认为是阳性结果。三维重建能显示支气管树的连贯性,异物所在位置表现为连续性中断。CT 仿真模拟成像可显示异物轮廓、大小、部位,也可以显示与支气管黏膜、支气管周围组织的关系。

4. 可弯曲支气管镜检查　可弯曲支气管镜检查为诊断气管支气管异物的金标准之一,可直接明确诊断并了解异物大小、形态、性状及所处位置。

(1) 支气管黏膜表现：可弯曲支气管镜检查可见异物所致局部黏膜有不同程度的充血肿胀、糜烂、肉芽增生等表现,肉芽增生是异物最常见的间接征象,其深部常可发现异物。局部黏膜假腱索或假性支气管嵴样改变也是异物长期存在的特征表现之一。

(2) 气管支气管管腔或结构改变：异物阻塞时间长者,镜下可见支气管扩张征象,严重者可见管腔结构破坏,远端亚支或段支气管管腔狭窄闭塞。

(3) 临床怀疑有支气管异物,其他检查不能确诊时,行支气管镜检查可明确诊断并同时可取出异物。

（四）治疗

应及时尽早行异物取出术。

1. 直接电子支气管镜取出异物。

2. 个别用支气管镜钳取有困难者开胸取出。

3. 抗感染、支持治疗。

4. 有并发症者应迅速给予相应的治疗。

支气管异物及时取出,症状可即时消失。如异物在气管内停留时间较长,容易合并管腔闭塞及狭窄,出现反复感染,引起支气管扩张和慢性化脓性炎症,需引起重视。

（五）预防

1. 首先应教育儿童不要养成口内含物的习惯。当小孩口中含有食物的时候,不要引逗其哭笑、说话或惊吓,应耐心劝说,使其吐出,不可打骂,以防将食物吸入气管。如果小儿已经哭闹,不能再硬逼其进食,否则容易导致异物进入呼吸道。把孩子容易吸入的小物品放在儿童拿不到的地方；玩具应适于儿童的年龄。

2. 儿童呕吐时,应该头偏向一侧,以免吸入气管。容易呕吐的孩子喂奶后最好将床头抬高一些,头侧位睡,防止呕吐时发生窒息或引起吸入性肺炎及气管异物。

3. 如咽部有异物,绝不可用手指挖取,也不可用吞咽大块食物的方法将异物压下去,应设法诱其吐出。

4. 3 岁以下小儿应尽量少吃干果、豆类,不要给予瓜子、花生米等类食物。

七、专家评述

支气管异物多见于儿童，较大的异物可停留在喉部或气管内，较小的异物多进入支气管内，下叶常见，右侧多于左侧，因为右侧主支气管同气管连接部较直，并且管腔也大于左侧，异物容易被吸入，当病人处于侧卧位时，异物可进入中叶、舌叶甚至上叶，但这种情况少见。支气管异物及时取出，症状可立即消失。如异物在气管内停留时间较长，容易合并管腔闭塞及狭窄，出现反复感染，引起支气管扩张和慢性化脓性炎症，需引起重视。

（张　赟　马　香）

参考文献

[1] 中华医学会耳鼻咽喉头颈外科学分会小儿学组 . 中国儿童气管支气管异物诊断与治疗专家共识 . 中华耳鼻咽喉头颈外科杂志，2018，53（5）：325-338.

[2] 陈莉莉，吴谨准，陈先睿，等 . 儿童气管支气管异物临床特征分析 . 中国实用儿科杂志，2019，34（9）：785-788.

[3] 段效军，陈艳萍，仇君 . 儿童气管支气管异物的临床特征分析 . 中国当代儿科杂志，2014，16（4）：410-413.

[4] 黄选兆，汪吉宝，孔维佳，等 .《实用头颈耳鼻咽喉头颈外科学》[M]. 北京：人民卫生出版社，2018.

[5] 陈善佳，顾浩翔，陆敏，等 . 儿童支气管异物 147 例临床诊治分析，临床儿科杂志，2019，37（1）：26-29.

病例 42　变应性支气管肺曲霉病

一、病情介绍

患儿：男，10 岁，因"咳嗽、气喘 20 余天"入院。

现病史：患儿于入院前 20 余天无明显诱因出现咳嗽，阵发性咳嗽，有痰不易咳出，咳嗽以晨起、夜间为著，夜间偶能咳醒，咳剧有恶心，偶有呕吐，非喷射性，为白色黏性痰，无咯血，伴气喘，咳后为著，出汗偏多，可平卧，无异常烦躁，偶有气短，无发热，无皮疹。起病后家长口服红霉素、孟鲁司特钠等治疗 10 余天，患儿咳嗽、气喘无明显好转，为进一步诊治来我院就医，在门诊拟诊断为"哮喘？"收入院。患病后，患儿精神好，进食一般，睡眠情况一般，大便正常，小便正常。

既往史：换季时皮肤易起皮疹。自生后 4 个月龄始患儿有反复咳嗽病史，平均 1～2 个月 1 次，多由呼吸道感染诱发，多表现为晨起及夜间咳嗽，口服或静脉滴注（具体用药不详）治疗 5～7 天可好转。口服甜食及活动后有咳嗽，可自行缓解。自 1 年前起患儿出现气喘，多于咳嗽剧烈时出现，具体次数不能详述，给予静脉滴注及雾化治疗 3～4 天气喘可明显缓解，患儿仍有反复咳嗽情况，有痰，给予口服或静脉滴注药物治疗可恢复正常，间隔 5～6 天再次出现咳嗽病史，于半年前查过敏原提示尘螨级别高，并给予抗尘螨药物治疗（不详），咳嗽症状无缓解。4 个月前因反复咳嗽于当地医院住院，诊断为哮喘，静脉滴注及雾化治疗 11 天，出院时咳嗽略减轻，晨起仍有咳嗽，出院后于当地诊所继续静脉滴注、口服孟鲁司特钠及雾化 1 周，患儿咳嗽减轻，停药 2 天后咳嗽反复。1 个月余前因"反复咳嗽 1 年余"就诊本院门诊，查肺炎支原体抗体阳性、肺功能 VC MAX 86%，FEV1/VC MAX 80%，FEV1 72%，PEF 64%，MEF25 27%，MEF50 42%，过敏原均阴性，诊断为肺炎支原体肺炎、支气管哮喘，口服阿奇霉素、孟鲁司特钠咀嚼片及雾化 2 次 / 天治疗 9 天，患儿咳嗽好转，自行停雾化治疗，继续口服孟鲁司特治疗，间隔 3 天开始本次病程。平素偶有揉鼻、吸鼻样动作。

家族史：父亲患鼻炎，母亲皮肤对银饰、柳絮过敏，祖母平素易咳嗽。

查体：T 37.0℃，P 88 次 / 分，R 18 次 / 分，WT 27.0Kg，BP 108/63mmHg。营养一般，神志清楚，精神好，反应好，呼吸平稳。未见皮疹及出血点，皮肤弹性好。鼻通气良好，咽部黏膜充血，双侧扁桃体Ⅰ度肿大，未见异常分泌物。胸廓正常，呼吸节律规整，轻度三凹征，呼吸动度对称，肋间隙正常，双侧语颤对称，叩诊清音，双肺呼吸音粗糙，可闻及散在呼气相喘鸣音及少许细湿啰音，未闻及胸膜摩擦音。心率 88 次 / 分，律齐，心音有力。腹平坦、柔软，无压痛及反跳痛，未扪及包块。肝脏未触及，脾脏未触及，肠鸣音正常。无杵状指。

辅助检查：

入院后完善相关检查：血常规：WBC 11.11×10^9/L，NEUT% 52.60%，LY% 29.80%，EO 1.50×10^9/L，EO% 13.50%，HGB 144.00g/L，PLT 299×10^9/L，细胞形态示嗜酸性粒细胞比值偏高，部分粒细胞颗粒粗大。PCT、CRP 正常，ESR 36mm/h。IgE ＞ 1180U/ml。过敏原提示尘螨、狗毛皮屑、鸡蛋白等级 1，霉菌组合等级 2。

病原学检查：肺炎支原体抗体 IgM 阳性（合胞病毒、流感病毒、腺病毒等抗体均阴性）。痰培养阴性。PPD 试验阴性。

呼气一氧化氮（FeNO）20ppb。

肺功能＋支气管舒张试验示 FEV1/VCmax 用药前占预计值 82.5%，用药后占预计值 82.3%；FEV1 用药前占预计值 73.1%，用药后占预计值 73.1%，改善率 0.1%；FEF25、FEF50 及 FEF75 用药前占预计值和用药后占预计值分别为 57.5%、59.5%；42%、42%；29.6%、27.7%；提示轻度阻塞性通气功能障碍，支气管舒张试验阴性。

胸部及鼻窦CT（2019年10月7日，图12-10）影像学所见：双侧上颌窦、筛窦、蝶窦及额窦窦腔内见软组织密度影，双肺上、下叶见片絮状及片状密度增高模糊影，双肺上、下叶部分支气管扩张，少部分呈软组织密度，双肺部分肺组织密度略减低，诊断符合肺炎并部分空气潴留CT表现，双肺支气管扩张CT表现，副鼻窦炎CT表现。

曲霉菌试验示人半乳甘露聚糖（G试验）：0.15，真菌D-葡聚糖试验（GM试验＜10pg/ml，均阴性。曲霉菌皮试示烟曲霉（+++），外周血过敏原结果回报总IgE＞5000U/L，户尘螨1级（0.60KUA/L），粉尘螨1级（0.69KUA/L），黄青霉、多主支孢菌、烟曲霉、白色念珠菌、长蠕孢霉2级（16.1KUA/L），烟曲霉4级（39.6KUA/L），链格孢菌3级（7.21KUA/L）。

二、诊疗经过

依据患儿病史及临床表现，考虑支气管哮喘诊断明确，根据病原学检查提示合并肺炎支原体感染，故给予阿奇霉素静脉滴注抗感染，同时给予甲泼尼龙、布地奈德抗炎，特布他林舒张支气管平滑肌，孟鲁司特口服拮抗白三烯等对症治疗。鉴于患儿自生后4个月龄始有反复咳嗽病史，多为湿性咳嗽，需警惕有无合并其他疾病，如上气道咳嗽综合征、迁延性细菌性支气管炎、支气管扩张等疾病，进一步完善胸部CT、鼻窦CT。影像学结果示肺炎并部分空气潴留、双肺支气管扩张及副鼻窦炎等CT表现（图12-10）。患儿存在肺炎、支气管扩张及鼻窦炎，且病史长，联合头孢曲松静脉滴注抗感染，结合患儿近1年反复湿性咳嗽、气喘，有明确支气管哮喘病史，查IgE＞1180U/ml，嗜酸性粒细胞增多，过敏原提示霉菌2级，胸部CT可见支气管扩张，考虑变应性支气管肺曲霉病不能排除，完善曲霉菌试验阴性，行曲霉菌皮试示烟曲霉+++，过敏原示烟曲霉4级，患儿变应性支气管肺曲霉病可诊断。

三、最后诊断

1. 变应性支气管肺曲霉病。
2. 支气管哮喘（急性发作期中度）。
3. 肺炎（肺炎支原体感染）。
4. 上气道咳嗽综合征 ①变应性鼻炎；②鼻窦炎。

四、治疗及转归

入院后给予阿奇霉素10mg/（kg·d）、甲泼尼龙1mg/（kg·次）bid、布地奈德、特布他林及糠酸莫米松、鼻腔冲洗、头孢曲松等治疗。患儿系变应性支气管肺曲霉菌病，待气喘缓解后停甲泼尼龙，继续给予泼尼松0.5mg/（kg·d）qd口服，并给予伊曲康唑口服，治疗10天后患儿临床症状减轻，出院。出院后给予阿奇霉素（口服2个疗程）、伊曲康唑、泼尼松、布地奈德福莫特罗、氨溴索口服液、糠酸莫米松等治疗，于当地随诊治疗，期间偶有咳嗽，无气喘发作，偶有鼻塞、揉鼻。出院7个月后停泼尼松（期间具体用药情况不详）。

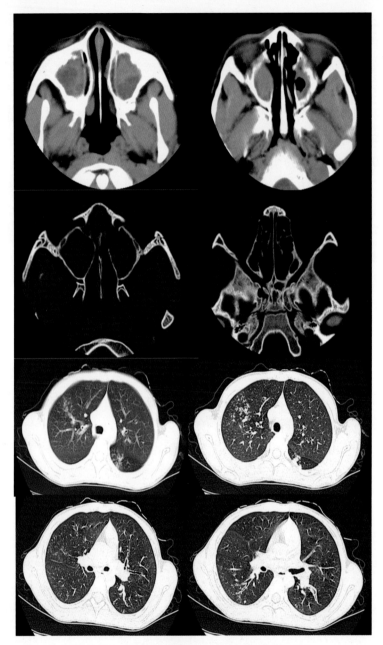

图12-10　胸部及鼻窦CT（2019年10月7日）

出院8个月以后患儿再次因"咳嗽、气喘半月"收入院，行FeNO检查18ppb；肺功能示FEV1/VCmax占预计值88%，VCmax占预计值85%，FEV1占预计值77%，FEF25、FEF50及FEF75占预计值分别为55%、64%和38%；胸部CT（2020年6月2日，图12-11）影像学所见：双肺见多发絮状、絮片状及小片状密度增高模糊影，少许呈软组织密度，可见多发柱状、蔓状支气管扩张影，部分内见软组织密度充填，部分壁较厚，纵隔内未见异常肿大淋巴结显示。影像学诊断：符合肺炎CT表现，符合支气管扩张CT表现，部分其内可见黏液栓，请结合临床除外特殊病原菌感染；IgE＞1180U/ml，给予甲泼尼龙、氯雷他定、伊曲康唑等治疗，1周后停甲泼尼龙，改为泼尼松口服，本次住院9天出院。出院后继续给予布地奈德福莫特罗80μg/4.5μg吸入2次/天；孟鲁司特5mg 1次/晚；泼尼松15mg 1次/天；伊曲康唑100mg 2次/天；布地奈德鼻喷剂喷鼻1次/天等治疗，本次出院后患儿定期于我院门诊复诊，无咳嗽、气喘，2个月后复查肺功能示FEV1/VCmax占预计值103%，VCmax占预计值87%，FEV1占预计值93%，FEF25、FEF50及FEF75占预计值分别为111%、84%和66%；胸部CT（2020年8月9日，图12-12）影像学所见：双肺见小絮状

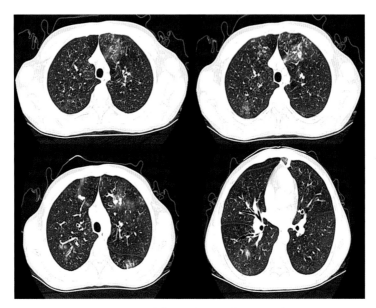

图12-11 胸部CT（2020年6月2日）

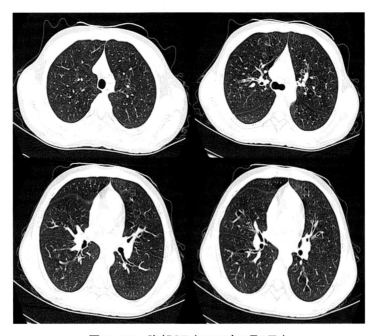

图12-12 胸部CT（2020年8月9日）

及絮片状密度增高模糊影，少许呈软组织密度，局部密度较淡，两肺可见多发柱状、蔓状支气管扩张影，部分壁较厚、远端显示欠清，纵隔内未见异常肿大淋巴结显示。影像学诊断：符合肺炎 CT 表现；符合支气管扩张 CT 表现；对比前片（2020 年 6 月 2 日）病变范围明显缩小。总 IgE 测定 905U/ml。经治疗，患儿病情渐好转，现定期随访中。

五、重要提示

1. 患儿系过敏体质，有反复咳嗽、气喘病史，经抗哮喘治疗有效，符合哮喘特点。
2. 胸部影像学示支气管扩张。
3. 嗜酸性粒细胞比例及计数均升高；IgE ＞ 1180U/ml。
4. 曲霉菌皮试示烟曲霉（+++），过敏原示烟曲霉 4 级。

六、知识拓展

1. 概述　曲霉菌在自然界中广泛存在，可存在于在空气、腐烂植物、潮湿环境、家具及食物中等，包括烟曲霉、黄曲霉、土曲霉等，肺曲霉菌病多继发于肺结核、支气管扩张、恶性肿瘤化疗者等，原发病少见，曲霉菌致病分为 3 型：变应性支气管肺曲霉病、慢性和腐生性曲霉菌病、侵袭性肺曲霉菌病。由烟曲霉致敏引起的一种变态反应性肺部疾病，称为变应性支气管肺曲霉病（allergic bronchopulmonary aspergillosis，ABPA），是 I 型和 II 型变态反应的联合作用，对肺组织无直接的侵袭，临床表现为支气管哮喘、反复出现的肺部阴影，可伴有支气管扩张。其他真菌也可引起类似于 ABPA 样的表现，统称为变应性支气管真菌病。

ABPA 较常发生于哮喘患者，多于哮喘诊断多年后发病，但也可见于新发哮喘。该病以儿童及青少年多见，无明显的性别差异。

2. 临床表现　ABPA 的临床表现多种多样，缺乏特异性，主要表现为咳嗽、咳痰、喘息，还可见低热、消瘦、乏力、胸痛等。咳棕褐色黏冻样痰栓为特征性表现。存在支气管扩张时，可有不同程度的咯血。少数患者可以没有明显症状。急性加重时出现咳嗽、喘息、咯血、咳大量黄黏痰等。缓解期上述症状可消失或明显减轻。临床上复发与缓解常交替发生。体征也缺乏特异性，发作时肺部可闻及湿啰音或哮鸣音。晚期患者可出现杵状指和发绀。由于黏液嵌塞可引起肺不张甚至肺萎缩，体格检查可发现呼吸音减弱或闻及管状呼吸音。肺部浸润累及肺外周时，可发生胸膜炎，吸气时可伴胸壁活动受限和胸膜摩擦音。

3. 辅助检查

（1）皮肤试验：是检测变应原简单、快速的方法，包括皮肤点刺试验和皮内试验。建议首选皮肤点刺试验，若结果阴性，可继续进行皮内试验，因为有的患者可能仅在皮内试验时出现变态反应。烟曲霉的阳性速发型皮肤反应为诊断 ABPA 的必备条件之一。

（2）血清总 IgE（TIgE）测定：血清总 IgE 水平是 ABPA 诊断及随访中的最重要的免疫学指标之一。在治疗过程中应动态监测总 IgE 的变化以指导药物调整。ABPA 经治疗后，血清 TIgE 水平可降低，但大多数患者血清总 IgE 水平不会降至正常，如果总 IgE 水平出现明显回升，提示疾病复发。如果在未经全身激素治疗时血清总 IgE 处于正常水平，一般可除外活动性 ABPA。

（3）特异性 IgE（slgE）测定：曲霉特异性 IgE 测定是 ABPA 特征性的诊断指标，在诊断 ABPA 的过程中，建议进行曲霉变应原皮试和烟曲霉特异性 lgE 水平联合检测（后者更加灵敏）。

（4）烟曲霉血清沉淀素或特异性 IgG（slgG）测定：69%～90% ABPA 患者可出现曲霉血清沉淀素阳性，但对 ABPA 的诊断特异性不高。

（5）嗜酸性粒细胞计数：外周血嗜酸粒细胞增多作为 ABPA 辅助诊断指标，诊断界值为 $> 0.5 \times 10^9/L$。

（6）胸部影像：常表现为肺部浸润影或实变影，其特征为一过性、反复性、游走性。暂时性改变为肺部的浸润影、痰栓及肺不张，永久性改变为中心性支气管扩张、支气管管壁增厚、肺大泡、胸膜增厚及肺纤维化等。特异性的改变为中心型支气管扩张或串珠样、印戒形、双轨征等表现。

4. 诊断和鉴别诊断　根据我国 ABPA 的诊治专家共识（2017 版），诊断 ABPA 必须具备第 1 项、第 2 项和第 3 项中的至少 2 条。

（1）相关疾病：①哮喘；②其他：支气管扩张、慢性阻塞性肺疾病、肺囊性纤维化等。

（2）必需条件：①烟曲霉特异性 IgE 水平升高，界值为 $> 0.35 kUA/L$，或烟曲霉皮肤速发反应阳性；②血清总 IgE 水平升高（$> 1000 U/ml$）。

（3）其他条件：①血嗜酸性粒细胞计数 $> 0.5 \times 10^9/L$；②影像学与 ABPA 一致的肺部阴影；③血清烟曲霉特异性 IgG 抗体或沉淀素阳性。除此之外，还需与真菌过敏性支气管炎、变应性血管炎性肉芽肿、伴发哮喘的需要与肺嗜酸性粒细胞浸润症等疾病相鉴别。

5. 治疗和预后　ABPA 的治疗目标是控制症状、预防急性加重、防治或减轻肺功能受损。

（1）环境管理：ABPA 患者尽量避免接触变应原，脱离曲霉菌污染的环境。

（2）糖皮质激素：口服激素是 ABPA 的主要治疗药物，可以抑制过度炎症反应及减轻曲霉引起的炎症损伤。口服激素的剂量和疗程取决于临床分期。ABPA 分为五期，Ⅰ期：新发的、活动性 ABPA；Ⅱ期：临床和血清学缓解期；Ⅲ期：复发性活动性 ABPA；Ⅳ期：慢性激素依赖性哮喘；Ⅴ期：进行性炎症和气道扩张引起的纤维 - 空洞病变，可导致进展性呼吸衰竭和死亡。ABPA 的病程不一定按照上述顺序演变。对于Ⅰ期和Ⅲ期患者，通常泼尼松的起始剂量为 0.5mg/（kg·d），2 周（有时需更长疗程以完全消除肺部浸润影），然后改为同剂量隔日口服，持续 3 个月后逐渐减量；根据病情试行减量，一般每 2 周减 5～10mg，治疗时间根据疾病严重程度不同有所差异，总疗程通常在 6 个月以上。对于Ⅳ期的患者可能需要长期口服小剂量激素维持治疗。吸入性糖皮质激素不作为首选治疗方案，但对于全身激素减量至 10mg/d（泼尼松当量）的患者，联合使用吸入性糖皮质激素有利于消除症状和减少全身激素的用量。

（3）抗真菌药物：ABPA 的发生与气道内真菌持续存在相关，对于激素依赖患者、激素治疗复发者建议使用抗真菌药物。抗真菌药物可清除支气管内真菌，减轻炎症反应，降低激素的用量及改善肺功能。伊曲康唑作为一种新型高度脂溶性的口服抗真菌药物，在体内外对曲霉菌均有显著的杀菌作用，其毒副反应低。目前推荐口服伊曲康唑成人用量为 200mg，2 次 / 日，儿童用量为 6～8mg/（kg·d），分 2 次服用，持续使用 4～6 个月。ABPA 接受治疗后，最初每 6～8 周随访 1 次，评估症状、血清总 IgE 水平、肺功能、胸部影像学等，患者症状消失、肺部阴影消失、外周血嗜酸性粒细胞计数降低、血清总 IgE 水平降低并平稳，可视为病情缓解。在 ABPA 患者总 IgE 水平很难恢复到正常范围，治疗目标使总 IgE 水平下降 35%。

ABPA 如能早期诊断并规范治疗，病情可缓解并长期控制，预后较好。肺功能受损严重的患者预后较差。ABPA 远期并发症包括严重气流受限、肺不张、侵袭性肺曲霉病及肺纤维化。

6. 预防　主要是高危人群预防暴露于霉菌环境。在美国感染性疾病学会（IDSA）2019 指南中提出，异体造血干细胞移植和严重免疫功能低下者应安置在安全的环境中，减少霉菌暴露机会，不允许绿植或鲜花进入病房，严格防止高危人群进入园艺、施肥劳作或装修、施工场地等，白血病诊疗中心及移植中心需定期监测侵袭性霉菌感染。

七、专家评述

支气管哮喘为儿童时期最常见的慢性疾病，20 余年来我国儿童哮喘的发病率呈明显上升趋势，对于反复发作、规律用药控制不良、霉菌高峰季节发病者或哮喘合并嗜酸性粒细胞升高、IgE 升高、慢性湿性咳嗽等患儿，可行影像学检查及霉菌过敏原检测等协助排查 ABPA。儿科临床医师应提高对该病的认识，早期诊断、早期治疗，有利于疾病控制，防止不可逆性肺损伤的发生。

（刘艳芹　马　香）

参考文献

[1] 沈华浩，孙永昌，林江涛，等 . 变应性支气管肺曲霉病诊治专家共识 [J]. 中华医学杂志，2017，97（34）：2650-2656.

[2] 马丽，陈杭薇，李雪辉，等 . 肺曲霉菌病的临床研究进展 [J]. 中华医院感染学杂志，2016，26（16）：3835-3837.

[3] 温林芳，刘双，李梅，等 . 变应性支气管肺曲霉病的治疗进展 [J]. 中华内科杂志，2019，58（2）：150-153.

[4]Patterson TF, Thompson GR, Denning DW, et al.Practice Guidelines for

the Diagnosis and Management of Aspergillosis：2016 Update by the Infectious Diseases Society of America Clin Infect Dis, 2016, 63（4）：e1-e60. doi：10.1093/cid/ciw326.

病例 43　心因性喘息

一、病情介绍

患儿：男，12岁，因"晕厥1次，气喘半小时"入院。

现病史：患者于1小时前上课期间突然出现晕厥1次，表现为呼之不应，无四肢抽动、口唇青紫、口吐白沫及双眼上翻表现，体温正常，给予按压人中及平卧后患儿苏醒，继之（即半小时前）出现明显气喘，自觉呼吸费力，无异常烦躁及哭闹，无恶心、呕吐，无腹痛及腹泻，由120急送我院急诊，给予"吸氧"及"布地奈德、特布他林"喷雾吸入治疗1次，诊断为"哮喘急性发作"由平车推入病房。患病后，患儿精神可，进食无呛咳，睡眠情况可，大小便正常。

既往史：无湿疹史，无气喘病史。半月前曾有"晕厥"1次病史，休息后自行缓解。1个月前患儿其母生二胎后，患儿曾与其母有语言冲突，平素性格偏内向。

家族史：父母身体健康，非近亲婚配。

个人史：第1胎，第1产，新生儿期无特殊病史。

入院查体：T 36.2℃，P 116次/分，R 42次/分，BP 105/76mmHg。患儿平卧于平车上，神志清楚，精神好，反应好，大口呼吸，呼吸促，语速如常，对答如流。口唇无发绀。咽部黏膜充血。颈部无抵抗感，气管居中。胸廓起伏剧烈，双肺呼吸音粗糙无啰音，无呼气相延长。心率116次/分，律齐，心音有力，各瓣膜听诊区未闻及杂音，未闻及心包摩擦音。腹平坦、柔软，无压痛、反跳痛，无包块。肝、脾脏未触及，肠鸣音正常、四肢末梢循环良好，无杵状指。

实验室及辅助检查：

炎症指标：2019年9月26日血常规：WBC 8.17×10^9/L，RBC 4.32×10^{12}/L，HGB 129g/L，HCT 37.6%，PLT 398×10^9/L，NEUT% 25.5%，EO 0.1×10^9/L，LY 4.32×10^9/L，LY% 69.6%，CRP 2.5mg/L，PCT 0.11ng/ml。

血气分析：提示呼吸性碱中毒。

生化指标：2019年9月26日生化：酶学及离子监测大致正常。

免疫功能：2019年9月26日总IgE 52.6U/ml；免疫球蛋白正常；T淋巴细胞亚群：辅助性T细胞39.5%，余未见异常。

病原学：2019年9月26日呼吸道病毒核酸检测包括肺炎支原体、肺炎衣原体、腺病毒、合胞病毒及副流感病毒均阴性；2019年10月2日复查呼吸道病原抗体均阴性。

过敏原：均阴性。

肺功能：肺功能正常，支气管舒张试验阴性。

影像学：2019 年 9 月 27 日胸部 CT 及支气管树重建：双肺纹理增多、紊乱、模糊。

二、诊疗经过

患儿入院时自诉胸闷、气喘明显，查体：呼吸急促，胸廓起伏明显，口唇无发绀，双肺呼吸音粗糙。给予吸氧，并给予快速平喘治疗：布地奈德混悬液 2ml ＋特布他林 2ml，20 分钟 1 次，共 3 次喷雾吸入。临床观察患儿对雾化吸入不敏感。与患儿言语沟通期间，患儿气喘明显缓解，继续给予抗感染及平喘治疗，经上述诊疗后患儿病情缓解，具备出院指征，准予出院。

三、最后诊断

心因性喘息。

四、治疗及转归

患儿入院观察其临床表现，虽有呼吸急促，但无言语断续、无面色发绀、可以平卧如常，双肺未闻及啰音，与其交谈时呼吸逐渐平稳，见到母亲后气喘症状再次发作，考虑心因性喘息可能，入院完善胸部 CT，行脑电图及电解质、血糖等检查排除器质性晕厥及气喘，向家长了解病情，诉母亲生育二胎后患儿时有异常行为，患儿也向医生说明想引起母亲关注，故意晕倒和大喘气。给予心理疏导，3 天后出院。

五、重要提示

1. 青春早期男孩，有心理性疾病发病诱因，喘息表现与查体不符，心理疏导后症状缓解。

2. 辅助检查多数正常，如果对本病缺乏足够的认识，则易于误诊。

3. 心理治疗是儿童心因性疾病的首要治疗方法。

六、知识拓展

1. 概述　心因性疾病主要是指由心理因素引起的、没有器质性疾病基础的躯体和精神症状。医生或病人（或其家庭）误认为患有直接危害儿童健康的严重疾患。儿童心因性疾病常在中小学生中发生。临床表现为症状的多样性，反复发作，发作的短暂性、暗示性，主诉与体检的矛盾性等特点，目前儿童心因性疾病尚未引起临床医生的足够重视，常易造成误诊，国内对本病的报道亦很少。

儿童心因性疾病的临床表现多种多样，如果对本病缺乏足够的认识，则易于误诊，本患儿临床表现为晕厥和喘息，如未对本病有足够的重视，喘息容易误诊为支气管哮喘等疾病，因此需仔细观察、分析多种症状的特点和变化规律，并通过相应的辅助检查除外器质性病变。

2. 发病诱因　本病发生除与神经系统结构功能等生物因素有关外，还与遗传因素、环境、教养因素等有密切关系，其中最大影响因素为家庭因素、父母教育子女的方法及学习环境等。

3. 临床表现　复杂多样，可表现为肢体运动障碍、抽搐、晕厥，喘息少见，本患儿有晕厥表现，后出现喘息，但无言语断续、无面色发绀、可以平卧如常，双肺未闻及啰音，与其交谈时呼吸逐渐平稳，见到母亲后气喘症状再次发作，考虑心因性喘息。

4. 辅助检查　大部分行头颅影像学及脑电图检查未见异常，本患儿气喘，完善肺功能及胸部影像学、过敏原、血炎症指标及病原学等检查未见明显异常。

5. 治疗　心理治疗是儿童心因性疾病的首要治疗方法，但部分患儿在一定诱因下可以复发。因此应去除诱发因素，加强心理调整，减轻学习负担。只有改变家长的教育方法，才能有效地减少心因性疾病的发生。

6. 护理　患儿肢体抽动、晕倒、心慌时，注意保护，避免过多人围观，用 10% 葡萄糖注射液 10ml 缓慢静脉推注或肌内注射维生素 B_6 10mg 起到加强暗示治疗的作用；对过度换气、手足麻木时要嘱缓慢深吸气，可同时给予镇静治疗。边用药边配合语言暗示，绝大多数患儿采用上述方法后，症状逐渐消失。

7. 预防　愉悦的家庭氛围，有利于预防孩子心因性疾病的发生。维持良好的家庭关系、同学关系，保持性格开朗，及时发现儿童出现精神创伤、心理矛盾及精神受挫等表现，并给予心理疏导。

七、专家评述

儿童心因性疾病表现复杂多样，有时与器质性疾病很难鉴别，造成误诊，故诊断时须谨慎，且两者关系密切复杂，在临床工作中需详细询问病史，包括明确的诱因、强烈的暗示性及肯定的情绪障碍表现，也要严谨地除外器质性疾病，必要时随诊复查，如明确为心因性疾病，需尽早给以心理治疗。

（张　赟　马　香）

参考文献

[1] 裴竹英,包新华,秦炯,等. 儿童心因性疾病的临床特点 [J]. 中华儿科杂志,2002,5：263-266.

[2] 蒋宇音,王瑜. 儿童心因性疾病50例临床分析 [J]. 中国行为医学科学,2004,13(1)：42.

病例 44 脊髓性肌萎缩并喘息

一、病情介绍

患儿：男，6天，因"哭声弱，四肢无力6天"于2019年2月13日入院。

现病史：患儿系第2胎第1产，孕40^{+5}周顺产出生，否认宫内窘迫及生后窒息史，生后即哭，出生时哭声响亮，Apgar评分1分钟、5分钟均9分（肌张力-1），否认羊水、脐带及胎盘异常。随后家属发现患儿哭声弱，喉中痰鸣，伴四肢无力，表现为四肢活动少，无法自主抬起，为求进一步诊治收入院。自发病以来，精神反应稍弱，吃奶可，偶有呛奶，尿不少，大便黄绿色稀便，1～3次/日。

既往史：否认传染病接触史，否认擦口腔、挤乳头史。

母孕史：母孕期体健，第1胎孕2月时因无胎心人工流产。

家族史：否认遗传性疾病家族史。

入院查体：T 36.5℃，R 39次/分，HR 124次/分，BP 57/35mmHg，TcSO$_2$ 98%。神清，精神反应稍弱，呼吸平稳，三凹征（-），无发绀，前囟平软，张力不高，左头顶部可触及一4cm×4cm肿物，波动感（+），双侧胸廓起伏基本一致，双肺呼吸音粗，可闻及痰鸣音，心音有力，心律齐，心率124次/分，心前区未闻及明显杂音，腹软不胀，未见肠型，肠鸣音存在，未触及包块，肝脏肋下1cm，质软边锐，四肢肌张力减低，四肢远端肌力Ⅱ级，近端肌力Ⅰ级，握持反射（±），拥抱反射（-），觅食反射（+），吸吮反射（+），膝腱反射（-），跟腱反射（±），末梢暖，脉搏有力，前臂内侧毛细血管再充盈时间2秒。

实验室及辅助检查：

入院前检查：

2019年2月13日急诊头颅CT：双侧额、颞、顶叶脑白质密度减低，后纵裂池密度稍增高，不除外少量蛛网膜下腔出血。

2019年2月13日血常规：WBC 11.79×10^9/L，NEUT% 28%，LY% 47.3%，HGB 161g/L，PLT 211×10^9/L，CRP < 2.5mg/L。

入院后检查：

2019年2月14日胸片：双肺纹理增粗，心脏超声：房间隔缺损（多发）。

2019年2月15日神经电生理检查：广泛性神经源性损害（脊髓前角）。

2019年2月15日甲状腺功能正常，血氨141.0μg/dl。

2019年2月19日头核磁：蛛网膜下腔出血（少量）。2019年4月17日基因：SMN1基因纯合缺失。患儿检测到变异，TTN c.1800+1G > A 杂合（图12-13），患儿父亲检测到变异，TTN c.1800+1G > A 杂合（图12-14），患儿母亲未检测到变异（图12-15）。

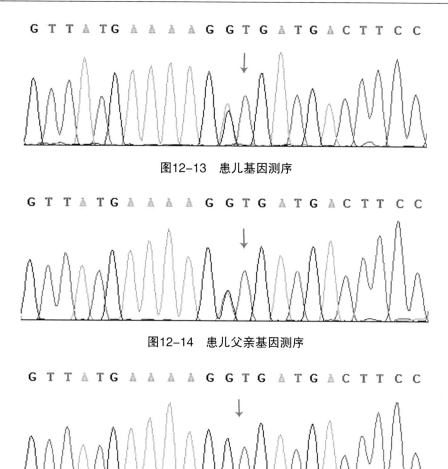

GTTATGAAAAGGTGATGACTTCC

图12-13 患儿基因测序

GTTATGAAAAGGTGATGACTTCC

图12-14 患儿父亲基因测序

GTTATGAAAAGGTGATGACTTCC

图12-15 患儿母亲基因测序

二、诊疗经过

患儿生后即出现肌张力、肌力减低，哭声弱，神经系统查体主要表现为肌张力、肌力减低、深腱反射减弱或消失等下运动神经元受损表现，神经电生理检查结果广泛性神经源性损害（脊髓前角），结合基因结果回报 SMN1 基因纯合缺失，脊髓性肌萎缩诊断明确。据患儿喉中痰鸣，查体双肺呼吸音粗，可闻及痰鸣音，结合胸片检查双肺纹理粗，诊断支气管炎。据查体患儿左头顶部可触及一 4cm×4cm 肿物，波动感（+），诊断头皮血肿。据出生体重 4340g，诊断巨大儿。据头颅核磁结果，诊断蛛网膜下腔出血（少量）。据超声心动图诊断房间隔缺损（多发）。

三、最后诊断

1. 脊髓性肌萎缩。
2. 支气管炎。

3. 头皮血肿。

4. 蛛网膜下腔出血（少量）。

5. 巨大儿。

6. 房间隔缺损（多发）。

四、治疗及转归

入院后予抗感染，合理喂养维持内环境稳定，氨溴索祛痰，雾化吸痰呼吸道管理及对症治疗等，共住院 7 天，体温平稳，自主呼吸平稳，未见青紫及呼吸困难，吸吮力可，吃奶未吐，肌张力及原始反射未恢复，患儿自动出院。

五、重要提示

1. 患儿生后 6 天，生后即出现哭声弱，四肢无力表现。

2. 查体：四肢肌力、肌张力减低，深腱反射减弱或消失。

3. 神经电生理检查：广泛性神经源性损害（脊髓前角）。

4. 基因检查结果：SMN1 基因纯合缺失。

六、知识拓展

1. 概述　新生儿期出现的以肌无力为表现的神经肌肉障碍，可由多种影响中枢神经系统、周围神经系统或骨骼肌的疾病引起。脊髓性肌萎缩（spinal muscular atrophy，SMA）的特征为脊髓前角细胞和低位脑干运动神经核变性，导致进行性肌无力和肌萎缩，是导致婴儿死亡的最常见的单基因疾病。

遗传学：最常见的 SMA 类型是由染色体 5q 上 SMN1 基因缺失或突变引起，为常染色体隐性遗传。SMN1 基因最常见的突变是外显子 7 缺失。SMN 蛋白在运动神经元 mRNA 的合成中有一定作用，还可能抑制细胞凋亡。SMN 蛋白活性及表型表达的差异在某种程度上与修饰基因 SMN2 有关。SMA 疾病的严重程度通常与 SMN2 基因拷贝数呈负相关，其次与 SMN 蛋白水平有一定的负相关。

2. 临床表现及预后　SMA 表现为进行性肌无力和肌萎缩，不影响认知功能。分为 0～4 型，0 型 SMA（出生前起病）和 1 型 SMA（新生儿期及婴儿期起病）是最常见且最严重的类型，0 型常因呼吸衰竭在 6 月龄前死亡，但通常发生在 1 月龄前，1 型进展迅速，大多数患儿在 2 岁前死于呼吸衰竭；2 型和 3 型 SMA 起病较晚，病情严重程度较低；4 型 SMA（成年期起病）是最轻型的类型。所有类型的 SMA 患者都有弥漫性对称性近端肌无力，下肢受累比上肢更严重，并伴有深部腱反射显著减弱或消失。此外，SMA 还伴有限制性、进行性呼吸功能不全，尤其是 0 型和 1 型 SMA。

3. 辅助检查　肌电图及肌肉活检曾是 SMA 标准诊断评估的内容，但目前由于分子遗传学检测的普及，几乎不需要使用这两项检查。分子遗传学检测若发现 SMN1 基因的外显子 7

纯合性缺失即可确诊 SMA。外显子 7 缺失是 SMA 中最常见的突变，但也可发生点突变，如果临床表现符合典型的 SMA 但仅识别出 1 个等位基因缺失，则应行 SMN1 基因测序以寻找点突变。

4. 诊断及鉴别诊断　对于任何不明原因的肌无力、肌张力过低的婴儿，均应怀疑 SMA，需进一步行分子遗传学检测。若未发现 SMN1 基因致病突变，则需注意和脊髓性肌萎缩伴呼吸窘迫 I 型、X- 连锁婴儿型脊髓性肌萎缩，以及先天性肌无力综合征、先天性肌强直性营养不良等其他神经肌肉疾病相鉴别。

5. 治疗

（1）支持治疗　旨在提供营养及呼吸支持，治疗及预防肌无力的并发症。①呼吸支持：清理气道分泌物，呼吸机辅助呼吸；②营养及胃肠：改变食物搭配，改善食物摄入和防止误吸，1 型 SMA 患儿早期可行胃造瘘术有助于维持合理的营养及降低误吸风险。

（2）疾病修正治疗　对于不依赖呼吸机的 SMA 婴儿和极年幼儿童（＜2 岁），推荐有条件时使用诺西那生、onasemnogeneabeparvovec、Risdiplam 进行疾病修正治疗；对有中度 SMA 症状的年龄较大儿童（≥2 岁）和成人，建议使用诺西那生、Risdiplam。但这些药物都非常昂贵，应根据药物的价格、是否可用、不良反应、给药负担及患者的价值观和偏好等具体情况来选择药物。

6. 遗传咨询　应将 SMA 患儿及其父母转诊至遗传咨询门诊，进行遗传咨询。

七、专家评述

SMA 是导致婴儿死亡的最常见的单基因疾病，对于任何不明原因的肌无力、肌张力过低的婴儿均应怀疑 SMA，分子遗传学检测有助于明确诊断。疾病修正药物价格昂贵，且对 SMA 预期病程的最终影响尚不确定，以对症支持治疗为主。对 SMA 患儿及其父母应提供遗传咨询。

（李　征　郝丽红）

参考文献

[1]Ogino S，Wilson RB.Genetic testing and risk assessment for spinal muscular atrophy（SMA）[J].Hum Genet，2002，111（6）：477-500.

[2]Von Gnotard A，Zerres K，Backes M，et al.Intelligence and cognitive function in children and adolescents with spinal muscular atrophy[J].NeuromusculDisord，2002，12（2）：130-136.

[3]Arnold WD，Ksssar D，Kissel JT.Spinal muscular atrophy：diagnosis and

management in a new therapeutic era[J].Muscle Nerve, 2015, 51（2）：157-167.

[4]Wang CH, Finkel RS, Bertini ES, et al.Consensus statement for standard of care in spinal muscular atrophy[J].J Child Neurol, 2007, 22（8）：1027-1049.

[5]Farrar MA, ParkSB, Vucic S, et al.Emerging therapies and challenges in spinal muscular atrophy[J].Ann Neuro, 2017, 81（3）：355-368.

[6]Chen TH.New and developing therapies in spinal muscular atrophy：from genotype to phenotype to treatment and where do we stand？［J].Int J Mol Sci, 2020, 21（9）：3297.

病例 45　婴儿肉毒中毒并喘息

一、病情介绍

患儿：女，7个月，因"排便困难7天，精神弱3天"于2021年4月26日入院。

现病史：患儿入院前7天出现排便困难，入院前3天精神进行性减弱，抬头无力伴四肢主动活动减少，吃奶少，吃奶时间延长，哭声低，偶有呛咳，入院当天呼吸浅促，喉中痰鸣，无犬吠样咳嗽及鸡鸣样回声，无发热，无呕吐及腹泻，无皮疹，为进一步诊治入院，自发病精神弱，睡眠稍多，尿量减少，末次排尿为入院前10小时。

既往史：否认湿疹史。否认新型冠状病毒肺炎患者接触史，3周前由国外归国，已解除隔离，否认肝炎、结核等传染病史及接触史，否认手术、外伤、输血史，否认食物、药物过敏史，疫苗接种按计划进行。

个人史：第1胎第1产，否认围产期异常，新生儿期无特殊病史，发病前精神运动发育适龄，配方奶喂养，尚未添加辅食，平素每次间隔5～7天排便，能自主排便，大便性状正常。

家族史：父母身体健康。

入院查体：T 36.6℃，P 112次/分，R 42次/分。神志清楚，精神反应弱，未见皮疹及出血点，全身浅表淋巴结未扪及肿大。前囟平软，无鼻堵，呼吸浅促，喉中痰鸣，三凹征阴性，双肺呼吸音粗，可闻及痰鸣音。心音有力，律齐，心率112次/分，未闻及杂音。腹平坦、柔软，触诊无哭闹，无包块。肝、脾未触及肿大，肠鸣音减弱。神经系统查体被动卧位，双侧眼睑下垂，眼球居中，双侧瞳孔等大等圆，直径3mm，对光反射迟钝，面纹存在对称，吸吮无力，咽反射减弱，竖颈无力，四肢肌张力减低，双上肢肌力近端Ⅰ级、远端Ⅱ级，双下肢肌力近端Ⅱ级、远端Ⅲ级，四肢腱反射（＋～＋＋），双侧跖反射屈性。

实验室及辅助检查：

入院前检查：

2021 年 4 月 24 日立位腹平片：局限性肠淤张，结肠内容物多。血常规：WBC 7.9×10^9/L，RBC 4.49×10^{12}/L，HGB 125g/L，PLT 457×10^9/L，NEUT % 45.5 %，LY % 38.4 %，EO 0.56×10^9/L，CRP 6.4mg/L。

入院后检查：2021 年 4 月 27 日胸片：双肺纹理增重，右肺中上野及左肺下野可见片状高密度影，两肺门影模糊。纵隔宽，可见胸腺影。心影呈正常心型，诸弓影未见异常改变。膈面光滑，双侧肋膈角锐利。影像学诊断：肺炎。

炎症指标：CRP、PCT 均正常。

生化指标：电解质、血糖正常，肝肾功能正常，CK 正常，狼疮抗凝物质（La）正常。

免疫功能：IgG、IgA、IgM 均在正常范围。T 淋巴细胞亚群分析：辅助 T 淋巴细胞（CD4）：49.56%，略低，余正常。

病原学检查：甲型流感病毒核酸及乙型流感病毒核酸阴性，呼吸道合胞病毒核酸阴性。肺炎支原体、肺炎衣原体核酸均阴性。

血尿遗传代谢病筛查未见异常、血氨、出凝血功能大致正常。叶酸、维生素 B_{12}、铁蛋白未见异常。

甲状腺功能未见异常，微量元素及重金属未见异常。

2021 年 4 月 27 日神经电生理：可疑肌源性损害。

2021 年 5 月 13 日神经电生理：提示肌源性损害。

脑脊液检查：脑脊液压力 135mmH$_2$O，常规、生化、病原学检查未见异常。

脑电图：界线变化婴儿脑电图。

头核磁：双额顶叶稍长 T_2 信号影，脑沟增宽。

肛拭子宏基因检测：肉毒梭菌，序列数 71346。

二、诊疗经过

患儿系 7 个月婴儿，以便秘起病，发病前生长发育适龄，配方奶喂养，尚未添加辅食。短时间内出现肌无力、肌张力减低表现，同时合并多组颅神经受累，瞳孔括约肌受累，意识状态相对较好，自主神经受累（心率快），神经电生理提示肌源性损害为主。仔细追问病史，家长才提供发病前患儿曾接触蜂蜜罐（具体情况不详），肛拭子宏基因检查提示肉毒梭菌感染，诊断为婴儿肉毒中毒。患儿呼吸肌受累，住院第 2 天呼吸浅促加重，咳嗽无力，双肺可闻及喘鸣音及细湿啰音，查胸片示双肺纹理增重，右肺中上野及左肺下野可见片状高密度影，两肺门影模糊，诊断肺炎。

三、最后诊断

1. 肉毒中毒（婴儿肠道型）。

2. 肺炎。

四、治疗及转归

入院后予导泻、清洁灌肠、人免疫球蛋白 2g/kg、抗感染、吸氧、雾化吸痰等呼吸道管理、鼻饲营养支持、神经保护、维持内环境稳定等治疗，住院 4 天喘息好转，住院 7 天肺内啰音吸收，住院 13 天精神好转，眼肌麻痹及四肢肌力逐渐恢复，住院 21 天，可短暂脱离氧气，少量吞咽，能逗笑，住院 26 天停鼻饲，用滴管喂养，无呛咳，心率恢复正常，住院 28 天，每次自行吃奶可达 120ml，精神好，双上肢肌力III + ～Ⅳ级，双下肢肌力可达Ⅱ～Ⅲ级，仍竖颈无力，好转出院。出院 10 天，运动功能恢复正常。

五、重要提示

1. 7 个月龄婴儿，短时间内出现对称性肌张力减低，哭声低，呼吸浅促，喉中痰鸣。
2. 查体　肌张力减低，双肺呼吸音粗，可闻及喘鸣音及细湿啰音。
3. 神经电生理提示肌源性损害为主。
4. 追问病史发现存在"蜂蜜接触史"，肛拭子宏基因检查：肉毒梭菌阳性。

六、知识拓展

1. 概述　肉毒梭菌是一种革兰阳性、严格厌氧、具有椭圆形芽孢的粗短杆菌，广泛存在于蔬果表面、土壤和动物粪便中，在有氧环境中以孢子形式存在。主要致病物质是菌体裂解后产生的肉毒毒素，1×10^{-9}mg/kg 即为致死剂量。婴儿肉毒中毒是因为食用被肉毒梭菌芽孢污染的食物，芽孢在其肠道内定植、繁殖，进而产生毒素最终被释放入血。常见的感染来源为被肉毒梭菌污染的蜂蜜及未经灭菌的玉米糖浆。多数病例不能找到明确的肉毒梭菌来源，认为可能来自吸附在空气粉尘中的孢子。常见于 2 周至 1 岁婴儿，95% 在 6 个月龄以内起病。婴儿肠道缺乏正常菌群的保护及抑制梭菌的胆汁酸，具有易感性。肉毒毒素不可逆地与突触前膜乙酰胆碱受体结合，进而阻断含乙酰胆碱的囊泡与突触前膜合并释放，导致胆碱能神经肌肉冲动传递受阻而出现相应的临床症状。

2. 临床表现　婴儿肉毒中毒常常以便秘起病，对称性颅神经受累，躯干、四肢肌肉受累，最后为膈肌受累。后组颅神经受累，患儿出现呛咳、吞咽困难；呼吸肌受累，患儿出现咳嗽无力、呼吸浅促，合并下呼吸道感染，呼吸困难加重，严重时伴呼吸急促、呼吸费力、喂养困难等。查体可发现呼吸促、鼻翼翕动、三凹征阳性，严重时发绀，肺部可闻及细湿啰音及喘鸣音。

3. 辅助检查

(1) 胸部影像学：双肺纹理增重，双侧肺野对称或不对称高密度影等肺炎的影像学表现。

(2) 实验室检查：肛拭子宏基因检查可确定肉毒梭菌感染。呼吸道感染因不同的病原感染白细胞升高或正常；病原学可通过病原核酸、抗原及血清抗体测定、病毒分离等协助诊断。

4. 诊断及鉴别诊断　根据年龄及便秘、对称性颅神经受累，躯干、四肢肌肉、呼吸肌受累，易合并下呼吸道感染，呼吸肌无力发生在先，咳嗽、咳痰无力，可出现呼吸浅促、喘息，结合颅神经及躯干、四肢肌肉受累，神经电生理的典型表现，通过追溯病史及病原学检查可确诊肉毒中毒。积极寻找呼吸道病原学检查，有利于清除呼吸道感染。另外需要鉴别诊断的疾病包括遗传性神经肌肉病如脊肌萎缩症、肌营养不良、周围神经病、运动神经元病及离子通道病等，弛缓性瘫痪如脊髓灰质炎，重症肌无力等。呼吸肌受累时需要与肺炎、气道异物、婴儿喘息性疾病等鉴别。

5. 治疗及预后　肉毒毒素免疫球蛋白是治疗婴儿肉毒中毒的推荐药物，可缩短住院时间、减少重症监护、机械通气、静脉营养时间，减少住院费用。但是国内尚未上市，目前可应用人免疫球蛋白支持治疗。支持疗法是治疗婴儿肉毒中毒的主要方法。

（1）一般治疗：洗胃、导泻、灌肠，减少肠道毒素吸收；出现呼吸困难、呼吸浅促、咽反射减弱或消失，可静脉／鼻饲营养支持，以保证热卡及水、电解质内环境稳定。予吸氧，重症患儿可选择无创持续正压通气或机械通气等呼吸支持治疗；保持气道通畅，必要时吸痰。

（2）对症治疗：可雾化吸入化痰平喘药物，可血浆置换，予神经保护治疗。

（3）抗感染治疗：不推荐使用抗生素，会使肠道内肉毒梭菌裂解进而增加毒素产生，加速毒素吸收，加重肉毒中毒。氨基糖苷类药物为禁忌，可诱导神经肌肉阻滞作用，增强肉毒毒素毒性效应。如合并呼吸道感染，积极寻找病原，可应用相应抗病毒及抗生素治疗。

（4）免疫治疗：可应用人免疫球蛋白 2g/kg 治疗，血清肉毒抗毒素仅推荐用于＞1岁儿童及成人肉毒中毒，不适用于婴儿。

6. 预防　1岁以内婴儿避免食用或接触蜂蜜。

七、专家评述

婴儿肉毒中毒首发症状为便秘，随后出现对称性肌无力，多组颅神经受累，瞳孔括约肌受累，意识相对好。呼吸肌受累合并下呼吸道感染和呼吸困难，病情严重者需要辅助呼吸支持治疗。病史及病原学检查有助于确诊，可选用肛拭子宏基因检查，方便、快速。肉毒毒素免疫球蛋白是治疗婴儿肉毒中毒的推荐药物，血清肉毒抗毒素不适用于婴儿肉毒中毒。不推荐使用抗生素。疾病的恢复依赖于神经肌肉接头重建，通常需要6个月，病情轻重不同，恢复时间由数周到数月不等。预后较好。

（王　洪　张文双）

参考文献

[1] 张迪，李颖，康利民，等. 低龄婴儿肉毒中毒的临床特点分析及实验室诊断 [J]. 中国临床医生杂志，2018，46（12）：1500-1502.

[2] 骆海朋，任秀，崔生辉. 婴儿肉毒中毒 [J]. 中国药事. 2015，（8）：806-813.

[3] 张捷，徐文瑞，赵曼曼，等. 婴儿肉毒中毒三例并文献复习 [J]. 中华儿科杂志，2016，54（3）：214-217.

[4] 田英平，石汉文，佟飞，等. 肉毒中毒诊疗方案 [J]. 中华急诊医学杂志，2010，19（4）：349-350.

[5] 宫玉，田英平. 肉毒中毒研究现状 [J]. 中华劳动卫生职业病杂志，2011，29（11）：869-872.

病例 46　百草枯中毒

一、病情介绍

患儿：男，12 岁，以"服用百草枯 21 小时，精神反应差伴呕吐半天"为主诉，于 2018 年 8 月 24 日入院。

现病史：21 小时前患儿因和家人吵架后服用百草枯杀虫剂，约矿泉水瓶盖的量，服用后无腹痛、呕吐，无呼吸困难、气促、发绀，无抽搐，无意识障碍，无尿少，无视物模糊，无皮疹及黄染。半天前出现精神反应差，头晕，乏力，伴呕吐 4 次，非喷射性，为胃内容物，无咖啡渣及胆汁，立即至当地人民医院就诊，予 800ml 黏土水口服，口服后呕吐出较多胃内容物。为进一步诊治，联系我院急诊科，以"百草枯中毒"收入我院。自发病以来，精神反应差，食欲差，大便未解，小便如常。

既往史：体健。

个人史：第 2 胎第 2 产。

家族史：父母亲身体健康。

入院查体：T 37.8℃，P 83 次 / 分，R 19 次 / 分，BP 117/74mmHg，TcSO$_2$100％。意识清楚，精神反应差，全身皮肤无黄染及出血点，双侧瞳孔等大等圆，口唇红润，未见疱疹，呼吸平稳，双肺呼吸音粗，无干湿啰音，心音有力，律齐，腹软，肝脾未触及，四肢肌力、肌张力正常。肢端尚暖，毛细血管再充盈时间 2 秒。

实验室及辅助检查：

入院后检查：

2018 年 8 月 24 日血常规：WBC 1.92×10^9/L，HGB 80g/L，PLT 82×10^9/L，NEUT％55.2％，LY％ 32.2％，CRP 3.2mg/L。PCT 正常。尿常规蛋白（+++），潜血（++）。

2018 年 8 月 24 日肝功能、心肌酶、免疫球蛋白、电解质、凝血七项均无异常，肾功能肌酐 69.4μmol/L，明显升高。

2018 年 8 月 24 日心电图：正常。

2018 年 8 月 24 日胸片未见异常。

2018 年 8 月 24 日尿液百草枯半定量检测：10～30μg/ml，血液百草枯定量检测 100μg/ml。8 月 25 日尿液百草枯半定量检测：3～10μg/ml，8 月 26 日尿液百草枯半定量检测：0～3μg/ml，8 月 27 日尿液百草枯半定量检测：0～3μg/ml。

2018 年 8 月 28 日肌酐升至 101μmol/L。凝血功能提示凝血酶时间（TT）测定超出检测上限，活化部分凝血活酶时间（APTT）测定超出检测上限。血浆凝血酶原时间（PT）测定 15.2s。

二、诊疗经过

入院后立即告病危，心电监护，温盐水洗胃，利尿，导泻，血液灌注和血液净化交替使用。静脉滴注甲基强的松龙抑制肺纤维化，应用大剂量维生素 C、维生素 E 及 N- 乙酰半胱氨酸对抗氧自由基等治疗。

三、最后诊断

1. 百草枯中毒。
2. 急性肾功能损伤。
3. 急性胃炎。

四、治疗及转归

入院第 2 天开始，因肾功能损害进行性加重，先后给予血液灌流 1 次，血液净化 1 次，肾功能损害逐渐减轻。入院第 5 天家属要求至外院进一步就诊。院外追踪随访，病程第 7 天患儿出现阵发性咳嗽，肺部查体可闻及明显水泡音及吸气相喘鸣音，肺 CT 显示双肺弥漫性磨玻璃样渗出改变（图 12-16）。安静不吸氧情况下经皮血氧饱和度维持在 85％～93％，需要给予面罩吸氧，患儿呼吸困难进行性加重，予以呼吸机辅助通气治疗，病程 14 天于当地医院死于呼吸衰竭。

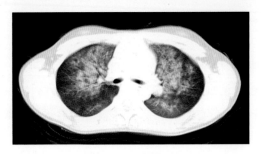

图12-16　胸部CT

注：双肺弥漫性磨玻璃样渗出性改变。

五、重要提示

1. 患儿，12 岁，有明确口服百草枯病史。

2. 血液、尿液均检测出较高的百草枯含量。

3. 胸部影像学提示双肺出现弥漫性磨玻璃样渗出改变。

六、知识拓展

（一）概述

急性百草枯中毒是指短时间摄入大剂量除草剂百草枯引起的中毒急危重症，目前尚无特效解毒药，病死率高达 60%～ 70%。百草枯可引起多系统器官损害，肺脏是百草枯毒性损害的主要靶器官之一，百草枯所致的肺损伤包括早期的急性肺水肿、肺充血和晚期的进行性肺纤维化，上述病理过程均可引起急性呼吸窘迫综合征，即"百草枯肺"，百草枯肺是导致患者死亡的重要原因。

（二）临床表现

1. 经口中毒者　有口腔烧灼感，口腔、食管黏膜糜烂溃疡、恶心、呕吐、腹痛、腹泻，甚至呕血、便血，严重者并发胃穿孔、胰腺炎等；部分患者出现肝脏大、黄疸和肝功能异常，甚至肝功能衰竭。可有头晕、头痛，少数患者发生幻觉、恐惧、抽搐、昏迷等中枢神经系统症状。肾损伤最常见，表现为血尿、蛋白尿、少尿，血尿素、肌酐升高，严重者发生急性肾衰竭。肺损伤最为突出也最为严重，表现为咳嗽、胸闷、气短、发绀、呼吸困难，查体可发现呼吸音减低，两肺可闻及干湿啰音。大量口服者，24 小时内出现肺水肿、肺出血，常在数天内因急性呼吸窘迫死亡；非大量摄入者呈亚急性经过，多于 1 周左右出现胸闷、憋气，2 ～ 3 周呼吸困难达高峰，患者常死于呼吸衰竭。少数患者发生气胸、纵隔气肿、中毒性心肌炎、心包出血等并发症。

2. 局部接触　临床表现为接触性皮炎和黏膜化学烧伤，如皮肤红斑、水疱、溃疡等，眼结膜、角膜灼伤形成溃疡，甚至穿孔。长时间大量接触可出现全身性损害，甚至危及生命。

3. 注射途径　通过血管、肌肉、皮肤等注射百草枯罕见，但临床表现更凶险，预后更差。

（三）辅助检查

1. 胸部影像　视中毒程度不同而表现各异，极重度中毒以渗出为主，数天内即可侵犯全肺野；轻度中毒者仅表现为肺纹理增多、散发局灶性肺纤维化、少量胸腔积液等，随时间迁移，病灶可完全吸收；中重度中毒呈渐进性改变，中毒早期（1 周内）表现为肺纹理增粗、叶间裂增宽，渗出性改变或实变以肺底及外带为主，可有胸腔积液，中毒后 1 ～ 2 周为快速进展期，呈向心性进展，肺渗出样改变或毛玻璃样改变范围迅速扩大，如不能终止，可侵犯全肺，最终死于严重缺氧。存活者往往在中毒 10 天左右肺部病灶进展自动终止，以后肺部病变逐渐吸收，数月后可完全吸收，不留任何后遗症。

2. 实验室检查　①血常规白细胞计数升高，也可出现贫血、血小板减少等；②动脉血气分析可表现为低氧血症、代谢性酸中毒、呼吸性碱中毒等；③心电图可表现心动过速或过缓、心律失常、Q-T 间期延长、ST 段下移等；④血、尿百草枯含量测定。

（四）诊断及鉴别诊断

根据有百草枯服用或接触史、临床表现特点和实验室检查等，可作出急性百草枯中毒的临床诊断。需要和乙草胺中毒、草甘膦中毒、莠去津中毒和其他原因引起的重症肺炎相鉴别。诊断百草枯中毒时还应注意如下事项。

1. 血液、尿液百草枯浓度测定可明确诊断并帮助判断预后，但随着时间推移，血、尿百草枯浓度逐渐减低甚至难以测出。

2. 百草枯接触史明确，特别是口服途径，即使临床症状轻微，没有毒检证据，诊断仍能成立；毒物接触史不详，血、尿中检出百草枯，即使临床表现不典型，诊断也仍然成立。

3. 患者出现典型临床表现，即早期化学性口腔炎、上消化道刺激腐蚀表现，肝和（或）肾损害，随后出现肺部损伤，而毒物接触史不详又缺乏血、尿毒检证据，可诊断为疑似百草枯中毒。

（五）治疗及预后

临床尚无急性百草枯中毒的特效解毒药物，对其救治仍处于探索中。尽早采取措施清除进入体内的毒物是成功救治急性百草枯中毒的基础。

1. 治疗

（1）现场急救，立即拨打 120 急救电话，使患者迅速脱离中毒现场。早期使用吸附剂，最好是服用 1 小时内使用，一般选择 15% 漂白土，剂量为 15ml/kg（成人 1L），或者活性炭 2g/kg（成人 50 ～ 100g）。

（2）阻断毒物吸收，主要措施有催吐、洗胃与吸附、导泻、清洗局部等。初期洗胃建议清水或 1% ～ 2% 碳酸氢钠洗胃。

（3）促进毒物排出，主要措施有补液利尿和血液净化。

（4）药物治疗，临床应用的药物主要是防治靶器官肺的损伤，常用药物包括糖皮质激素、免疫抑制剂、抗氧化剂等。基于糖皮质激素联合免疫抑制剂冲击治疗目前尚无成熟方案。

（5）支持对症治疗：①氧疗及机械通气；②抗生素的应用：有感染证据者，应立即应用抗生素；③营养支持。

2. 预后

（1）服毒量是急性百草枯中毒预后最重要的影响因素。毒物清除时间包括催吐、洗胃等急救措施也可影响其预后。

（2）由于百草枯的肺损伤特点，存活者应进行至少半年的随访，注意复查肺、肝、肾功能。鉴于糖皮质激素和免疫抑制剂可出现感染、骨坏死等副作用，用药前应向家属告知。

（六）预防

加强百草枯产品监测，降低浓度；保证加入恶臭剂和致吐剂合格，减少误服后吸收，降低危害程度。未用完的百草枯溶液，要及时回收；家庭百草枯溶液应加强保管，避免儿童、幼儿误服和高危人群接触。加强培训，使基层医务人员熟悉急性百草枯中毒的早期诊治。

七、专家评述

急性百草枯中毒已成为常见的农药中毒之一，病死率高，对社会危害大。目前百草枯中毒仍无特效治疗方法，是临床中的难点。该病要做到早诊断、早治疗，才有可能改善预后，提高成功抢救率。加强对百草枯的宣教，避免幼童服用，以及加强基层医务人员的培训，熟悉百草枯中毒抢救流程。

（卢志威　鲍燕敏）

参考文献

[1] 中国医师协会急诊医师分会. 急性百草枯中毒诊治专家共识（2013）[J]. 中国急救医学，2013，33（6）：484-489.

[2] 菅向东. 急性百草枯中毒诊治中应注意的问题 [J]. 临床急诊杂志，2015（10）：742-745.

[3] 张勇良，黎剑宇，张秉权，等. 口服百草枯中毒肺损伤的胸部 CT 表现与预后关系分析 [J]. 放射学实践，2019，034（9）：993-997.

[4] 沈梦晓，陈彤，李丽文，等. 鲁西南地区儿童急性百草枯中毒流行病学特征及肺间质纤维化相关因素分析 [J]. 中国小儿急救医学，2020，27（1）：30-34.

病例 47　支气管内膜肿物

一、病情介绍

患儿:男,18 个月,因"咳喘 1 个月,发热 2 天,皮疹 1 天"于 2015 年 6 月 6 日入院。

现病史:患儿近 1 个月出现咳嗽,阵发性单声咳,有痰,活动后伴有喘息,流清涕,无咳后面红及呼吸困难,未予诊治。入院前 2 天出现发热,体温最高 39.5℃,予退热药后下降,间隔 4 小时复升,热型不规则,于当地医院输液治疗(青霉素)1 天,仍发热,间隔时间延长;入院前 1 天发现精神弱,睡眠中偶有肢体抖动,口腔出现疱疹,臀部、右上肢散在红色皮疹,双手、双足散在疱疹。

既往史:既往体健,否认湿疹史。否认肝炎、结核等传染病史及接触史,否认手术、外伤、输血史,否认食物、药物过敏史,疫苗接种按计划进行。

个人史:G1P1,生后体健,目前主食:米、面。

家族史:父亲体健;母亲先天性听力下降;否认遗传病史。

入院查体:T 38.7℃,P 130 次 / 分,R 32 次 / 分,BP 90/60mmHg。神志清,精神稍弱,反应可,呼吸平稳,无发绀。双手、足部、臀部可见散在大小不等疱疹。双侧瞳孔等大等圆,对光反射灵敏。口腔内可见散在白色疱疹,咽充血,双侧扁桃体Ⅰ°肿大,可见白色渗出。两肺呼吸音粗,可闻及痰鸣音及喘鸣音。心音有力,律齐。腹平软,未及包块。神经查体未见异常。

实验室及辅助检查:

2015 年 6 月 6 日炎症指标:PCT 5.5ng/ml,IL-6 39.72pg/ml,CRP 40mg/L。

免疫功能:IgE 43U/ml,IgG、IgA、IgM 均在正常范围。

病原学检查:EB 病毒、柯萨奇病毒、肺炎支原体均阴性。TB-DNA(-)。

2015 年 6 月 7 日血常规 WBC $16.07×10^9/L$,NEUT% 72%,CRP 40mg/L。

2015 年 6 月 7 日胸部 CT:右肺中间段支气管软组织密度影,考虑异物可能,右肺中下叶气肿,右肺中叶小片状炎性实变。

2015 年 6 月 16 日支气管镜下可见中间段支气管开口远端肿物,基底平坦,呈囊泡状,界限清楚,部分阻塞中叶支气管,下叶背段支气管开口可见肉芽生长,诊断支气管内膜肿物待查(图 12-17)。

2015 年 6 月 16 日 BALF 细菌培养阴性,TB 培养阴性,MP、TB-DNA 阴性

2015 年 6 月 17 日复查胸片:右下肺气肿。

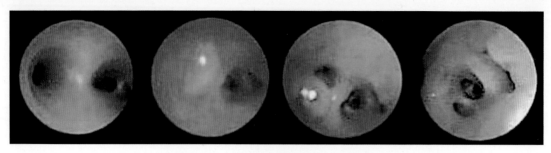

图12-17　支气管镜检查显示内膜肿物

二、诊疗过程

结合手足口病高发季节，据患儿急性起病，出现发热，双手、足、口可见疱疹，同时累及神经系统，诊断手足口病（重度）。患儿急性起病，发热，精神弱，偶有肢体抖动，神经系统查体未见异常，清醒脑电图异常，虽家属拒绝行腰穿检查，临床考虑颅内感染。患儿发热、咳嗽病史，查体双肺呼吸音粗，闻及痰鸣及喘鸣音，肺CT右肺中叶小片状炎性实变，诊断支气管肺炎。支气管镜镜下可见中间段支气管开口远端肿物，部分阻塞中叶支气管，下叶背段支气管开口可见肉芽，诊断支气管内膜肿物待查。住院后予甘油果糖减轻脑水肿，呋塞米减轻循环负荷，甲强龙减轻炎症反应，拉氧头孢抗感染，雾化、加强呼吸道管理等对症治疗，住院10天行支气管镜检查，共住院11天，自动出院。

三、最后诊断

1. 手足口病。
2. 颅内感染。
3. 支气管肺炎。
4. 支气管内膜肿物待查。

四、治疗及转归

入院后予甘油果糖减轻脑水肿，呋塞米减轻循环负荷，甲强龙减轻炎症反应，拉氧头孢抗感染，雾化、加强呼吸道管理等对症治疗，病情好转，为明确支气管异物行支气管镜检查，发现内膜囊性肿物，术中使用氨溴索及布地奈德进行冲洗，家长拒绝进一步检查，自动出院，出院后随诊患儿咳喘好转，随诊5年未再出现呼吸道症状。

五、重要提示

1. 患儿手足口病期间同时出现咳嗽、喘息，查体可闻及痰鸣及喘鸣音，肺部CT示右肺中间段支气管软组织密度影。
2. 气管镜镜下示中间段支气管开口远端内膜囊性肿物，部分阻塞中叶支气管。

六、知识拓展

1. 概述　喘息为主要症状的疾病还需注意气管内异物可能：①吸入异物最常见；②内生性支气管异物，包括炎症栓子、肉芽组织增生及支气管肿瘤等。该例患儿预后良好，经过抗感染及抗炎治疗病情好转，考虑气管内炎症可能性大，但未做病理检查，气管肿瘤虽然罕见，亦应排除。以下就儿童气管肿瘤简要讨论。

气管肿瘤每年发病率低于 0.2/10 万，儿童非常罕见，只有 8% 见于儿童，而其中仅有 7% 是恶性肿瘤。肿瘤常常起源于上皮细胞、间充质结构或唾液腺，发病可能与暴露在烟草、烟雾环境有关。因为罕见，往往延误诊断，从发病至确诊有长达 1 年者，绝大部分患者首次就诊漏诊，即使完善胸部 CT 检查，仍有一半患者未能及时诊断。当瘤体堵塞 50%～75% 的气道内径时才会出现症状，大部分患者行支气管镜检查时气道基本完全堵塞。

2. 临床表现　儿童气道肿瘤临床表现不典型，主要有干咳、喘息、呼吸困难、反复肺部感染和咯血等症状。也有表现为睡眠呼吸障碍和运动诱发的哮喘，少见吞咽困难。

3. 辅助检查

（1）胸部影像：胸部正侧位正常或过度充气、肺气肿，肺部 CT 显示气管内占位性病变。

（2）实验室检查：气管肿瘤病理表现：恶性的包括鳞癌、腺癌及分化不良型癌；低度恶性肿瘤有腺样囊性癌、黏液类上皮癌及类癌；良性气管肿瘤包括平滑肌瘤、错构瘤、乳头瘤、神经纤维瘤、涎腺混合瘤、血管瘤等。

4. 诊断及鉴别诊断　仔细询问异物吸入史及过敏史，有助于鉴别气管异物和哮喘。下呼吸道感染时注意塑型性支气管炎及黏液栓、气管内肉芽组织增生等。

5. 治疗及预后　经支气管镜介入治疗儿童气道内良性和低度恶性肿瘤，是一种可行的选择，也可作为姑息治疗手段，为进一步外科手术根治创造条件。介入治疗的电圈套、电凝、激光等热治疗方案，可以快速切除瘤体，冷冻治疗可有效抑制管腔瘢痕再狭窄，结合放化疗，最大限度减少肿瘤复发概率。

6. 预防　儿童气管肿瘤罕见，易误诊漏诊，应及早诊断，改善预后。

七、专家评述

喘息是儿童常见的呼吸道症状，多见于呼吸道感染、支气管哮喘等疾病，鉴别诊断时还应排除占位病变压迫导致气道狭窄的可能，吸入异物最常见，内生性支气管异物较少见，除感染导致炎症栓子及肉芽组织增生外，儿童支气管肿瘤虽然罕见仍需考虑，气道内良性和低度恶性肿瘤经支气管镜下介入治疗是一种可行的选择。

（陈丹丹　翟　嘉）

参考文献

[1]Desai DP, Holinger LD, Gonzalez-Crussi F.Tracheal neoplasms in children[J].Ann OtolRhinolLaryngol, 1998, 107（9 Pt 1）：790-796.

[2] 胡英惠，焦安夏．小儿内生性支气管异物的临床特点及支气管镜术的应用 [J]．中国当代儿科杂志，2010，12（9）：712-714.

[3] 王超，王少超，刘帅帅，等．可弯曲支气管镜介入诊疗儿童原发气管、支气管肿瘤 18 例临床分析 [J]．中华实用儿科临床杂志，2020，35（21）：1643-1647.

[4] 杨海明，阴捷，李干，等．经支气管镜介入治疗儿童原发性气道肿瘤八例分析 [J]．中华儿科杂志，2021，59（1）：27-32.

[5]Vu LT, Duc NM, Tra My TT, et al.Pulmonary mucoepidermoid lung carcinoma in pediatric confused with asthma[J]. Respir Med Case Rep, 2021, 33：101471.

[6]Paraskakis E, Froudarakis M, Tsalkidou EA, et al.An eight-year-old girl with tracheal mass treated as a difficult asthma case[J].J Asthma, 2020, 29：1-5.

病例 48　吸入性肺炎（溺粪）

一、病情介绍

患儿：男，4 岁，因"溺粪池 4 小时"于 2020 年 12 月 18 日 20：44 入院。

现病史：患儿于入院前 4 小时不慎掉入粪水池中，3 ～ 4 分钟后被捞出，发现时患儿面部朝上，捞出后患儿神志恍惚，精神反应差，口鼻中可见粪水流出，阵发性咳嗽，伴气促、喉鸣、呼吸困难，面色及口唇略发青，呕吐 1 次，非喷射性，呕吐物为胃内容物，无呕血，无咯血，无惊厥发作，急送至当地市人民医院就诊，就诊过程中出现发热，体温最高 39.5℃，当地医院未予特殊处理，建议转上级医院进一步治疗。家属为进一步诊治，就诊于我院急诊，完善头颅及胸部 CT 后，急诊以"多发性呼吸道异物"收入院治疗。患病后，患儿精神、反应差，未进食，未排尿便。

既往史：于新生儿期诊断为喉喘鸣，否认输血史，否认肝炎、结核等传染病史及接触史，否认手术、外伤史，否认食物、药物过敏史、无长期服药史，未按计划行预防接种，有漏种，具体不详。

家族史：父母身体健康，非近亲婚配。患儿有 1 哥哥，8 岁，体健。否认家族性遗传病史及家族中传染病史。

个人史：患儿生于并长于原籍，无疫区及外地久居史。体格与智力发育正常，与同龄儿相若。现上幼儿园中班,与同学关系融洽。

入院查体:T 38.9℃,P 150次/分,R 60次/分,BP 110/68mmHg,WT 19.0kg,SpO₂ 92%。神志恍惚,反应差,呼吸急促,口唇无发绀,舌尖可见溃疡,咽部黏膜充血,三凹征阳性,双侧呼吸动度对称,双肺呼吸音粗糙,可闻及痰鸣音及喘鸣音,有呼气相延长。心律齐,心音有力,未闻及杂音。腹平软,肝脾未触及,肠鸣音正常。

辅助检查:

常规检查及感染指标:

2020年12月18日血细胞分析:WBC 4.43×10⁹/L,HGB 117.00g/L,PLT 250.00×10⁹/L,LY% 22.60%,NEUT% 73.90%,EO% 0.10,ESR 14mm/h,CRP 4.94mg/L,PCT 1.580ng/ml。生化示肝肾功能、心肌酶、电解质未见明显异常。血气分析大致正常。

2020年12月20日CRP 91.30mg/L;PCT 12.500ng/ml。

2020年12月22日血细胞分析:WBC 12.33×10⁹/L,HGB 109.00g/L,PLT 332.00×10⁹/L,LY% 12.60%,NEUT% 83.8%。CRP 15.60mg/L;PCT 1.520ng/ml。

2020年12月25日PCT 0.298ng/ml;2020年12月25日CRP<3.13mg/L。

出院前复查:2021年1月1日血常规:WBC 14.46×10⁹/L,HGB 110.00g/L,PLT 276.00×10⁹/L,LY% 27.50%,NEUT% 63.90%,CRP<0.499mg/L。

病原学:2020年12月18日肺泡灌洗液培养为白色念珠菌。2020年12月18日及2020年12月22日曲霉菌试验均为阴性;2020年12月20日呼吸道病原菌核酸检测:均阴性。2020年12月23日及12月26日血培养及鉴定:无细菌生长。2020年12月21日痰培养及鉴定:呼吸道正常菌群;12月24日导管头(气管)培养及鉴定:鲍曼不动杆菌(多重耐药)。12月22日肺泡灌洗液培养未见细菌及真菌生长。

免疫功能:2020年12月19日免疫球蛋白及T淋巴细胞亚群均在正常范围。

影像学检查:2020年12月18日头颅、胸部CT(图12-18):①头颅CT平扫脑实质未见明显异常;②副鼻窦炎;③符合吸入性肺炎并左肺上叶部分实变CT表现;④肝右叶内条状高密度影。

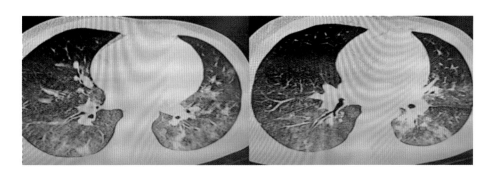

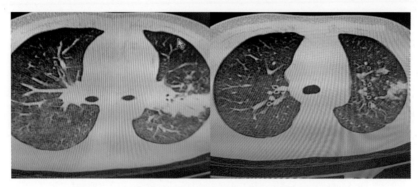

图12-18　胸部CT符合吸入性肺炎并双肺部分实变

2020年12月20日肠系膜淋巴结、肝胆胰脾、泌尿系彩超：肠系膜淋巴结肿大肝；胰、脾扫查未见明显异常；双肾、输尿管声像图未见明显异常。心脏彩超未见明显异常。

2020年12月20日心电图：窦性心动过速。

2020年12月29日脉冲震荡：R5：1.05kap/1/s，占预计值87.25%，正常；R20：0.73kap/1/s，占预计值99.46%，正常；X5：-0.28kap/1/s，＞预计值-0.64kap/1/s，正常；Fres：25.501/s，增高。结论：患儿气道阻力正常，呼吸系统顺应性正常。

2020年12月18日行支气管镜：气管支气管内膜炎症（双侧，左上叶为著，管腔内见黄绿色分泌物，吸引清除，少许生理盐水灌洗治疗）。

2020年12月22日复查电子支气管镜，镜下示气管支气管内膜炎症（双侧，管腔内见少许灰白色分泌物，吸引清除，少许生理盐水灌洗治疗，灌洗液略浑浊）。

二、诊疗经过

患儿存在吸入性肺炎、呼吸衰竭，入院后先入我院PICU，给予呼吸支持：呼吸机辅助通气（2020年12月18日至12月24日），密闭式吸氧（2020年12月24日至12月27日）。抗感染用药：美罗培南（2020年12月18日至2021年1月1日）、伏立康唑（2020年12月18日至12月22日）、替考拉宁（2020年12月20日至2021年1月1日），2020年12月21日肺泡灌洗液培养示白色念珠菌，且患儿入院后体温一直不稳，波动于37～38℃，予停伏立康唑，更换卡泊芬净抗真菌治疗（2020年12月22日至2021年1月1日）；对症治疗：2020年12月18日行支气管镜检查行灌洗治疗，给予甲泼尼龙静脉滴注抗炎；氨溴索化痰，磷酸肌酸营养脏器；雾化吸入布地奈德、硫酸沙丁胺醇；碘甘油外用等。患儿体温于2020年12月23日（入院第6天）降至正常且维持稳定，咳嗽好转。25日复查胸部CT（图12-19）较前好转。其后患儿病情稳定，复查炎症指标及胸部影像（图12-20）较前恢复，具备出院指征。于2021年1月2日出院。

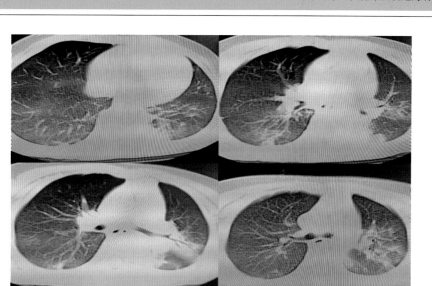

图12-19　2020年12月25日胸部CT符合吸入性肺炎并双肺部分实变CT表现

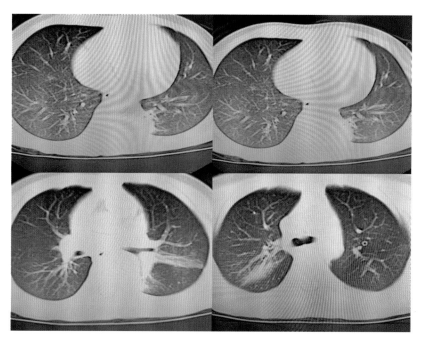

图12-20　2021年1月1日复查胸部CT提示病变较前好转

　　出院后予口服头孢克肟7天；伏立康唑7天，并嘱2周后返院复诊，出院后患儿体温正常，无咳喘，无气促及呼吸困难，一般情况可。

三、最后诊断

1. 吸入性肺炎（溺粪）。

2．呼吸衰竭。

3．口腔炎。

四、治疗及转归

入院后先入予呼吸机辅助通气、美罗培南、伏立康唑、替考拉宁、卡泊芬净、头孢哌酮舒巴坦、甲泼尼龙、氨溴索、磷酸肌酸、雾化、电子支气管镜检查及灌洗等治疗。经治疗患儿体温于 2020 年 12 月 23 日降至正常且维持稳定，呼吸状态好转。复查炎症指标及胸部影像较前吸收好转，于 2021 年 1 月 2 日出院。出院后予口服头孢克肟及伏立康唑 7 天。出院后 7 天患儿因"皮疹 6 天"再次入院，诊断为荨麻疹、肺炎恢复期。予抗过敏等对症治疗 5 天，皮疹消退后出院。2021 年 1 月 12 日复查胸部 CT 较上次吸收好转（图 12-21）。出院后抗过敏治疗 1 个月。建议出院 2 周后门诊复诊，家长未再带患儿返院复诊。

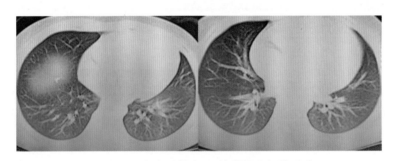

图12-21   出院后复查CT较前明显好转吸收

五、重要提示

1．学龄前儿童，溺粪，咳嗽，发热，呼吸困难，机械通气，支气管镜，抗感染。

2．各炎症指标明显升高，肺部 CT：符合吸入性肺炎并双肺部分实变。

3．肺泡灌洗液常规   中性粒细胞比例升高，肺泡灌洗液培养见白色念珠菌。

六、知识拓展

1．概述   溺粪是婴幼儿，尤其是学龄前儿童经常发生的意外事故，类似于溺水，但又重于溺水。溺粪后吸入大量粪水或粪渣阻塞呼吸道，可引起窒息，并可出现类似淡水溺淹的病理生理变化，如血液稀释、血容量增加、肺水肿、充血性心力衰竭、低血钠、高血钾等。除此之外，还有粪中毒所引起的临床表现：①粪水中的病原菌及其毒素，经呼吸道或消化道进入体内后，可引起肺炎、肠炎、败血症等；②粪水中含有大量氨类、吲哚等有毒物质，进入体内需经肝脏解毒，并影响卟啉代谢；③跌入较密闭的粪池可同时吸入高浓度的硫化氢气体，有即刻致命的危险；④可有多脏器受累，其中脑水肿表现尤为突出。

2．临床表现   粪水吸入可有咳嗽、气促、发绀、口鼻腔内有粪水流出；肺部可有干湿性啰音；吞入大量粪水者，出现恶心、呕吐、胃部不适、腹胀、腹痛、腹泻、便血、发热、休克、肝功能损害、尿呈棕褐色或黄色等表现；轻度溺粪者，被救起后可无明显中毒表现，而经数小时后突起高热、抽搐、昏迷等症状；有硫化氢中毒时，可立即出现意识丧失、呼吸麻痹、血压下降、昏迷等而危及生命；抢救存活者1～2天出现高热、咳嗽、胸痛、腹泻等感染症状。

3．辅助检查　血常规示白细胞及中性粒细胞增多、CRP明显增高，PCT升高；痰、肺泡灌洗液、血液、胸腔积液培养阳性；生化示低血钠、高血钾、多脏器损伤。

4．诊断及鉴别诊断　有明确的被发现的溺粪史，或口鼻有粪水流出，有咳嗽、呼吸困难、意识改变表现，自气管插管或经支气管镜检查可吸出粪水，结合胸部影像学检查及病原菌阳性结果可诊断。应与溺水、溺油、溺有毒液体、其他气管异物、严重感染性肺部疾病等鉴别。

5．治疗　急救原则主要是建立有效的呼吸、循环和保护重要脏器功能。

（1）现场抢救：患儿一旦发生溺粪，应立即将患儿拉出粪池，及时清除口腔、鼻腔内粪水，用手按压舌根刺激咽后壁，使粪水吐出，并脱去污染的衣服清洁全身。对呼吸和心跳停止者应立即进行人工呼吸和胸外心脏按压，并积极转送医院进一步抢救。营救人员如到密闭的粪池或粪井中，进行营救时需注意防护硫化氢中毒。

（2）入院后治疗：①立即建立有效的呼吸、循环，予气管插管及机械通气，保持呼吸道通畅，频繁、反复拍背、吸引，尽可能的吸出气道内残留的粪水及粪渣，有条件者应尽早行电子支气管镜检查及反复灌洗治疗，并留取标本进行常规及病原学检查；②在病情允许的前提下彻底洗胃，可用硫酸镁导泻，减少毒素的吸收；③控制感染：因粪池中含有大量的病原菌，应按严重感染处理，早期、足量给予广谱抗生素两种以上，使用时间3日以上。另需格外注意真菌感染可能，常见主要有白色念珠菌、光滑念珠菌、热带念珠菌、克柔念珠菌、曲霉菌、毛霉菌等，及时给予抗真菌治疗，并根据细菌培养结果和药敏试验，及时调整用药；④对症支持及预防并发症治疗：保护重要脏器功能，纠正酸中毒及电解质紊乱，保证足够的热卡、蛋白质、维生素的补充；严格控制液体入量及速度，防止发生肺水肿；有心功能不全者可给予西地兰或多巴酚丁胺治疗；有脑水肿者应利用20%甘露醇和利尿剂；对高热者采用物理降温及亚冬眠疗法；中毒严重经一般治疗未见好转者，还可以用血浆置换及血液净化治疗。

6．预后　如抢救及治疗及时得当，大部分患儿预后较好，肺部病变能够逐渐吸收，后期无明显后遗症表现。少数抢救不及时或重症患儿可引起死亡或遗留慢性肺疾病及脑损伤后遗症。

7．预防　儿童缺乏安全意识，加上家长的疏忽大意，极易引起意外事故。溺水及溺粪，是全世界儿童常见意外死亡的原因之一，其中尤以婴幼儿及学龄前儿童多见。预防措施主要包括以下几点：①定期宣教，加强患儿监护人对常见幼儿意外伤亡原因及防护措施的认识，提高监护人对婴幼儿及学龄前儿童的看护责任感并告知注意事项，时刻保持警惕，禁止至危险区域活动；②加强社区或个人厕所及粪池的防护管理，杜绝庭院内设立开放性粪池，公共区域应做好防护设施。除室外溺水、溺粪，需要注意的是室内也是幼儿溺水的高发场所，在没有监护人在场，落入储水桶／盆引起溺污水的患儿亦不在少数，故应提醒民众做到屋内不存废水、污水，减少危险因素；③加强溺水后现场抢救措施的宣教，做好患儿早期抢救的及时、正确，减少患儿引起重症及严重后遗症的风险。

七、专家评述

溺粪是儿童常见意外伤害，严重威胁着儿童的生命健康，比溺水的病情更加凶险，更加难以预测，因溺粪会因吸入粪便，刺激呼吸道而引起气管、支气管痉挛导致窒息；也会因粪便中含有大量细菌及毒素而引起感染及中毒。急救原则主要是建立有效的呼吸、循环、抗感染和保护重要脏器功能，及时清除呼吸道粪便、保持呼吸道通畅，必要时可行气管插管、用呼吸机辅助呼吸或电子支气管镜检查及治疗。同时需要密切观察患儿病情变化，尤其注意溺粪迟发危象，即由于粪水中细菌和毒素的吸收和（或）缺血再灌注损伤等原因，溺粪患者在被救起时一般情况良好，但数小时后突然出现高热、抽搐、昏迷等；或经抢救后病情一度好转，数小时后病情突然恶化而死亡；或数小时至数天后出现高热、咳嗽、胸痛、腹泻等症状或肝脾肿大、发热、休克、肾损伤等。对轻症溺粪患儿至少留院观察 12 ～ 24 小时，以防溺粪迟发危象的发生。如抢救及治疗及时得当，大部分溺粪患儿预后较好，但仍有部分患儿因抢救不及时或病情危重而死亡或遗留严重后遗症。故除治疗外，对溺粪的预防尤为重要。

（刘珊珊　马　香）

参考文献

[1] 刘霞，倪彩云，王怀莲，等 . 支气管镜下肺泡灌洗治疗液体和粉末状异物吸入意外 21 例 [J]. 中华儿科杂志，2011，（12）：947-951.

[2] 王娟，王莹，安嫒，楚建平 . 儿童重症意外伤害病例临床分析 [J]. 中国小儿急救医学，2017，24（8）：625-628.

[3] 刘春峰，姚炳荣，徐爱明，徐朝晖，施红伟 . 坠入粪池 14 例患者救治分析 [J]. 临床急诊杂志，2013，14（2）：76-77.

[4] 陈淑华，欧书腾，黄新泉，等 . 气管镜肺泡灌洗在儿童溺水、溺粪吸入意外事故的临床救治 [J]. 医学理论与实践，2018，31（6）：874-875.

病例 49　急性有机磷中毒

一、病情介绍

患儿：女，13 岁，因"误服蚊蝇净 3 小时余"于 2021 年 9 月 2 日入院。

现病史：患儿于入院前 3 小时因口渴误服蚊蝇净（水剂）约 100ml，约 30 分钟后出现恶心、呕吐（次数及性质不详），入院前 2 小时患儿诉四肢麻木、视物不清，紧急联系 120 送至我院急诊，送医途中患儿出现意识不清、呼吸急促伴喘息、肢体抖动，来我院急诊后予吸氧、生理盐水 1000ml 洗胃治疗，并留取胃液、血液送检后送患儿入 PICU 病房。病程中无发热、皮疹，无腹胀、腹泻，无发绀，排尿情况不详，入院时发现患儿大便失禁。家属提供"蚊蝇净"原包装上成分仅标注为：胺菊酯、氯菊酯。

既往史：否认外伤手术史。否认传染病接触史。否认食物、药物过敏史、输血史。

个人史：母孕期体健，第 1 胎第 1 产，孕足月行剖宫产（羊水浑浊），否认生后室息史，出生体重 3.75kg，精神运动发育适龄，目前八年级，成绩优异。

家族史：父母体健，否认家族遗传病史。母孕次数：G1P1，本患儿；G2P2，女，10 岁，体健；G3P3，双胎之大，女，1 岁，体健；G3P4，双胎之小，男，1 岁，体健。

入院查体：T 36℃，P 120 次 / 分，R 32 次 / 分，BP 130/90mmHg，Ht 171cm，WT：55kg，SPO_2 97%。神志不清，Glasgow 评分 8 分（睁眼 4 分，言语 1 分，运动 3 分）。呼吸急促，口周无发绀，三凹征（+）。双侧瞳孔等大等圆，D ＝ 1.5mm，对光反射存在。口腔黏膜光滑，口鼻腔较多分泌物。颈软，双肺呼吸音粗，可闻及痰鸣音及喘鸣音。心音有力，心率 120 次 / 分，律齐，心前区未闻及杂音。腹软不胀，未见肠型，肠鸣音存在，肝脾未及肿大。四肢肌张力略增高，腹壁反射、双侧巴氏征未引出，跟膝腱反射（++）。皮肤潮湿，弹性可，手足凉，脉有力，CRT 2 秒。

入院后检查：

2021 年 9 月 2 日心电图：窦性心动过速（心率 135 次 / 分）。

床旁胸片：双肺纹理重，心膈无著变。

动脉血气分析：PH 7.204，PCO_2 48.8mmHg，PO_2 86.2mmHg，BEb −8.7mmol/L，HCO_3 −19.2mmol/L。

血常规：WBC $31.56×10^9$/L，NEUT% 82%，LY% 13%，M% 5%，HGB 140g/L，PLT $223×10^9$/L。

血生化：Na 138mmol/L，K 2.94mmol/L，葡萄糖 20.34mmol/L。

毒物分析：送检血液中检出拟除虫菊酯类农药（胺菊酯）成分：1.8μmol/L，并检出有机磷类农药（辛硫磷）成分：0.4μmol/L 和氯菊酯成分，未检出其他毒物成分，全血胆碱酯酶活力：30%，胃液中检出上述成分。

二、诊疗经过

患儿 13 岁，女童，误服"蚊蝇净"病史，存在意识障碍、呕吐、视物模糊、肢体抖动、四肢麻木、大便失禁等表现，查体呼吸急促，三凹征（+)，皮肤潮湿，末梢凉，瞳孔明显缩小，结合毒物分析结果，诊断杀虫剂中毒（辛硫磷、胺菊酯、氯菊酯）。入院后予反复彻底洗胃，阿托品静脉推注达阿托品化，先后予碘解磷定、氯解磷定促进胆碱酯酶恢复，静脉滴注电解液促进毒物排出。对症补钾、纠酸治疗。

三、最后诊断

1. 杀虫剂中毒（辛硫磷、胺菊酯、氯菊酯）。
2. 低钾血症。
3. 混合性酸中毒。
4. 应激性高血糖。

四、治疗及转归

入院后有发热、呕吐、间断烦躁、意识障碍，呕吐物有大蒜臭味，住院 4 小时达阿托品化，住院 1 天复查毒物分析示血液中检出除虫菊酯类农药（胺菊酯）成分 0.53μmol/L，胆碱酯酶活力正常，未检出有机磷成分。住院 2 天神志转清，体温正常，住院 4 天再次复查毒物分析示未见异常，共住院 7 天，病情好转出院。

五、重要提示

1. 明确误服毒物病史，多种毒物成分及复杂的临床表现。
2. 入院时家属仅提供毒物成分为拟除虫菊酯类农药。
3. 呼吸促，三凹征（+)，瞳孔缩小，视物不清，口鼻腔较多分泌物，皮肤潮湿，手足凉等表现均高度提示为有机磷类农药中毒毒蕈碱样作用；肢体抖动，四肢麻木，心率增快、血压升高为有机磷农药中毒烟碱样作用，高度提示毒物成分含有有机磷类农药。

六、知识拓展

1. 概述　有机磷中毒时有发生，尤其是农村患儿，儿童有机磷中毒占到误服中毒的 1/3。有机磷类农药可经胃肠道、呼吸道迅速吸收，经皮肤缓慢吸收，随血液和淋巴分布到全身，肝脏最多，肾、肺、骨次之，肌肉及脑最少，其毒性作用主要是抑制胆碱酯酶的活性，产生毒蕈碱样作用和烟碱样作用，中枢神经系统及胆碱神经过度兴奋，继而转入抑制和衰竭，产生一系列中毒症状。尤其是农村患儿，家长看护不力，当缺乏明确的有机磷农药接触史时，常常误诊为癫痫、脑炎、肺炎、胃肠炎等，应引起临床医师重视。儿童教育机构和家庭应积极开展有毒化学物质知识教育，建立完善的监护机制。

2. 临床表现

（1）毒蕈碱样作用：主要是乙酰胆碱兴奋胆碱能神经全部节后纤维产生的症状，即抑制心血管、收缩平滑肌、增加汗腺分泌，收缩虹膜括约肌和睫状肌等。

（2）烟碱样作用：乙酰胆碱兴奋自主神经节及节前纤维和运动神经产生症状，运动神经兴奋表现为肌肉纤维颤动甚至挛缩，重度中毒或中毒晚期转为肌力减弱或肌麻痹，甚至呼吸肌麻痹。自主神经节、节前纤维和肾上腺髓质兴奋，可使心血管兴奋，导致血压升高，心率加快。中毒晚期可产生血管麻痹发生循环衰竭。

（3）中枢神经系统细胞突触间胆碱能受体兴奋，引起功能失调，导致中枢神经系统先兴奋后麻痹。呼吸中枢麻痹为中毒晚期的严重表现。

（4）急性有机磷中毒在儿童中的临床表现有时很不典型。呼吸系统表现发热、气喘、多痰、肺部干湿啰音、哮鸣音。循环系统表现心率减慢或增快、血压下降、休克，亦可有血压升高。消化系统表现呕吐、腹泻、脱水、腹痛。神经系统表现如头痛、呕吐、幻觉、抽搐、昏迷、肢体软瘫、走路不稳等。

3. 诊断及鉴别诊断　存在有机磷农药接触史，对可疑病例应详细询问病史，全面了解患儿的接触物及居住、游玩场所。呼出气、呕吐物或体表可有特异的蒜臭味。瞳孔缩小、肌束震颤、分泌物增加如多汗、流涎、肺部啰音等。实验室检查血液胆碱酯酶活力降低到正常的90%以下，即有诊断意义。检测患儿的呕吐物或洗胃时初次抽取的胃内容物，以及呼吸道分泌物、尿液、被污染皮肤的冲洗液、衣服，可证明有机磷化合物的存在。

鉴别诊断：缺乏明确的有机磷农药接触史的病例注意与急性肠系膜淋巴结炎、急性胃肠炎、肺炎、癫痫、颅内感染等鉴别。

4. 治疗及预后

（1）一般处理：①接触及吸入中毒者应立即使患儿脱离中毒现场，迅速去除被污染的衣物、鞋袜等，用肥皂水、碱水或2%～5%碳酸氢钠溶液（敌百虫中毒用清水或生理盐水）彻底清洗皮肤等被污染的部位，特别要注意头发、指甲等处潜藏的毒物。如眼睛被污染，用1%碳酸氢钠或生理盐水冲洗至少10分钟，然后滴入1%阿托品溶液1滴；②口服中毒者尽早彻底洗胃，即使中毒已8～12小时仍应洗胃，以清除胃内残留毒物，与药物治疗同时进行。

（2）解毒药物：急性有机磷中毒发病急、进展快，因此特效解毒药应早期、足量、联合、重复应用。特效解毒药有两类：一是抗胆碱药，即阿托品类；二是胆碱酯酶复能剂，即氯解磷定、碘解磷定、双复磷。

（3）血液灌流：该方法治疗有机磷农药中毒，国内外一直存在争议。血液灌流对于主要分布于血液循环系统内，分布容积较小的有机磷农药品种，能够有效降低毒物负荷量，而有些有机磷农药具有较高的脂溶性，其分布容积大大超过血液循环容积，甚至达到整个机体内部水分容积，血浆中毒物存留时间很短，大部分进入红细胞和周围组织，其临床疗效有待探讨。

（4）对症治疗：有机磷中毒的主要死因是呼吸衰竭。因此，对症治疗以保持呼吸道通畅为主，必要时气管插管、呼吸机辅助通气。机械通气对于抢救有机磷中毒具有巨大贡献，大大降低了有机磷中毒的病死率，改善了患者预后。脑水肿也是有机磷中毒的重要死因之一，应用脱水药、糖皮质激素、亚低温等治疗。心律失常者可按心律失常类型选择合适的药物，同时维持水电解质平衡，特别注意纠正酸中毒，早期给予静脉营养，当彻底洗胃、胃肠功能恢复后给予肠内营养，应用有效抗生素防治肺部感染，也可以给予新鲜血液或采用换血疗法。

七、专家评述

有机磷农药造成中毒的情况并不少见，儿童中毒多为误服农药，或误服被农药沾染的食物，接触被污染的玩具及容器，家庭不当使用农药灭蚊、蝇、虱、蚤、臭虫等，母亲接触农药后未认真洗手或更换衣物即给婴儿哺乳，在喷洒农药的田地附近玩耍等均可导致有机磷中毒。当接触农药史不明确时，常常误诊为癫痫、脑炎、肺炎、胃肠炎等，尤其是来自农村的患儿应仔细询问病史，要考虑农药中毒的可能。

（覃　烁　张文双）

参考文献

［1］Taylor BE，et al.Guidelines for the Provision and Assessment of Nutrition Support Therapy in the Adult Critically Ill Patient：Society of Critical Care Medicine（SCCM）and American Society for Parenteral and Enteral Nutrition（A.S.P.E.N.）［J］.Crit Care Med，2016，44（2）：390-438.

［2］孟庆冰，田英平.胆碱酯酶复能剂与抗胆碱能药物的具体应用—《急性有机磷农药中毒诊治临床专家共识（2016）》解读［D］.河北医科大学学报，2019，40（3）：249-251，257.

［3］中国医师协会急诊医师分会.急性有机磷农药中毒诊治临床专家共识（2016）［J］.中国急救医学，2016，36（12）：1057-1065.

［4］朱晓飞，李慧荣，席娥.误诊为肺炎的四例新生儿疾病分析［J］.临床误诊误治，2020，33（6）：17-20.

［5］代港，嘉雁苓，张开强，等.2010—2017年成都市新都区非生产性农药中毒流行病学分析［J］.实用预防医学，2019，26（7）：868-870.

病例 50　先天遗传代谢性疾病、代谢危象

一、病情介绍

患儿：男，1 岁 11 个月，主因"间断呕吐 3 天，精神差伴呼吸促 1 天"于 2020 年 7 月 1 日入院，收入呼吸科病房。

现病史：患儿于入院前 3 天进食"韭菜馅饺子"后呕吐 1 次，不伴腹痛、腹泻，无明显腹胀。入院前 1 天精神差，不喜动，呼吸促伴喘息，无口唇及面色发绀。入院当日呕吐 6～7 次，非喷射性，为胃内容物。病程中无发热、咳嗽，无头痛、胸痛，精神差，食欲欠佳，尿量不少（末次排尿入院前 3～5 小时），大便 2 日未排。发病前 3 天患儿可疑误食"杀蚁药"。

既往史：生后 6 个月行右手多指整形术。生后至今步态不稳。

个人史：母孕期体健，足月剖宫产（择期），否认生产史异常。出生体重 3.35kg，3 个月抬头，4 个月翻身，6 个月独坐，1 岁说话（具体形式程度不详），目前尚不能独立行走。生后混合喂养，3 个月出牙，6 个月龄添加辅食，目前幼儿饮食。

家族史：父母体健，否认家族遗传病史。G1P0 孕 2 月胎停育，自然流产；G2P1 男，10 岁，体健；G3P0 孕 1 月人工流产。本患儿系 G4P2。

入院查体：T 36.8℃，P 145 次 / 分，R 40 次 / 分，BP 105/70mmHg。昏迷，Glasgow 评分 7 分（睁眼 2 分，语言 2 分，运动 3 分）。呼吸促，面色无发绀，SPO_2 100%（未吸氧）。全身皮肤无黄染、皮疹及出血点，浅表淋巴结未触及肿大。咽充血，双扁桃体 Ⅰ 度肿大，无疱疹及渗出。双肺呼吸音粗，可闻及痰鸣音，未闻及湿啰音。心音有力，律齐，HR 145 次 / 分，腹平软，未及包块，肝脾肋下未及。四肢肌力、肌张力均减低。膝腱反射、跟腱反射未引出；克氏征（-），布氏征（-）；巴氏征右侧（+）、左侧（-）。

辅助检查：

2020 年 7 月 1 日门诊血常规：HGB 112g/L，WBC $15.15×10^9$/L，NEUT% 83.7%，LY% 15%，EC 0.1%，PLT $233×10^9$/L，CRP < 0.5mg/L。

胸片：双肺纹理粗重。立位腹平片：局限性肠淤张。

心电图：窦性心动过速。

腹部 B 超未见肠套叠征。

二、诊疗经过

患儿以"呕吐、精神差、呼吸促"为表现收入呼吸科病房，且存在运动发育落后，入院后急查血气分析 pH 7.126，BEb -22.4mmol/L，PCO_2 12.8mmHg，PO_2 129mmHg，HCO_3^- 4.2mmol/L，示严重代谢性酸中毒合并呼吸性碱中毒。查血氨最高 284μg/dl，予积极纠酸降血氨及脑

保护治疗，查毒物分析未见异常。入院 7 小时，患儿呼吸喘促进一步进展为呼吸困难，伴血氧饱和度下降，临床诊断呼吸衰竭，立即气管插管转入 PICU 病房。患儿血、尿遗传代谢病筛查示甲基丙二酸血症（发作期），确诊甲基丙二酸血症。患儿意识障碍，结合动态脑电图示脑功能损害，头 MRI 示双侧基底节区苍白球对称性异常信号，诊断代谢危象、代谢性脑病。住院期间出现血钠 151mmol/l，血钾 3.1mmol/L，随机末梢血糖＞11.1mmol/l＞2 次，诊断电解质紊乱（高钠血症、低钾血症）、应激性高血糖。住院 19 小时，行连续性血液净化治疗（共 27 小时），住院 2 天酸中毒纠正。确诊甲基丙二酸血症后予调整维生素 B_{12}、左卡尼汀剂量，行基因检查，并给予特殊营养粉喂养。住院 3 天，呼吸衰竭纠正。住院 5 天，转出重症监护室，继予对症支持治疗。住院 8 天，患儿可吸吮奶水，少量进食半流质。神志较前好转，有醒睡分期，醒后易哭闹。间断复查血气分析无代谢性酸中毒。共住院 12 天自动出院。

三、最后诊断

1. 甲基丙二酸血症。
2. 代谢危象、代谢性脑病。
3. 呼吸衰竭。
4. 代谢性酸中毒（重度）。
5. 电解质紊乱（高钠血症、低钾血症）。
6. 应激性高血糖。

四、治疗与转归

患儿转入 PICU 后，给予机械通气，呼吸机模式 IPPV ＋ PEEP，参数 FiO_2 21％，PEEP 2cmH_2O，RR 30 次 / 分，PIP14cmH_2O，Ti 0.62s。前后共给予碳酸氢钠纠正 BE 值约 17mmol，并予口服氯化钾补钾治疗，至转入 PICU 6 小时（住院 15 小时）复查血气分析 pH 7.183，BEb -19.5mmol/L，PCO_2 18.1mmHg，$PO_2$111mmHg，HCO_3^- 6.8mmol/L，于住院 18 小时开始进行连续性血液净化治疗（CRRT），期间继予碳酸氢钠片口服纠酸，复测血气分析、电解质及血糖，继续纠正电解质紊乱并静脉滴注胰岛素纠正高血糖。CRRT 治疗 12 小时，复查血气分析 pH 7.349，BEb -8.3mmol/L，PCO_2 29.7mmHg，PO_2 103mmHg，HCO_3^- 6.8mmol/L，明显好转。共行 CRRT 27 小时，复查血气正常。转入 PICU 59 小时呼吸衰竭纠正。确诊甲基丙二酸血症后给予维生素 B_{12} 每日肌内注射 1mg 治疗，特殊营养粉喂养。

基因检测回报：MMUT 突变 6p12.3，EXON13，c.2179C＞T，p.（Arg727*），杂合，父亲杂合携带；MMUT 突变 6p12.3，EXON12，c.2080C＞T，p.（Arg694Trp），杂合，母亲杂合携带；该基因突变可引起 mut0 型。结合血同型半胱氨酸正常水平，为单纯型。后于北京大学第一医院遗传代谢病门诊规律随诊，据基因型考虑为维生素 B_{12} 部分有效型，特殊配方奶粉喂养，口服左卡尼汀、每周肌内注射维生素 B_{12}（羟钴胺）10mg 治疗。发病后 1 年间因"重症肺炎、诺如病毒肠炎、支气管炎、肺炎、全面精神运动发育倒退"等原因反复共住院 7 次。

五、重要提示

1. 运动发育落后，首发症状为呕吐、精神弱、呼吸喘促。

2. 入院前影像学检查未发现肺部病变，外周血炎性指标增高不明显，不伴有发热，查体未见确切感染灶。

3. 入院后发现存在严重代谢性酸中毒伴严重内环境紊乱，且很快出现呼吸衰竭、意识障碍等多个重要系统受累表现。

六、知识拓展

1. **概述**　甲基丙二酸血症（methylmalonic aciduria，MMA）是先天有机酸代谢障碍中最常见的类型，主要是由于甲基丙二酰辅酶 A 变位酶或其辅酶钴胺素代谢缺陷所致。MMA 表现为急性代谢危象，早期鉴别单纯型及合并型 MMA，识别危重患儿及时进行急性期治疗，后坚持长期规范化管理，可有效改善预后、延长生存时间、提高生存质量。

遗传代谢病（inherited metabolic disorders，IEM）种类较多，发病形式多样，可累及多系统。IEM 导致临床症状的机制可分为 3 类：小分子毒性物质蓄积、能量不足和异常大分子代谢产物的蓄积。代谢危象的病因繁多复杂，任何疾病只要引起机体严重代谢紊乱，均可导致代谢危象。临床常见的如糖尿病酮症酸中毒、先天性肾上腺皮质增生所致的肾上腺危象，以及肾衰竭及其他原因引起的严重电解质紊乱等均属代谢危象，虽然此类情况相对常见，但临床仍存在早期误诊误治情况，糖尿病酮症酸中毒时的深大呼吸表现往往误诊为喘息性疾病。而 IEM 临床比较少见，且病因复杂，表现缺乏特异性，更易造成临床医生对其认识不足，识别困难。故 IEM 患儿经常以呼吸困难、严重酸中毒、高氨血症、脑水肿、昏迷、嗜睡、抽搐、呕吐、肌无力、黄疸等症状收入 PICU。

2. **临床表现**　不同 IEM 的发病年龄不同，但更常见于新生儿和儿童期，其发病时间早晚和严重程度取决于有毒产物蓄积或能量缺乏的程度。临床表现常缺乏特异性，多为多器官受累，也可单器官受累，可表现为智力发育落后或倒退、听力障碍或耳聋、视力低下、肌张力异常和舞蹈症、肝大、肝硬化、扩张性或肥厚性心肌病、心律失常、肾脏肿大、肾衰竭等，眼部可有白内障、角膜斑、晶体脱位等异常。往往发病越早，病情越重，病死率越高。实验室检查中低血糖、代谢性酸中毒、酮症酸中毒、高乳酸血症、高氨血症是常见的临床代谢紊乱，除高氨血症和酮症酸中毒具有特异性诊断意义外，其他三种代谢紊乱在新生儿期和儿童期常见病中极为常见，极易混淆。

3. **辅助检查**　IEM 筛查主要包括尿筛查和干血片串联质谱检查。前者主要检查尿中的有机酸含量，主要用于发现有机酸代谢异常。后者主要检测氨基酸和乙酰肉碱，主要用于氨基酸代谢异常和脂肪酸代谢异常的检测。根据初步辅助检查和筛查结果，进行有针对性的酶学和基因学检查，以明确诊断。

4.IEM代谢危象的诊断　病史、症状和体征及常用辅助检查有提示IEM代谢危象的线索，代谢病筛查则可提供更进一步诊断的依据。

出现全部下列表现或其一时应怀疑IEM的可能：①原来行为和喂养正常的婴幼儿在短时间内甚至几小时或几周内出现危及生命的严重情况；②新生儿期或婴儿期出现惊厥和（或）肌张力减低，特别是顽固性惊厥；③新生儿或婴儿有异常气味。

出现下列表现，特别是与前述表现同时存在时，应高度怀疑IEM：①持续或反复呕吐；②生长发育迟缓、体重增长缓慢或体重下降；③呼吸暂停或呼吸窘迫（呼吸频率增快）；④黄疸或肝大；⑤疲乏、昏睡；⑥昏迷、特别是间歇性昏迷；⑦难以解释的出血；⑧家族中、特别是兄弟姐妹中有不明原因新生儿、婴幼儿死亡史或类似疾病患者；⑨父母为近亲结婚；⑩脓毒症、特别是大肠埃希菌感染脓毒症。

5.治疗　IEM代谢危象的处理原则：按照高级生命支持的原则及时评估并处理可能危及生命的危急症状，如呼吸衰竭；纠正代谢紊乱，及时清除毒性物质；补充代谢辅助因子；提供充分的液量和热量并控制外源性毒性物质的摄入。对于病情危重或药物治疗效果不佳的IEM代谢危象，血液净化可起到挽救生命的效果。

七、专家评述

IEM代谢危象并不罕见，其临床表现缺乏特异性，但病情进展迅速，可在短时间内导致死亡。及时发现IEM代谢危象，及时纠正代谢紊乱，可改善IEM预后，提高存活率，减少后遗症。

（顾艳敏　张文双）

参考文献

[1] 丁昌红,金洪,徐曼婷.甲基丙二酸尿症急性代谢危象管理[J].中国实用儿科杂志,2018,33（7）：509-513.DOI：10.19538/j.ek2018070607.

[2] 黄敬孚.儿科重症医学与遗传代谢病[J].中国小儿急救医学,2014,21（6）：337-339.DOI：10.3760/cma.j.issn.1673-4912.2014.06.001.

[3] 高恒妙.先天性代谢病代谢危象的急诊识别与处理[J].中国小儿急救医学,2014,21（6）：346-350.DOI：10.3760/cma.j.issn.1673-4912.2014.06.003.

[4] 梅亚波,封志纯.新生儿期常见遗传代谢病处理[J].中华儿科杂志,2021,59（5）：431-433.DOI：10.3760/cma.j.cn112140-20210309-00192.